乳腺疾病数字化X线诊断图谱

Digital X-ray Diagnostic Atlas of Breast Disease

主 编 张 璘

廣東省出版集團
广东科技出版社
·广 州·

图书在版编目（CIP）数据

乳腺疾病数字化 X 线诊断图谱/张璘主编.—广州：广东科技出版社，2012.3
ISBN　978-7-5359-5634-7

Ⅰ.①乳…　Ⅱ.①张…　Ⅲ.①乳房疾病—X 射线诊断—图谱　Ⅳ.①R816.8-64

中国版本图书馆 CIP 数据核字（2011）第 219972 号

责任编辑：周　良
封面设计：星漢文化
责任校对：陈　静
责任技编：任建强
出版发行：广东科技出版社
（广州市环市东路水荫路 11 号 邮政编码：510075）
E-mail:gdkjzbb@21cn.com
http://www.gdstp.com.cn
经　　销：广东新华发行集团股份有限公司
排　　版：星漢文化
印　　刷：广州伟龙印刷制版有限公司
（广州市沙太路银利工业大厦 1 栋　　邮政编码：510507）
规　　格：889mm×1 194mm　1/16　印张 13.75　字数 310 千
版　　次：2012 年 3 月第 1 版
2012 年 3 月第 1 次印刷
印　　数：1~1 800 册
定　　价：129.00 元

《乳腺疾病数字化 X 线诊断图谱》编者名单

主　编　张　璘

副主编　姚文青　姚国燕　钟治平

编　委　黄惠珍　游玉梅　刘园园
万　芸　齐　燕　刘　波
郑广娟　李伟平　包相华

序　言

20 世纪末，大城市的乳腺癌发病率直线上升，已然跃居女性恶性肿瘤的第一位，严重威胁着我国妇女的健康。为了提高乳腺癌患者的生存率及生活质量，早期诊断及治疗是医务工作者的首要任务。

X 线诊断是乳腺癌早期发现的主要手段，如何更好有效地利用这一技术，如何不断提高其诊断水平，如何为临床乳腺癌的早期干预提供证据，便是促进乳腺 X 线诊断临床技术和经验不断发展的重要动力。

广东省中医院乳腺科是国家重点专科，多年来围绕困扰女性健康的乳腺疾病特别是乳腺癌的预防、治疗展开了认真的临床研究。围绕乳腺癌的早期诊断和治疗，甚至逆转，成为重点主攻的方向之一。张璘教授是国内著名的乳腺 X 线影像诊断专家，于 1997 年广东省中医院组建乳腺 X 线影像诊断团队开始至今已经 14 年，先后为超过 15 万人次的乳腺病患者进行了诊断服务，其中经过病理证实的乳腺癌达到了 3 500 余例，特别是在早期乳腺癌及癌前病变方面取得了显著的成效，共诊断出Ⅰ期乳腺癌 1 605 例，原位癌 463 例，非典型增生 721 例，这些诊断为临床的治疗赢得了宝贵的时间，为患者的生命得以延续，生活质量得以提高创造了有利的条件。

本书是张璘教授 14 年来的工作经验和临床研究的系统总结，不仅对常见良恶性肿瘤病变的病理和 X 线特征有了准确的描述，对容易发生漏诊和误诊的关键环节借助病例进行了生动的分析，更可贵的在于，本书特别把早期乳腺癌及其癌前病变作为了全书的重点内容，依靠大量实际案例和宝贵的图片资料，进行深入的探讨，为这一领域诊断学的发展做出了突出的贡献。所以本书的出版既是张璘教授学术思想和心得的一次集结，也是广东省中医院乳腺病学科集多年临床实践和研究所捧出的一本心血之作，更是奉献给人类防治乳腺病领域临床研究的一个硕果。

我相信，这样一本书的出版，必将帮助同行在这一领域展开更为深入的探讨，使同道得以汲取有益的临床经验，给初学者提供良好的学习教材和范例，为更多的女性患者造福！

故乐为之序。

广州中医药大学第二临床医学院
广　东　省　中　医　院　院长
广　东　省　中　医　药　科　学　院

2011 年 8 月 19 日

前　言

本书是著名乳腺X线影像诊断专家张琳教授自1997年受聘于广东省中医院后，组建乳腺X线影像诊断团队14年来的工作经验总结。这些年来共诊断了15万人次乳腺病患者，其中经病理证实乳腺癌3 500余例，良性病变1万余例，积累了宝贵的经验，特别是在早期乳腺癌及癌前病变的诊断方面颇有建树，共诊断Ⅰ期乳腺癌1 605例，原位癌463例，非典型增生721例。这些病变的检出，使患者的生命得以延续，生活质量有了质的提高，普遍受到同行及患者的尊敬与信任。

本书共分12章，主要描述了乳腺常见良、恶性病变的病理及X线特征，并对部分误诊及漏诊病例进行了分析，但本书的重点在于探索如何发现早期乳腺癌及癌前病变，特别是非典型增生，总结了这些年对700余例非典型增生的诊断经验，提出了笔者在诊断思路上的独到见解，共附精美图片640余幅，以提高同行诊断乳腺早期病变的水平，让更多的乳腺癌患者能得到早期的诊断及治疗，提高生活质量及生存率。

此书的出版得到了广东省中医院院领导及科室领导的高度重视，并给予了很大的支持，在此表示感谢！同时要感谢一直以来风雨同舟的乳腺科及病理科全体医生，尤其是学科带头人林毅教授，是大家的齐心协力才有了乳腺科的今天。另外，还要感谢康华医院的医生给予的无私帮助！感谢东方伟确医疗设备有限公司对本书出版的大力支持。

限于编者的水平，本书难免有不尽人如意之处，敬望同行批评指正。

编　者

2011年8月

目 录

第一章　乳腺 X 线检查原理与技术

第一节　乳腺 X 线原理

临床传统使用的 X 线射线装置，其阳极靶面为金属钨，原子序数为 74，所发射的标识 X 线波长为 0.008~0.031nm，属于“硬射线”，穿透力较强，对乳腺内各组织的透过能力相似，以致所照的影像缺乏层次，对比度差。研究发现，不同波长的 X 线对同一组织的衰减系数有所不同，随着 X 线波长的增加，衰减系数逐渐增大。1913 年，莫塞莱研究发现，当 X 线管阳极材料的原子序数逐渐增加时，标识 X 线波长逐渐变短。根据这一发现，研究者找到了原子序数为 42 的钼，其标识 X 线波长为 0.06~0.07nm，属于“软射线”，配合低电压为 28~30kV，将乳腺组织压迫投照，能清楚显示乳腺的各级组织结构，对乳腺组织投照有着独特的优越性。所以多年来乳腺 X 线机也常被称为“钼靶机”。

近年来，随着医疗设备的不断更新发展，数字化乳腺 X 线机以其高清的图像效果及更加便捷的存储方法越来越多地应用到各级医院。平板探测器的高动态范围使得新型材料的应用成为可能。例如最新的数字乳腺 X 线机可配备钨铼合金靶面的球管，在保持高质量图像的同时大大降低投照剂量，并提高致密型乳腺的成像能力。

一台设计先进、功能完善、性能稳定的乳腺 X 线机是乳腺影像诊断工作必不可少的。本书中的所有乳腺 X 线图像均采自笔者所在医院使用的意大利 GIOTTO 乳腺 X 线数字平板机，其专业性和高质量的成像效果为诊断治疗提供了重要保障。

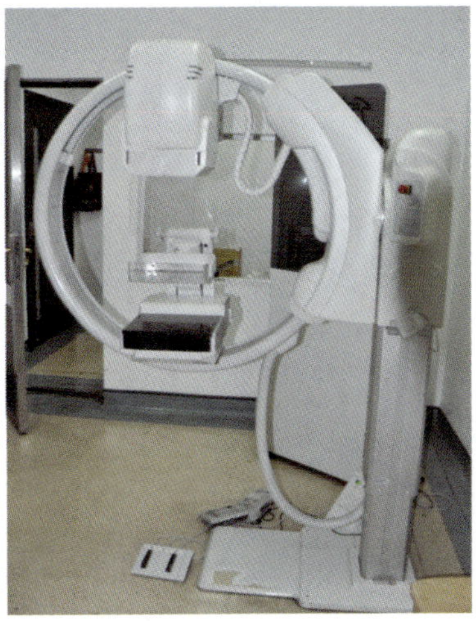

图 1–1–1　广东省中医院乳腺摄片室

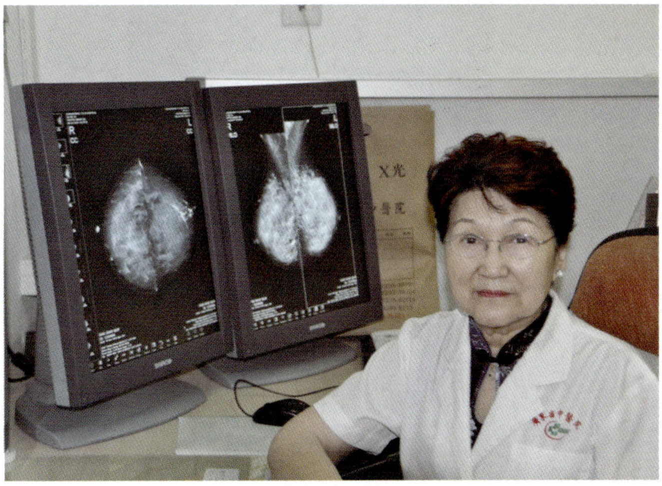

图 1–1–2　双 5M 乳腺专用诊断工作站

第二节　乳腺 X 线投照技术

要做到早期诊断，有经验的诊断医生固然重要，但更重要的是要有好的技术员照出优质的乳腺照片，如果不能清楚显示病灶，无论多高明的医生都会犯难。那么，怎样才算一张优质的乳腺照片呢？下面具体描述一下常规体位（头足位、内外斜位）及特殊体位（内外侧位、外内侧位及肿块切线位）的投照方法、影像标准及适应证。

（一）头足位（即轴位，CC）

为常规投照体位，用于判断病变内外侧位置。检查时一般为站立位，若患者无法站立，则取坐位。投照方法：患者正对压迫器，被检侧肩膀下垂，手置于腹部以减少皮肤的皱褶，对侧手握住乳腺机的手柄，头转向对侧，嘱患者胸大肌放松，压迫效果适当，患者疼痛也会减轻，使摄影台角度与乳腺下缘平行，使乳房松弛，在压板压下过程用手把腺体从上向前铺平，可使腺体受压均匀，不产生皮肤皱褶，也使乳头成切线位，避免压紧后出现伪像。笔者所在医院使用的 GIOTTO 吉特乳腺摄影机机臂可倾斜，患者可上身斜靠在机身上，胸大肌充分放松，配合双手摆位将乳房最大化平铺到投照视野，比常规投照方式多看到 2cm 的乳后组织，防止漏诊。影像标准：乳腺后间隙显示清晰，乳腺内/外缘腺体尽量包括在内，乳头位于照片中心横轴线上，无皮肤皱褶，双侧乳腺照片对称放置，呈球形（图 1-2-1）。

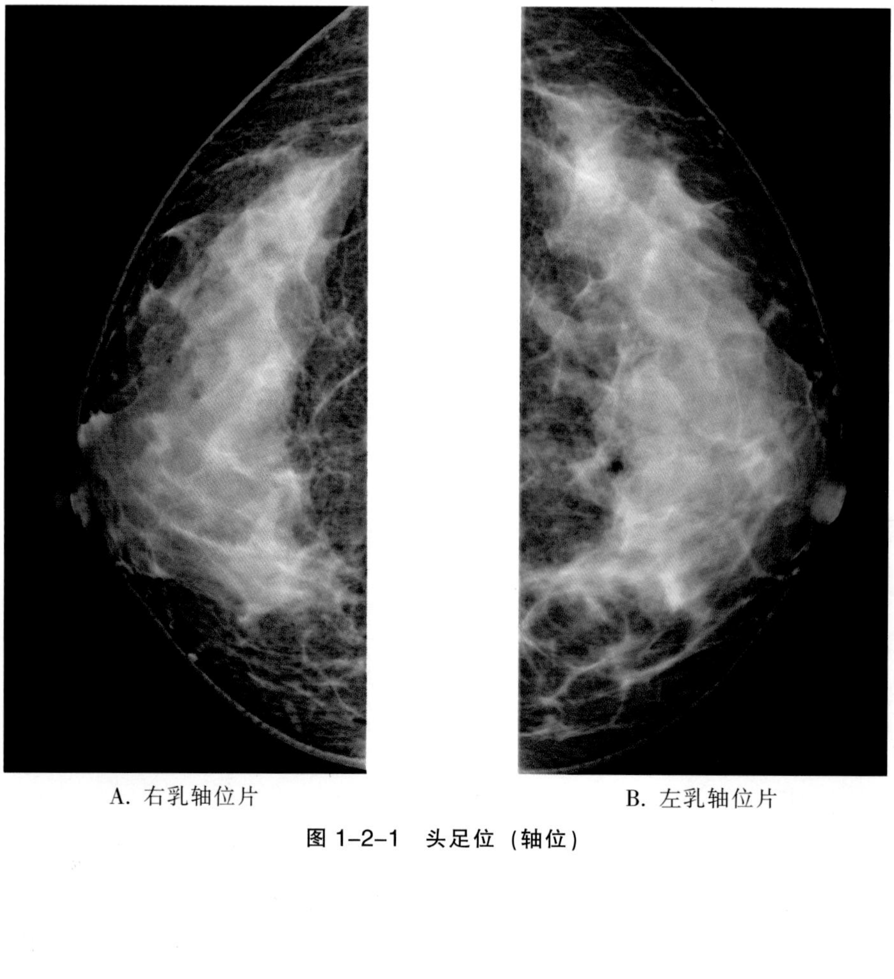

A. 右乳轴位片　　B. 左乳轴位片

图 1-2-1　头足位（轴位）

（二）内外斜位（即斜位，MLO）

为常规投照体位，用于大体判定病灶的上下方位，并且方便观察腋下淋巴结情况。投照方法：患者侧面对压迫器，被检侧上臂充分展开且抬高，大概与肩平行，以使腋窝部充分暴露，照片应包括乳房、胸大肌及腋窝前部；在压迫器到位之前，嘱患者挺腹，以使乳腺下半部暴露出来，在压紧之前把腹部皮肤拉开以免重叠造成伪像，并用手把腺体从后外向前拨平，这样尽量使外侧病灶包在片内，而且皮肤不会皱褶，再用手把内侧腺体从内下往外上铺平使皮肤不会皱褶，这样乳头也会成切线位，使乳头不会重叠在腺体中造成伪像。影像标准：胸大肌清楚可见，其下界位于乳头线，乳头无下垂，乳腺下角折叠部分散且能分辨，头侧腺体组织清晰显示，腺体后部的脂肪组织清晰显示，整个乳头轮廓清楚地位于乳腺组织之上，乳头线大致与胸大肌垂直，且看不到皮肤皱褶，左、右乳腺照片影像对称，呈菱形（图 1–2–2）。

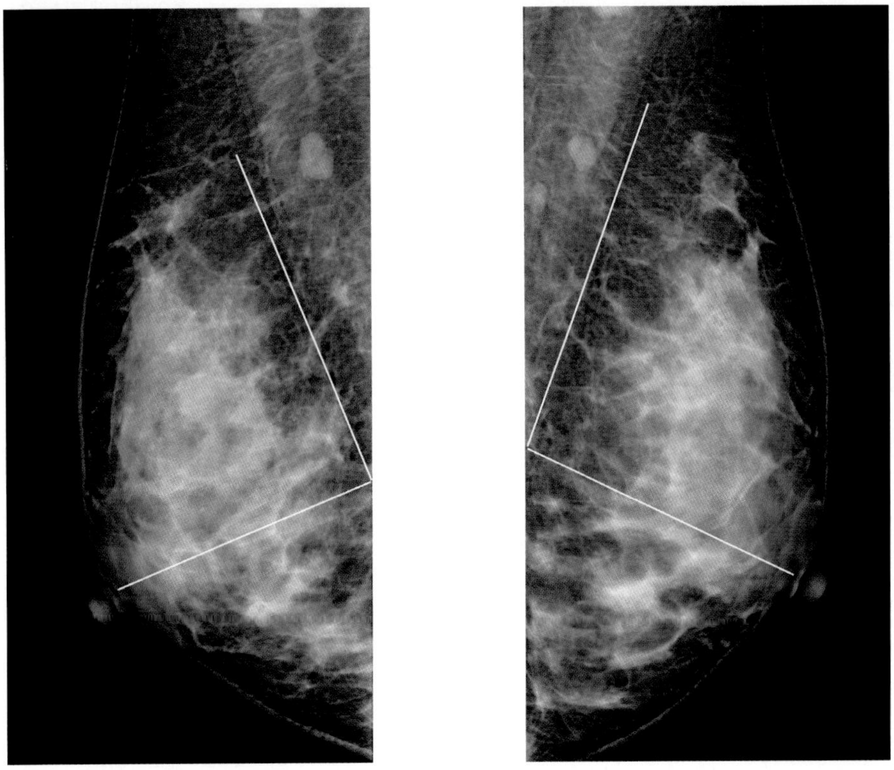

A. 右乳内外斜位　　B. 左乳内外斜位

图 1–2–2　内外斜位

（三）内外侧位（即外侧位，ML）及外内侧位（即内侧位，LM）

适用于常规体位肿块显示欠清、无法判定是否为伪像，及为触诊阴性的病灶术前定位，一般如病灶位于内侧就照内侧位，位于外侧则照外侧位。投照方法：检测上臂平举，大致与身体呈直角，照片应尽量包括全部乳房及腋窝前下部分，当病灶部位较偏时要优先照病灶，在压迫器到位之前，嘱患者收腹，以避免腹部阻挡压迫器压迫，在压紧之前把腹部皮肤拉开以免重叠造成伪像，并用手把腺体从后外向前拨平，这样尽量使外侧病灶包在片内，而且皮肤不会皱褶，再用手把内侧腺体从内下往外上铺平使皮肤不会皱褶，使乳头不会重叠在腺体中造成伪像。采用 GIOTTO 吉特乳腺摄影机摄片时，可面对患者双手摆位，有效地降低了工作强度。影像标准：胸大肌清楚可见，其下界位于乳头基线水平，乳头无下垂，乳腺下角折叠部分散且能分辨，头侧腺体组织清晰显示，腺体后部的脂肪组织清晰显示，整个乳头轮廓清楚地位于乳腺组织之上，乳头线大致与胸大肌垂直，且看不到皮肤皱褶，左、右乳腺照片影像对称，呈菱形（图见第十二章）。

（四）肿块切线位

适用于肿块位于较边缘位置，常规体位无法将其包括在内。投照方法：应用一切方法和体位，将肿物尽量包括在片内。影像标准：肿块能清晰可见。

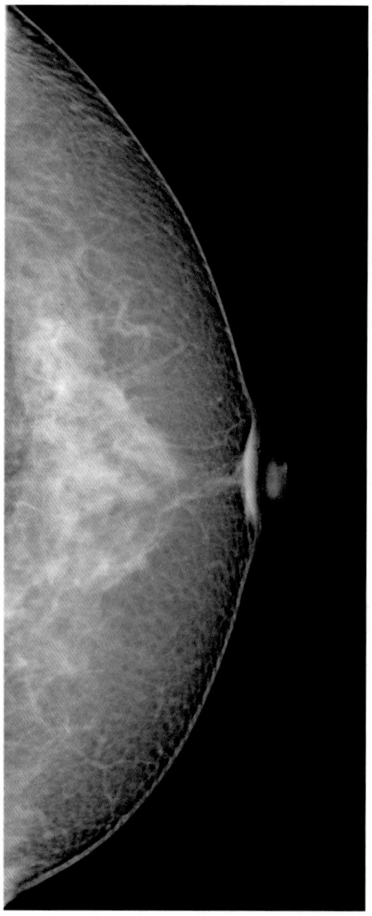

A. 左乳轴位片

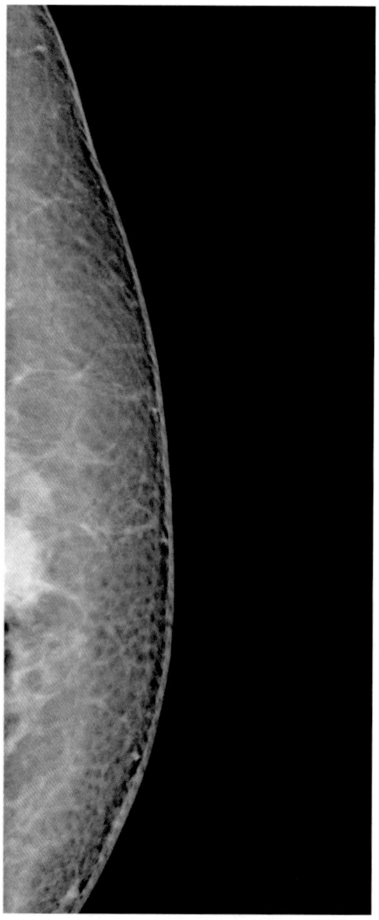

B. 左乳肿块切线位

图 1-2-3　乳腺癌

本病例病变位于内上方，常规轴位（图 1-2-3 A）未能包括病灶，加照肿块切线位（图 1-2-3 B）虽未能全部包括病灶，但清楚显示肿块边缘毛糙，可见少许毛刺，密度不均，可以明确诊断为乳腺癌。

第三节　乳腺导管造影

导管造影是从乳头溢液孔注入造影剂后再行乳腺 X 线摄片的检查技术。该检查不仅能清晰地显示病变导管的方位及瘤体大小、形态，而且可以了解周围腺体组织与病变导管的关系，初步判断病变的良恶性并确定手术范围。适应证：①血性、咖啡色及单孔的黄色、水样溢液；②多孔溢液中，其中有一个乳孔溢液颜色异常，且溢液量特别多；③平片上显示局部结构异常，且对应乳孔有溢液。

方法：常规患侧乳头及周围皮肤消毒，排出针管内的气体，选择溢液的乳腺导管开口，挤出大部分潴留在导管内的液体后，用 4~4.5 号钝头针轻轻插入病变乳腺导管，提起乳头注入 30%复方泛影葡胺 0.1~1mL（量的多少根据具体情况，当注入造影剂感到有阻力时即停止），拔出针头，用棉签轻压乳头以免造影剂流出，立即行患乳轴位及侧位投照（病灶位于外侧时照外侧位，位于内侧时照内侧位），注意压迫时压力不宜过大，以免造成导管中断的伪像。一般导管扩张表现为主导管及分支导管扩张，走形自然，无充盈缺损及中断（图 1–3–1），部分呈小囊状扩张（图 1–3–2）；单纯的乳头状瘤则表现为单发或多发圆形、不规则形充盈缺损（详见“导管内乳头状瘤”章节）；合并非典型增生、癌变时不仅导管造影常表现为导管僵硬、虫蚀状或鼠尾状改变、断续显影及潭湖征，且常伴有平片的异常，如结节、钙化、结构紊乱等（详见“非典型增生及导管内癌”等章节）。

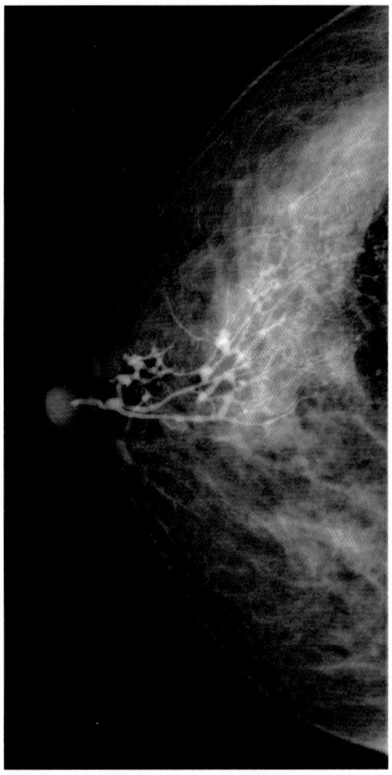

A. 右乳腺导管造影轴位片

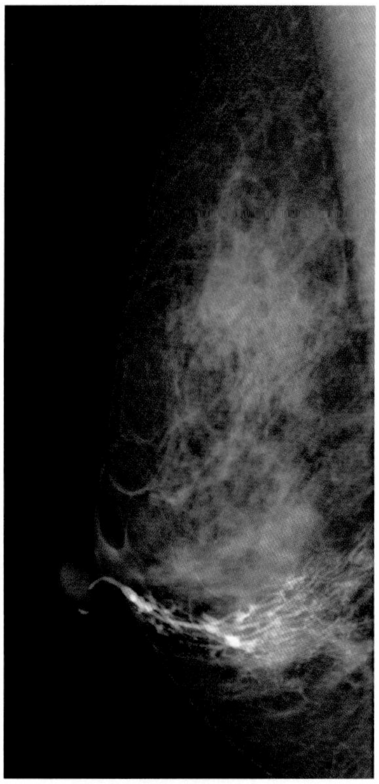

B. 右乳腺导管造影外侧位片

图 1–3–1　主导管及分支导管扩张，走形自然，未见中断及充盈缺损

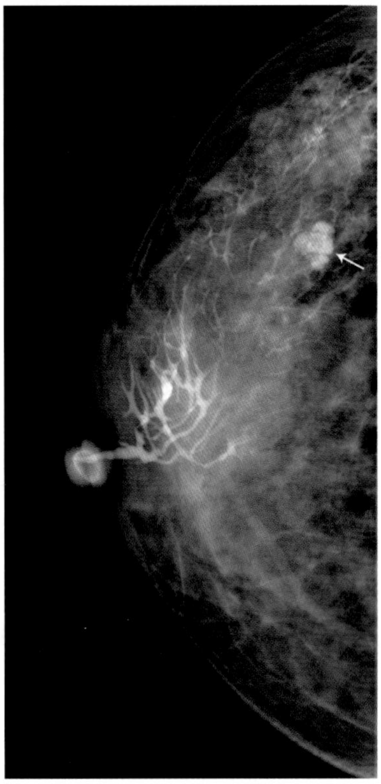

A. 右乳腺导管造影轴位片

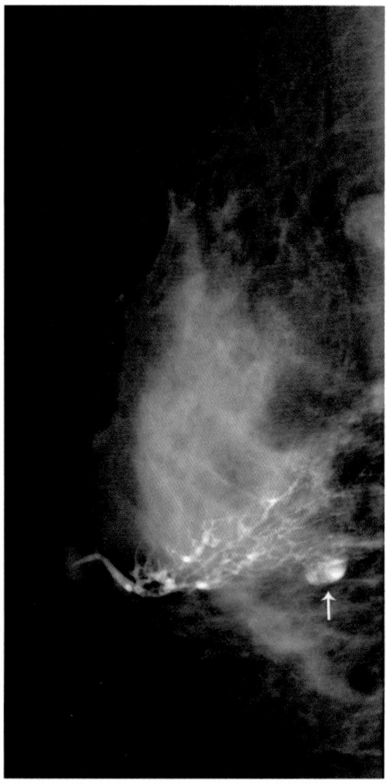

B. 右乳腺导管造影外侧位片

图 1-3-2　主导管及分支导管扩张，末梢导管呈囊袋状扩张（白箭头所示），部分分支导管呈压迫改变

第四节　囊肿空气造影

乳腺囊肿空气造影术是将囊肿内容物抽吸出来，注入过滤空气后进行乳腺 X 线摄影的检查技术。主要用于排除囊内占位性病变，另外也可减少囊肿复发。适应证：①囊肿抽出物为血性液、咖啡色液；②抽出液量与囊肿大小不相称；③抽液后肿块未完全消失；④B 超提示内容物有沉淀或囊壁不光滑；⑤囊肿较大者；⑥囊肿多次复发者。若抽出物为脓性液，建议不行空气造影以免加重感染。

方法：常规使用 5mL 注射器，7 号针头，局部皮肤常规消毒后，左手固定肿物，右手持针与皮肤垂直刺入肿块，将囊液抽出后，注入 1/3~1/2 量的过滤空气（经 16 层纱块过滤），注射完后用纱块压住针口止血（注意不要太大力，以免空气溢出），常规摄轴位或侧位（选择其中一个），若看到囊壁增厚或囊内有占位，则加照另外一个体位，以便详细观察囊壁的情况。若囊液抽空会显示出一个边界清楚、圆形或分叶状薄壁透明区；若囊内残留少量囊液，可以见到液平面或泡沫状透明区（图 1-4-1）。单纯囊肿囊壁光滑，囊肿合并感染，囊壁可均匀增厚；若囊内乳头状瘤或乳头状癌可见囊壁局限性增厚，囊内见乳头状或不规则充盈缺损（详见第三章及第十二章）。

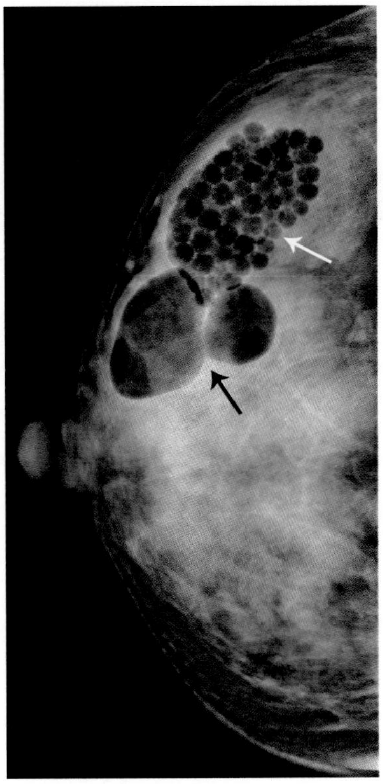

图 1-4-1　黑箭头示分叶状囊肿，囊壁光滑；白箭头示囊内残留少许囊液，呈泡沫状透亮影

第五节　电脑立体定位穿刺活检

随着科技的发展，人们对外观的要求也越来越高，特别是天生爱美的女性，因此各种微创设备应运而生，电脑立体定位穿刺系统也在这样的大潮中诞生。该系统主要应用于鉴别疑难病变的良恶性（如钙化、肿块），特别是偏向良性可能性大的病变，如活检结果为良性，则使患者避免开放式手术；若为恶性，则需要进一步手术。该系统的优点是：定位准确，操作简便，创伤小，愈合快，外观无改变。缺点是：穿刺获得的组织少，与手术后病理对照存在低估情况，不能完全替代外科手术活检。当出现以下情况要考虑行手术活检：①立体定位穿刺结果为非典型增生；②活检结果和影像学表现不一致，乳腺摄片高度怀疑恶性者。

设备：意大利 GIOTTO 乳腺 X 线数字化平板机及配套电脑立体定位穿刺系统（图 1-5-1）。采用巴德弹射式自动活检枪，16gauge 活检针。定位方法：电脑立体定位时，患者取坐位，矩形框压迫乳腺平片上的病灶部位，X 线轴位投照（CC），后按顺时针、逆时针各转 24°曝光，选择所需穿刺的病灶（一般为 3~4 个），由电脑定位仪计算出各穿刺点的坐标，根据坐标机器自动调节穿刺导引的进针路径及深度，并移动针架至目标位置，局部消毒并行表面浸润麻醉，对每个病灶行 2 次活检，取出的标本放入福尔马林中浸泡并送检。

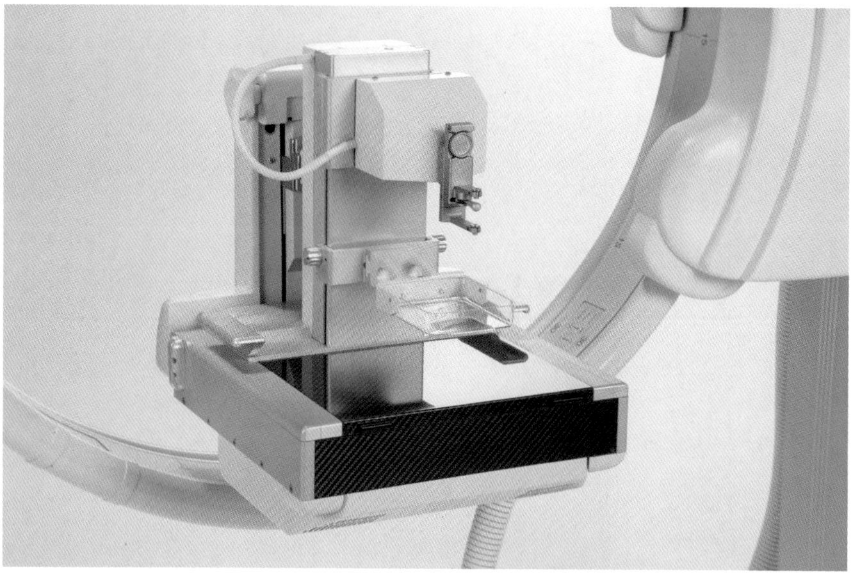

图 1-5-1　三维立体定位活检平台

第六节　术前 X 线下钢丝定位

乳腺癌是女性最常见的恶性肿瘤之一，在我国很多大中城市，其发病率不断上升，在我国已然跃居女性恶性肿瘤发病的第一位。据文献报道，Ⅰ期乳腺癌的临床治愈率为 90%以上，而Ⅱ期乳腺癌的治愈率则降至 75%，更晚期的乳腺癌生存率则更低，因此提高早期乳腺癌、特别是管内癌的检出率是降低乳腺癌患者的死亡率、改善患者生存质量的关键所在，而 80%的管内癌主要表现为乳腺 X 线片上的微小钙化灶，此时乳腺彩超、MRI 及触诊常为阴性，这为手术医生准确切检带来了很大的困难。为了能切到钙化灶，常常需切除很大范围的腺体，切完后行 X 线照片确定是否切到钙化灶，有时需要切几次才切完钙化，大大延长了手术时间，并且影响了术后乳房外形，这是很多爱美的女性所不能接受的。术前钢丝定位根据数字化乳腺 X 线机进行立体定位，将钢丝埋入钙化灶区，手术医生根据钢丝的位置可以准确切除钙化灶，不仅缩小了切除范围，更缩短了手术时间，使患者术后外形更美观。

适应证：乳腺钼靶片上显示钙化灶，考虑恶性可能，或性质待定，需要切检定性，而触诊及 B 超均为阴性的患者。

设备：意大利 GIOTTO 乳腺 X 线数字化平板机及配套电脑立体定位穿刺系统。

方法：患者取坐位，矩形框压迫乳腺平片上所示的病灶部位，然后行 X 线轴位投照（CC），球管顺时针、逆时针各转 24°曝光，选择需定位的钙化灶，由电脑定位仪计算出钙化灶的 X、Y、Z 轴坐标，将针座自动移至钙化灶上方，局部进行消毒麻醉，将定位导丝放入之前机器所定的位置，抽出套管针，释放钢叉，照轴位片，确定钢叉在钙化灶区，之后放松压迫器，再次行侧位片（图 1-6-1），确定钢丝深度亦达钙化灶，包扎患者伤口并将其送至手术室。

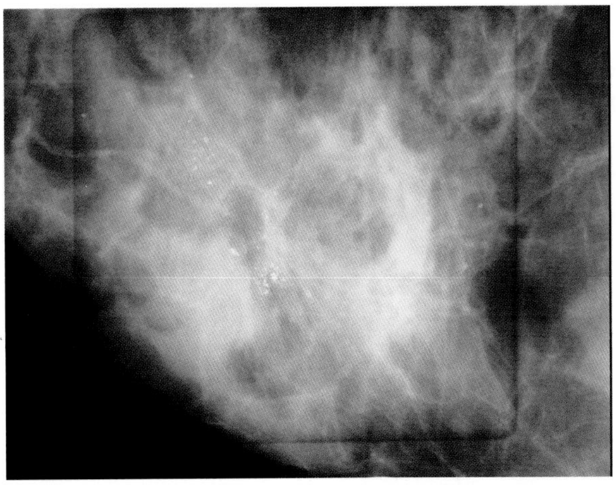

A. 定位前第一次轴位投照

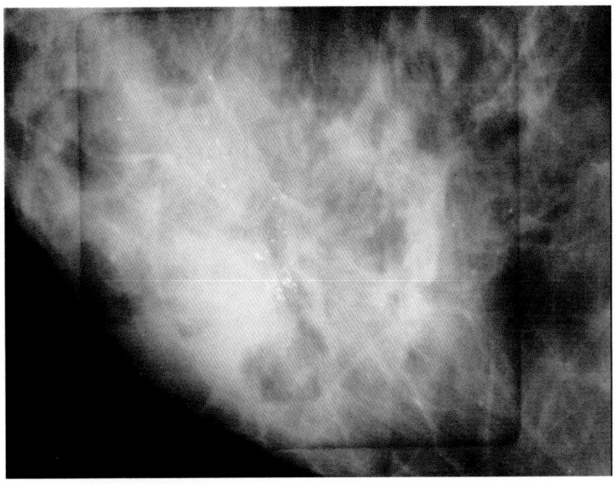

B. 定位前第二次投照（球管顺时针转 24°）

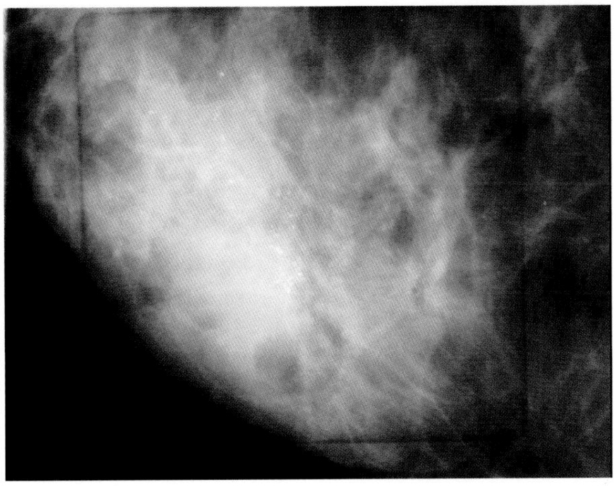

C. 定位前第三次投照（球管逆时针转 24°）

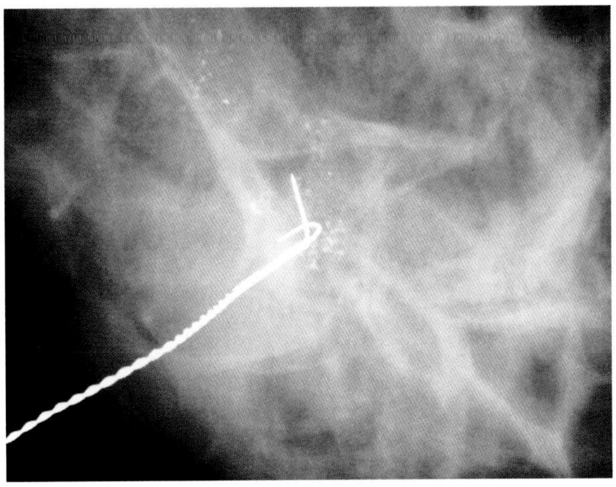

D. 定位导丝放入后轴位片

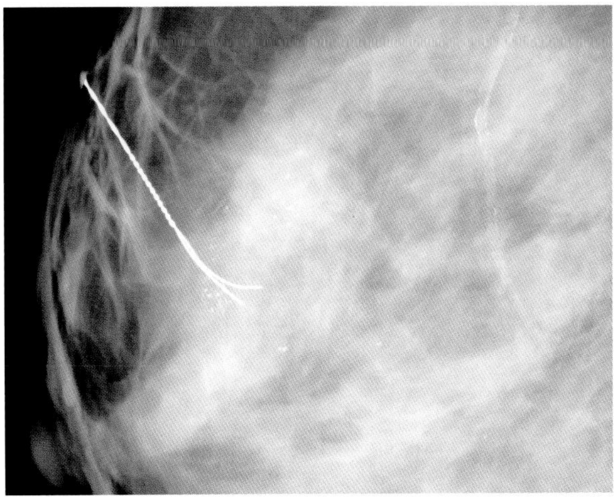

E. 定位导丝放入后侧位片

图 1-6-1　X 线下钢丝定位

第七节　X 线 防 护

随着国民生活水平的提高，人们越来越重视自身的健康，特别是日本福岛核电站核泄漏以来，对 X 线的警惕和惶恐到了历史最高峰。在这样的历史背景下，除了要跟患者沟通，让他们正确认识 X 线检查的利与弊，排除紧张心理外，还要尽可能地为患者进行必要的防护，最大限度降低射线量。以下是 X 线防护的具体措施：

1. 在患者可以耐受的情况下，尽量压迫乳房，减小厚度，以减少射线量。

2. 每一次摄片都尽量将腺体照全，如触及肿块，则尽可能将肿块包括在内，且图像质量清晰，以减少加照次数。

3. 如在外院摄片效果不理想，需重照，则尽量只照有病灶的一侧。

4. 如可疑病灶需短期复查的，一般间隔时间为半年，不宜过短。

5. 一般年轻未生育哺乳的女性，建议先行彩色 B 超检查，如有需要再行 X 线检查。

6. 投照前，给患者穿上铅围裙，以保护性腺。

第二章　正常乳腺的大体解剖及 X 线表现

第一节　正常乳腺的大体解剖

成年女性乳房为一对称性的半球形性征器官，位于胸廓前第 2 至第 6 肋间水平的浅筋膜浅层与深层之间。

乳房的大体解剖由乳腺组织、Cooper 韧带、皮下脂肪、胸大肌、腋窝淋巴结、乳头、乳晕、皮肤等构成（图 2–1–1）。

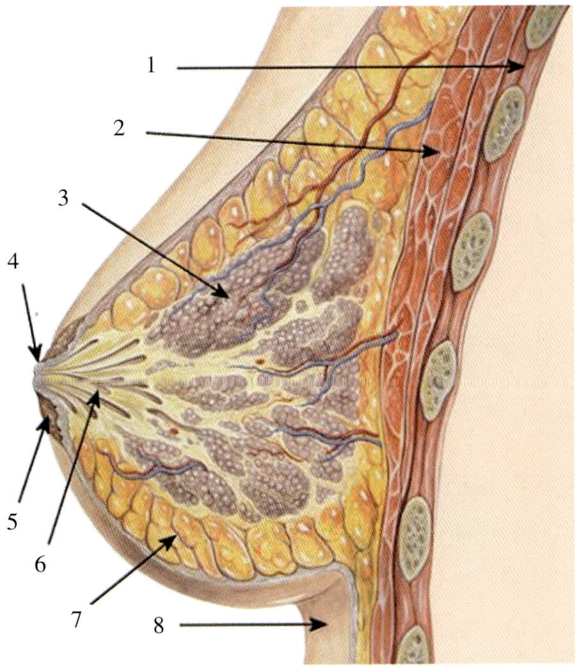

1. 肋间肌　2. 胸大肌　3. 乳腺　4. 乳头　5. 乳晕　6. 输乳管窦　7. 乳房脂肪体　8. 皮肤

图 2–1–1　典型乳房解剖图

乳腺是汗腺组织的一种类型，内达胸骨旁，外至腋前线，外上方呈角状伸向腋窝的腺体组织称为 Spence 腋尾区；在乳腺专科做乳腺癌根治切除时有重要意义，手术时必须包括上述范围。乳房中央前方突起为乳头，其周围色素沉着区为乳晕。

每个乳腺含有 15~20 个呈轮辐状排列的腺叶、腺小叶，乳腺小叶由诸多腺泡组成及终末导管组成，是乳腺解剖结构的基本单位；乳管内衬有上皮细胞，其基底层（生发层）明显增生时，可形成不同的病变，如囊性增生病和导管癌等。腺叶间上连皮肤与浅筋膜浅层，下连浅筋膜深层的纤维束称为 Cooper 韧带，亦称为乳腺悬韧带，使乳腺保持一定的活动度，各腺小叶内与腺泡相同的乳管，向乳头方向汇集形成腺叶乳管，逐渐增大成壶腹，再分成 6~8 个开口于乳头表面；大乳管形成壶腹的膨大处，是导管内乳头状癌的好发部位。

乳腺的生理活动是受垂体前叶激素、肾上腺皮质激素及性激素的影响和制约的。垂体前叶产生的乳腺促激素，直接影响乳房；同时又通过卵巢和肾上腺皮质间接地影响乳房。在卵巢卵泡刺激素和促肾上腺皮质激素的作用下，卵巢和肾上腺皮质均分泌雌激素，促使乳房的发育和生长。在妊娠和哺乳期，由于胎盘分泌大量的雌激素和脑垂体分泌生乳素的影响，乳腺明显增生，腺管延长，腺泡分泌乳汁。哺乳期后，乳腺复退化而处于相对静止状态。平时，在月经周期的不同阶段，乳腺的生理状态也在各种激素的影响下，呈现周期性变化。在妊娠和哺乳期激素活动达到最高潮，此时乳腺变化最为明显。

第二节　正常乳腺的 X 线表现

乳腺就像是人的脸，每个人都长得不尽相同，大到外观的大小/形态，小至乳内的腺体分布、各种组织间的比例，但总体的结构相同，在乳腺 X 线片上大致可区分以下结构：乳头、乳晕、皮肤、皮下脂肪层、Cooper 韧带、腺体组织、乳后间隙、胸大肌及腋下淋巴结。腺体组织主要由乳腺导管、腺体及间质（包括纤维组织、脂肪、血管及淋巴管等）3 部分所组成，简单介绍如下：

1. 腺体组织为乳腺内部片状的致密阴影，大致呈圆锥形，其腺体多少及与脂肪间比例，随年龄大小及先天遗传都密切相关。一般年轻女性脂肪组织少，腺体组织多，X 线表现腺体较致密；哺乳期妇女腺体明显增多，分泌增加，X 线表现为团片状致密影，发现病灶较困难；之后随着年龄的增加，腺体逐渐减少，脂肪逐渐充填，到老年期，大部分腺体退化，残留少量腺体组织及乳腺小梁(残留的结缔组织与乳腺导管)。

2. 乳头位于锥形乳房的顶端和乳晕的中央。在 X 线片上可呈勃起状态、扁平型或内陷，它的大小随年龄、乳房的发育及经产情况而异。一般呈双侧对称。

3. 乳晕呈盘状，位于乳头四周，厚度为 1~5mm，大小随人而异。

4. 皮肤覆盖在整个乳房表面，厚度大致一样，平均约 1mm，因人可稍厚或稍薄，只要双侧对称即是正常。一般双侧乳晕部及乳房下返褶处皮肤最厚。如有局限性的变薄或增厚，则应引起注意是否有手术史或病理性改变。

5. 皮下脂肪层表现为皮肤与腺体之间透亮带，青年女性较薄，老年女性较厚。其中可以见到少许纤细而密度较淡的线状影，如果线状影变粗，对应皮肤增厚，则要考虑淋巴管炎的可能。

6. Cooper 韧带为固定腺体的主要组织，前端连接与浅筋膜浅层，后端连接在浅筋膜深层及胸大肌深筋膜，X 线上表现为腺体表面指向皮肤的线状影，若该韧带增粗呈牛角状，则要注意病理性改变。

7. 乳后脂肪间隙表现为轴位、斜位片上乳腺组织与胸壁之间的透亮带。

8. 血管表现为乳腺上部皮下脂肪层及乳内的线条状影，多数为乳腺静脉的影像，较大动脉可在 X 线片中显示，小动脉因搏动后显影不清，在 X 线片上一般不显示，老年妇女可因动脉硬化而显影。一般左侧血管较右侧粗，若右侧血管粗于左侧，则要注意排除乳内有无病变。

9. 淋巴结分为乳内和腋下淋巴结，乳内淋巴结仅占 5%，正常淋巴结形态为圆形或卵圆形，蚕豆样，内侧中心为“门”，呈脐状，淋巴结中心有时为透光的脂肪密度，一般淋巴结的长轴<2cm，形态、结构正常为良性，若淋巴结密度增加、呈圆形、边缘毛糙，周围淋巴管增粗，则要考虑淋巴结转移。

正常乳腺的 X 线表现如图 2-2-1。

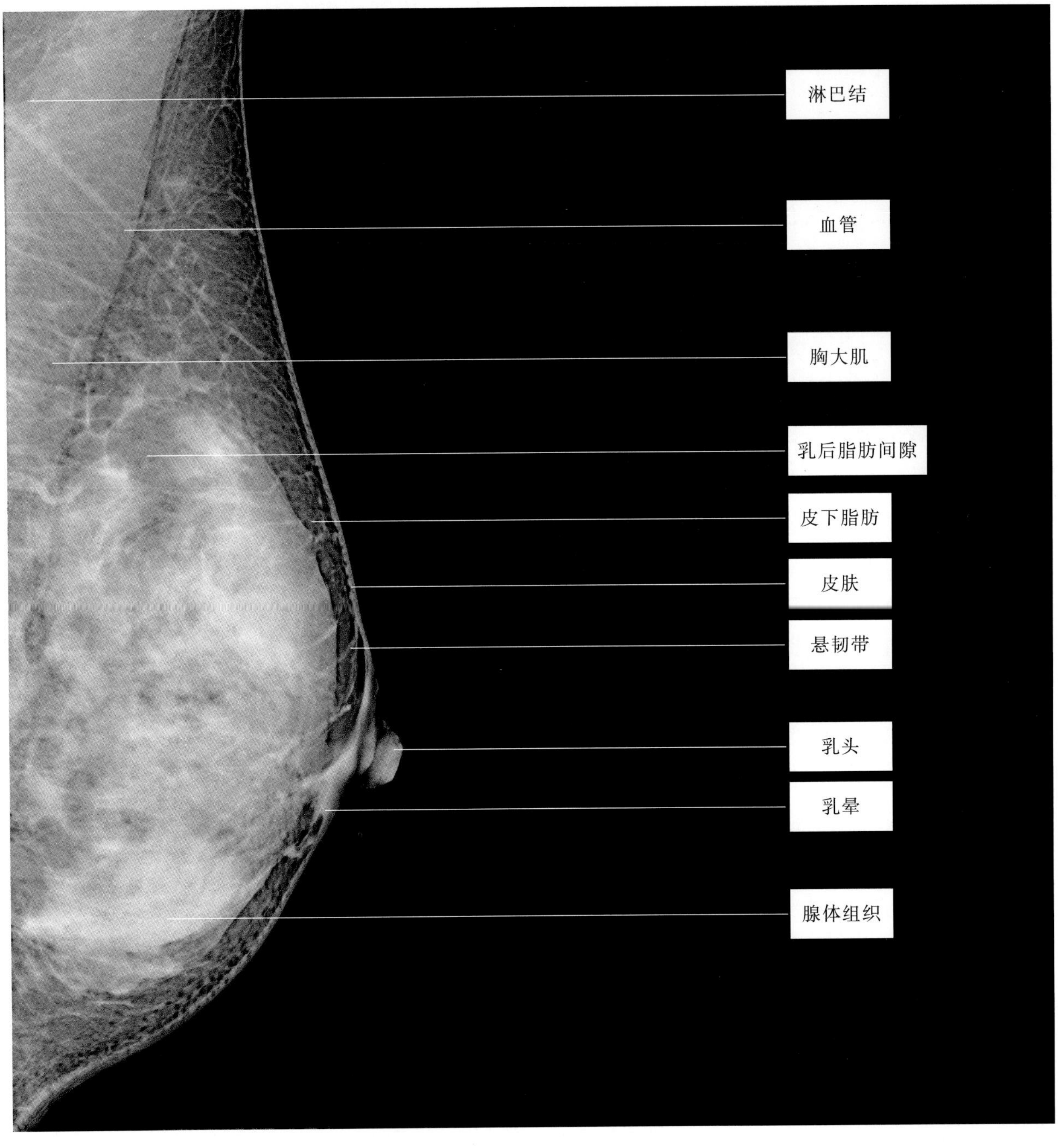

图 2-2-1　正常乳腺 X 线影像

第三节　乳腺的国内外分型

乳腺分型国内外曾有多种分法，各有特点，下面简单介绍一下其中应用较为广泛的几种：

（一）国外分型

1. 1960 年 Helen　Ingleby 总结 3 000 例 X 线摄片后，认为可分为 4 型，分别为：

（1）未成熟型：见于月经初潮前的女孩，X 线显示均匀致密影。

（2）腺体型：属于生育期妇女，腺体分布在整个乳腺的边缘及基底部位，X 线上主要密度增浓部在基底，外周密度较低。

（3）退化型：见于自然或人工绝经后，腺体大部分退化，代之纤维小梁，于脂肪间形成明显对比，X 线上显示网状结构。

（4）萎缩型：为退化型乳腺的继续，小梁更为细小，有时集合呈束状，在 X 线上显示小而致密。

2. 1976 年 Wolfe 提出另一种 4 型分法，分别为：

（1）N1 型：以脂肪为主要成分，仅有少许纤维束。

（2）P1 型：导管系统明显，呈串珠状，主要在乳晕下区，量不超过整个乳腺的 1/4。

（3）P2 型：导管系统高度显著，呈串珠状图形，占整个乳腺的 1/4 以上。

（4）Dy 型：乳腺阴影高度浓厚、致密，标志结缔组织增生。

3. 近几年，国内外越来越多的医院应用的是美国放射学院制定的 BI-RADS 分型（乳腺影像报告及数据系统）：

（1）BI-RADS1：脂肪含量占 75%以上，腺体含量在 25%以下。

（2）BI-RADS2：脂肪含量占 50%~75%，腺体含量占 25%~50%。

（3）BI-RADS3：脂肪含量占 25%~50%，腺体含量占 50%~75%。

（4）BI-RADS4：脂肪含量占 25%以下，腺体含量占 75%以上。

（二）国内分型

1. 1974 年上海徐开埜教授提出 7 型分法：

（1）致密型：乳内大部分为腺体或结缔组织，而脂肪组织含量甚少，故表现为一片均匀致密影，青春期多见。

（2）分叶型：各大叶之间分界较清楚，表现为多片相当密实的阴影，以哺乳期居多。

（3）团块型：腺体与脂肪夹杂分布，呈大小不一团块阴影，生育期最多，少数可形成蜂窝状阴影。

（4）束带型：含脂肪和结缔组织较多，腺体很少，形成条束状阴影，绝经期较多见。

（5）串珠型：腺体大部分已退化，迂曲并增厚之导管与脂肪形成对比，呈串珠状，未产妇绝经期后常有此表现。

（6）萎缩型：腺体萎缩，几乎全部为脂肪所替代，显示若干条索状结构及导管影，绝经期大多属此类型。

（7）消瘦型：由于腺体组织过薄，未能显示内部详细结构。

2. 胡永升教授则为了使普查更有针对性，提出了 4 型 10 亚型分法（图 2–3–1 至图 2–3–10），笔者所在医院也一直沿用此标准：

（1）Ⅰ型——致密腺体型：该型以腺体为主要结构，间质成分较少。X 线表现：皮下不超过 1cm 透明脂肪带，腺体呈半圆形或圆锥形致密团。

Ⅰa 型——腺体前缘光滑，密度均匀。

Ⅰb 型——腺体前缘不规则，凹凸不平，密度不均匀，出现致密团和透亮区，Cooper 韧带呈锯齿状。

（2）Ⅱ型——透亮脂肪型：该型乳腺实质退化，被脂肪和纤维组织取代。X 线表现：乳腺透亮度增加及纵横交错的细条状乳腺小梁。多见于 60 岁以后的老年妇女或肥胖型女性。

Ⅱa 型——腺体实质完全退化，残留细条状乳腺小梁。

Ⅱb 型——腺体实质大部分退化，残留少许片状腺体组织或淡薄结节影。

（3）Ⅲ型——索带导管型：该型为乳腺退化不良导管增生型。

Ⅲa 型——导管增生，但管径和形态无明显变化，以正常解剖排列，细条索状致密影。

Ⅲb 型——导管增生的数量增多，占据大部分导管，部分导管扩张、变形。

Ⅲc 型——导管普遍扩张，涉及主导管及分支导管，与残留的退化不良的小叶形成串珠样改变。

（4）Ⅳ型——中间混合型：该型为前 3 种类型的混合型，亦为各型间的转化过渡型。

Ⅳa 型——皮下脂肪及间质逐渐增多，密度降低，其中腺体密度均匀，结构清晰。

Ⅳb 型——腺体出现片状、球形、条索状致密影，腺体前缘凹凸不平。

Ⅳc 型——导管增生与腺体增生融合，形成不规则的团片状、雪状、串珠状及蜂窝状透亮区。

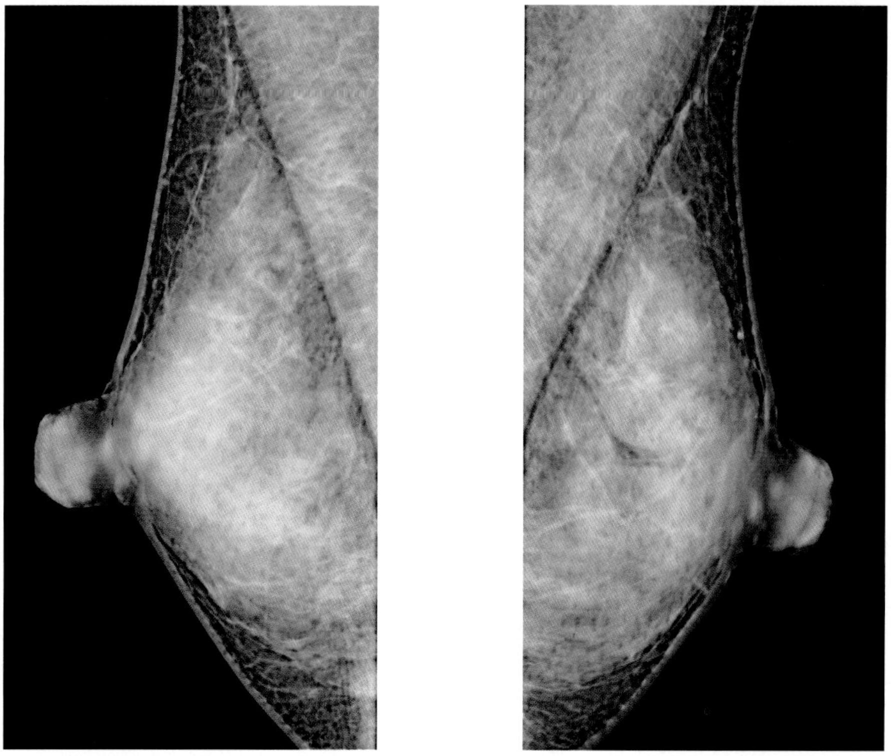

图 2–3–1　Ⅰa 型乳腺

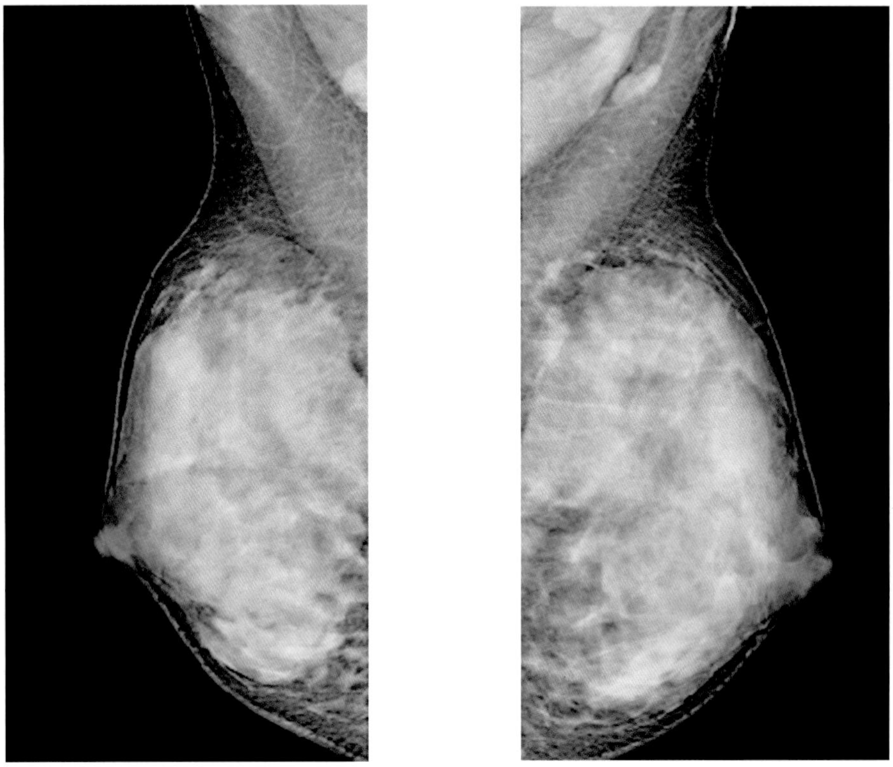

图 2–3–2　Ⅰb 型乳腺

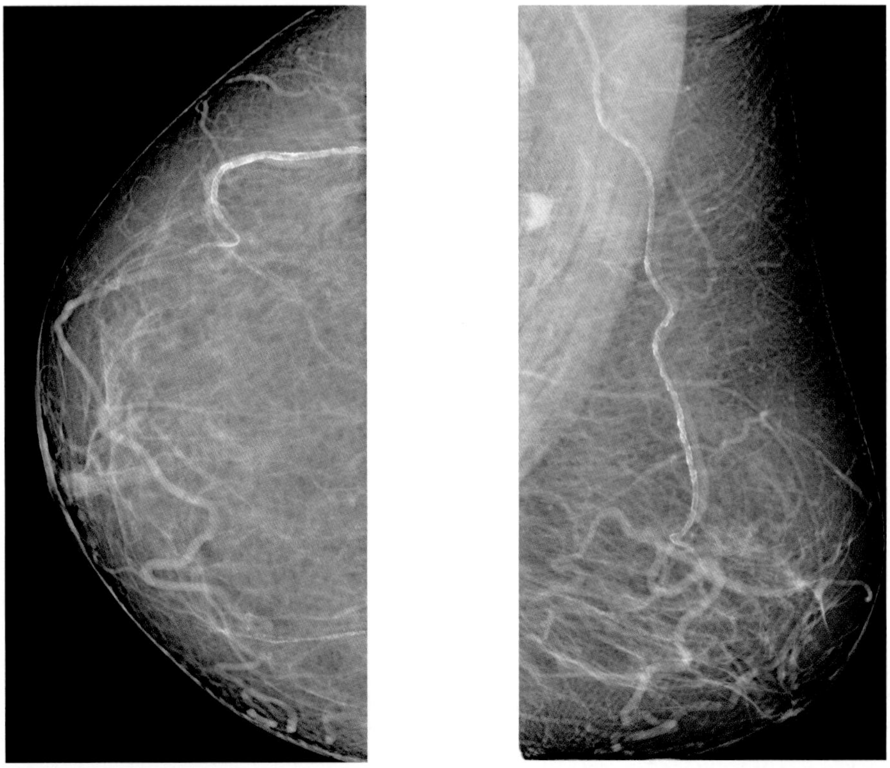

图 2–3–3　Ⅱa 型乳腺

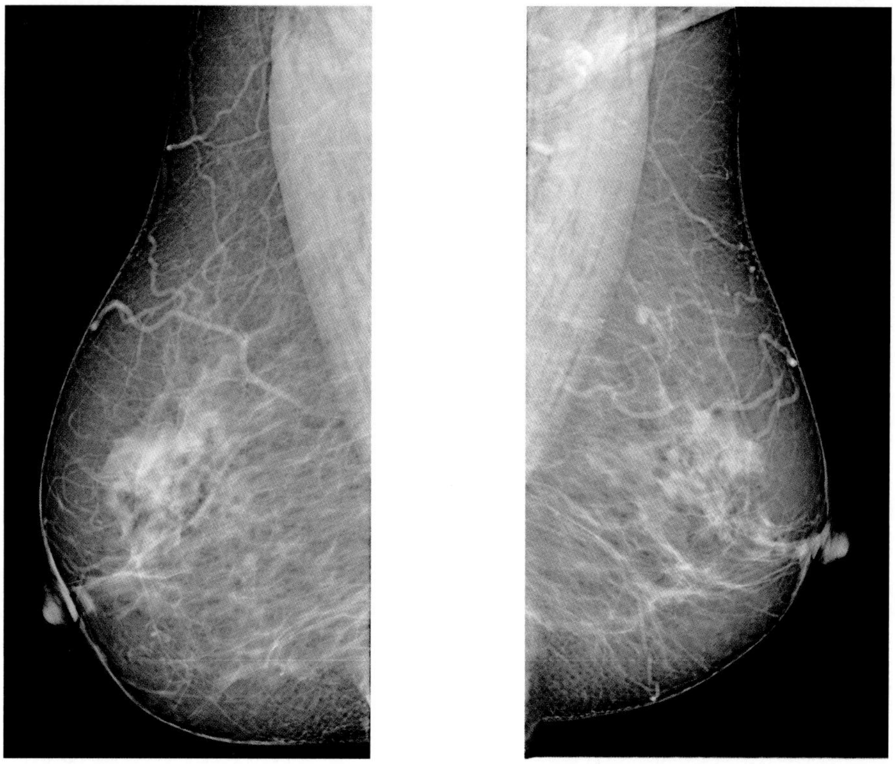

图 2-3-4　Ⅱb 型乳腺

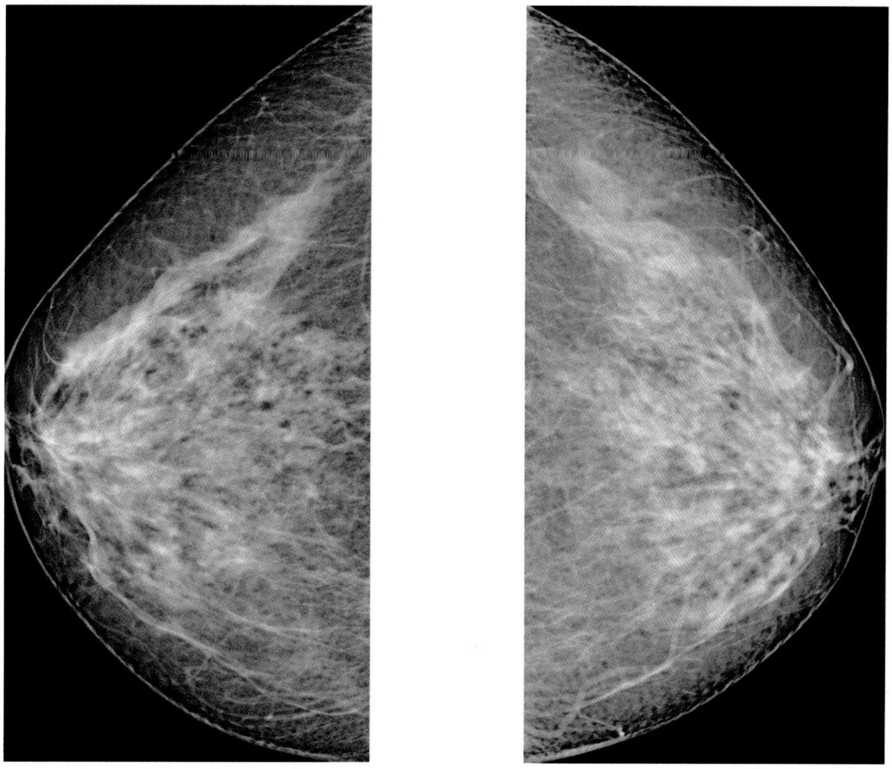

图 2-3-5　Ⅲa 型乳腺

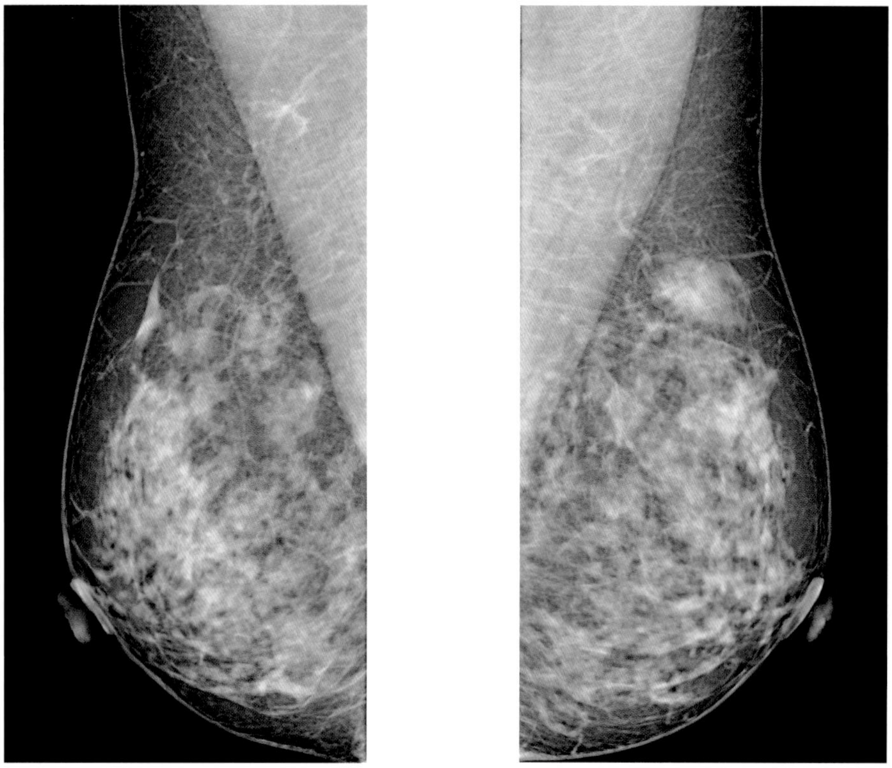

图 2-3-6　Ⅲb 型乳腺

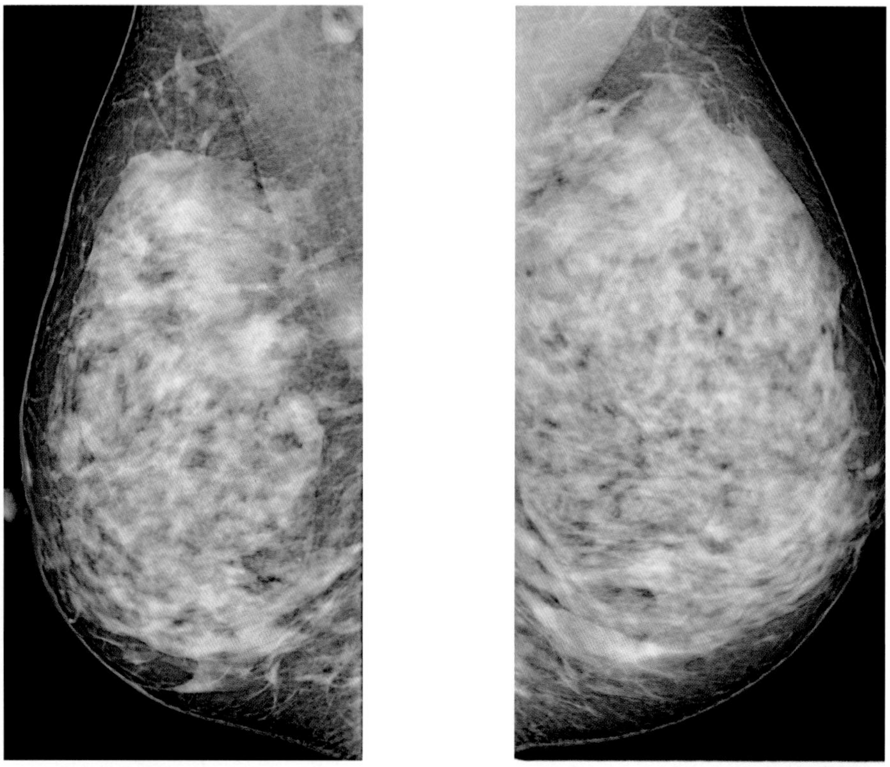

图 2-3-7　Ⅲc 型乳腺

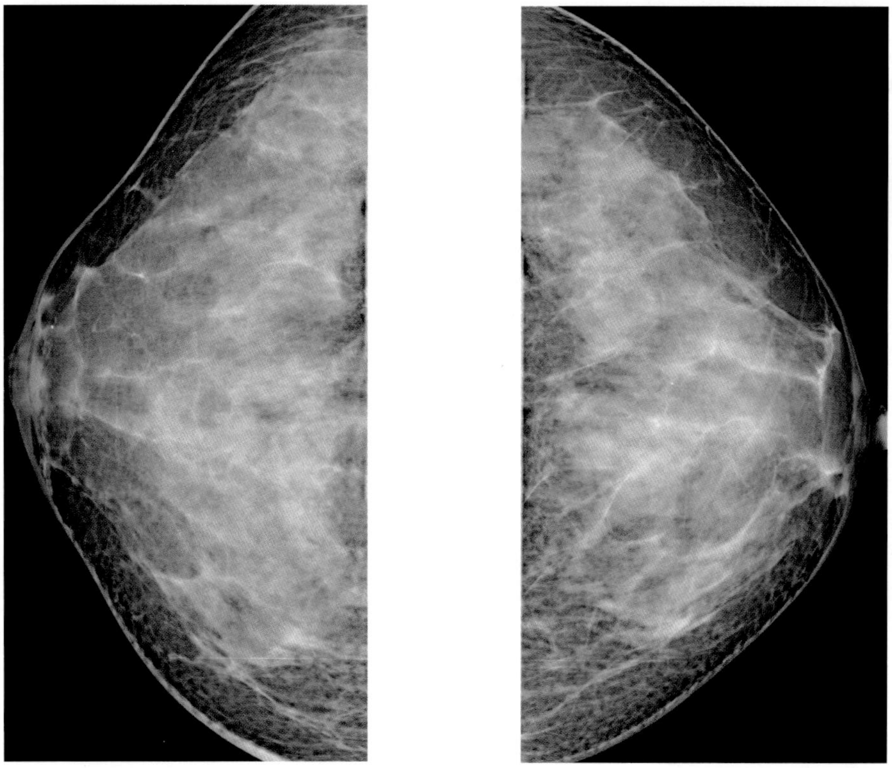

图 2-3-8　Ⅳa 型乳腺

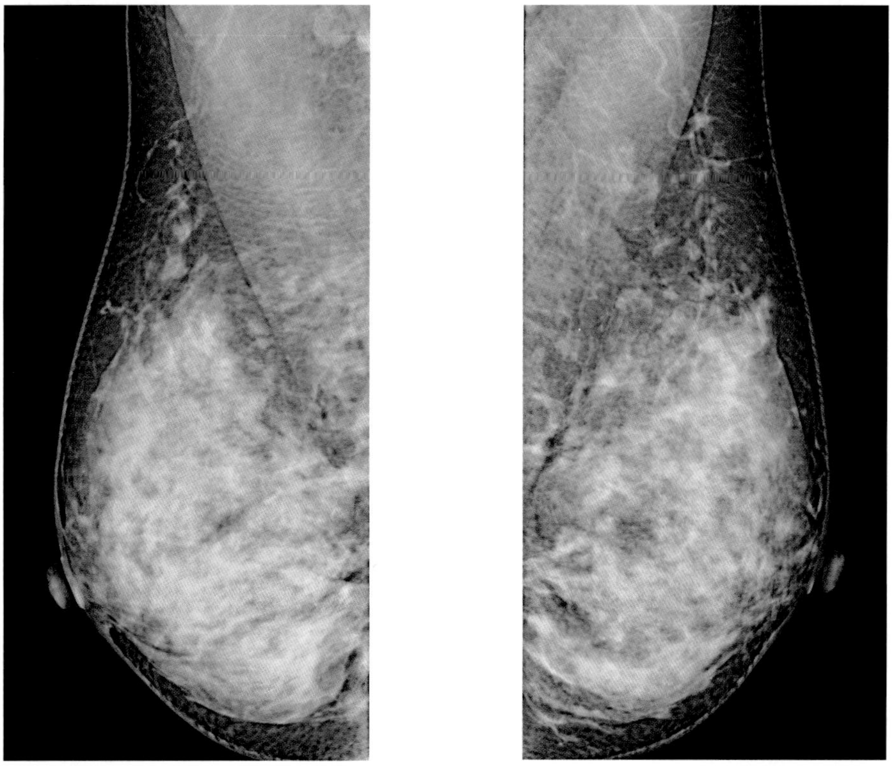

图 2-3-9　Ⅳb 型乳腺

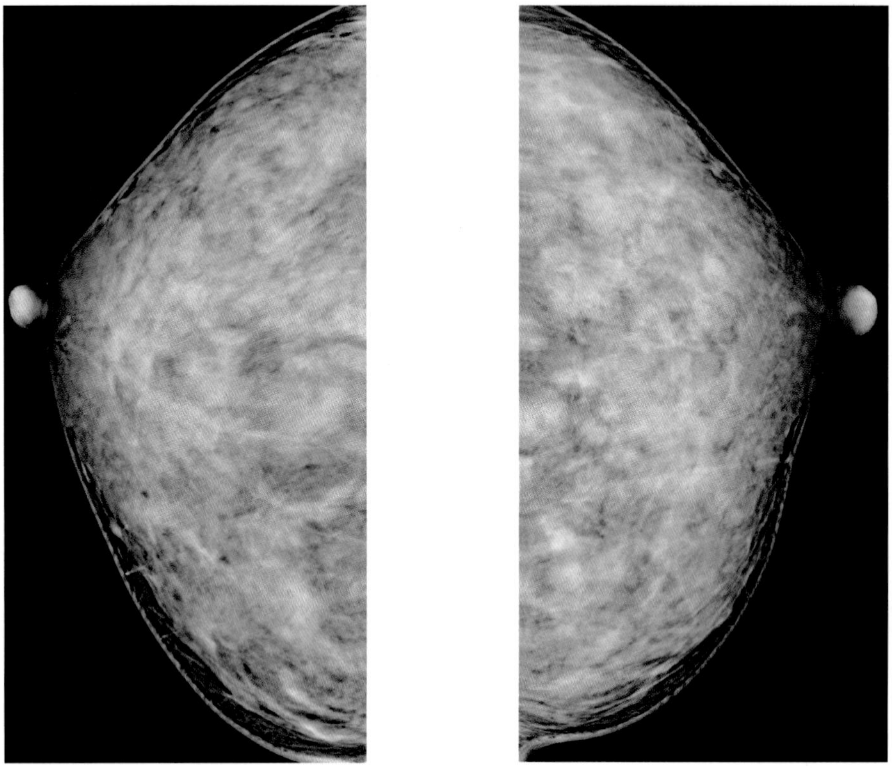

图 2-3-10　Ⅳc 型乳腺

第三章 常见乳腺良性肿瘤及囊性病变的 X 线表现

第一节 乳腺纤维腺瘤

纤维腺瘤是乳腺最常见的良性肿瘤，是因内分泌失调而引起的上皮和间质均参与的肿瘤性增生，以纤维组织为主伴有腺体增生的良性肿瘤。本病好发于年轻女性，以 30 岁左右为发病高峰。根据成分和形态分为管内型、管周型、混合型 3 种类型。纤维腺瘤一般生长缓慢，但在妊娠或哺乳期、性激素的变化可快速增生，形成巨大肿瘤，其组织结构主要为纤维结缔组织或上皮组织增生并伴有囊性、黏液性、胶原性变，空腔内含有黏液，部分可能发生肉瘤变和癌变。

（一）临床表现

触及乳房内单发或多发性无痛性肿块，质韧，边界清晰，活动度好，可以在数年内无明显增大。

（二）X 线表现

乳内可见圆形、卵圆形中/稍高密度肿块，部分呈分叶状，边缘光滑，密度均匀，有时可见细窄透明晕征。X 线测量的瘤体大小常较临床测量的数据大，这是与恶性肿瘤鉴别的特征。肿瘤钙化是纤维腺瘤常见的 X 线征象，多由血运障碍、组织坏死而形成。钙化多表现环形、块状或斑点状大小不一粗钙化影。由于纤维腺瘤密度与腺体相似，因此在部分腺体较多的乳房内 X 线可显示欠清或不显示，诊断较为困难，需要结合触诊及乳腺 B 超诊断。

（三）鉴别诊断

1. 囊肿　X 线上囊肿与纤维腺瘤表现非常相似，均为中等密度结节影，边界清晰光滑，但囊肿常为多发，且病程较短，触及有波动感。B 超检查可鉴别。

2. 叶状肿瘤　该病分叶较纤维腺瘤明显，生长较快，常有纤维腺瘤术后复发史。第一次就诊与纤维腺瘤鉴别困难，病理上常误诊。

3. 髓样癌　年龄一般较纤维腺瘤患者稍大，密度较纤维腺瘤高，部分边缘可呈浸润改变，细针穿刺质软，常抽出多量细胞成分，而纤维腺瘤穿刺质硬，抽出物非常少。

（四）镜下表现

（1）管内型　间质内增生的纤维组织压迫腺管，使其伸长、弯曲及变形，严重者部分间质成分侵入管腔内。腺管上皮受挤压而萎缩成扁平形。肿瘤内纤维组织较疏松，可呈黏液样。

（2）管周型　上皮成分与纤维成分混杂在一起，腺管呈圆形、卵圆形或不规则形，不受增生纤维组织的挤压。管腔有两层上皮细胞组成，内层为单层立方状或柱状上皮，外层为胞浆透亮的肌上皮，其上皮成分可有轻度增生。肿瘤内纤维组织增生，且围绕在腺管周围，可疏松或致密，甚至可有胶原变性。

(3) 混合型　管内型和管周型的病理改变同时存在。

(五) 典型病例

见图 3-1-1 至图 3-1-5。

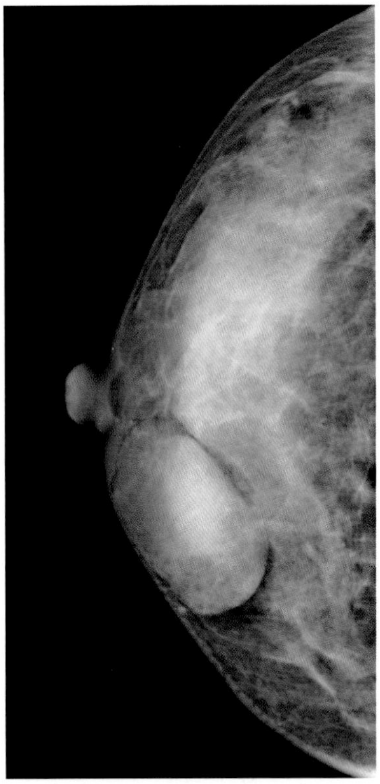

A. 右乳轴位片

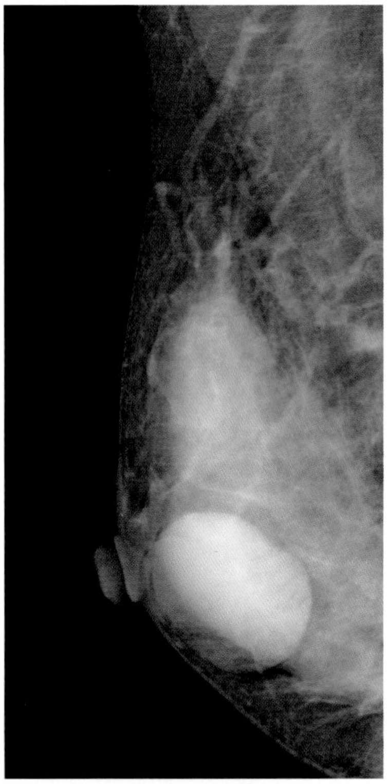

B. 右乳斜位片

图 3-1-1　右乳晕内下见一 3.6cm×2.2cm 椭圆形中密度肿块，边缘光滑，内未见钙化。X 线诊断：右乳良性肿块，考虑纤维腺瘤。病理：右乳纤维腺瘤

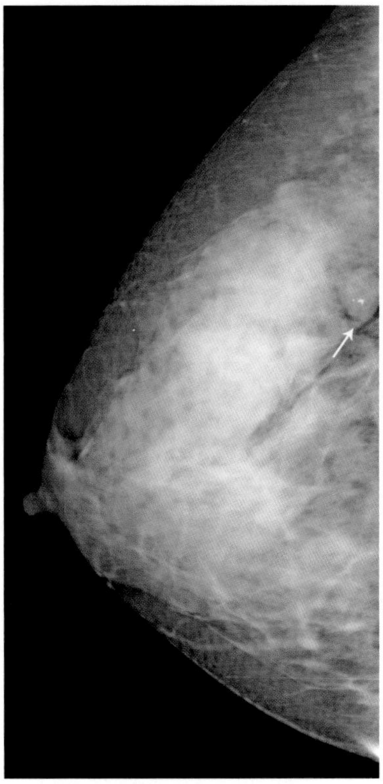

A. 右乳轴位片

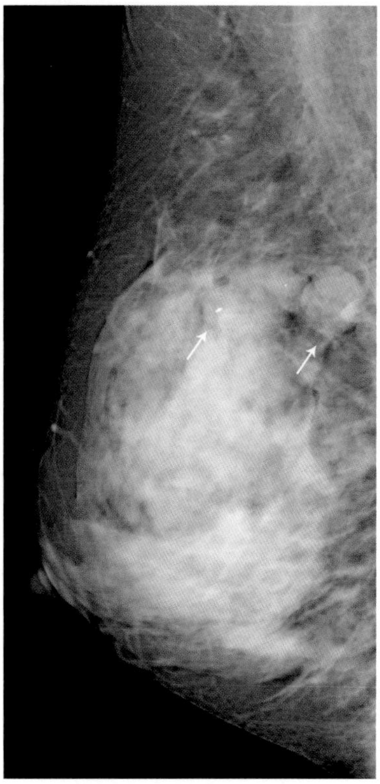

B. 右乳斜位片

图 3-1-2　右乳外上见 2 个类圆形中密度结节，大小分别为：1.8cm×1.9cm、1.3cm×1.1cm，边缘均清晰光滑，其中后者内见 1 个粗大钙化。X 线诊断：右乳多发良性结节，考虑纤维腺瘤。病理：右乳多发纤维腺瘤

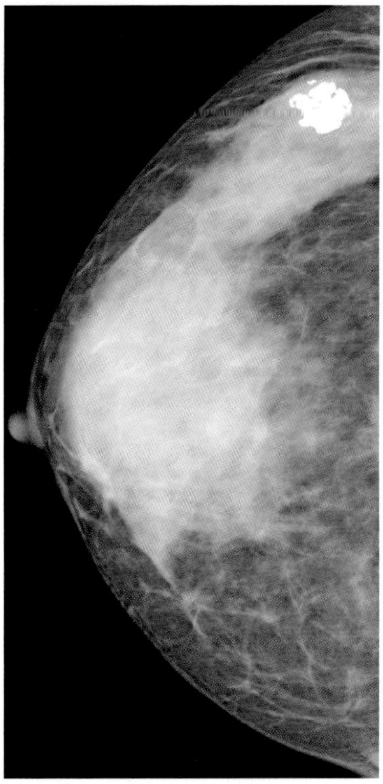

A. 右乳轴位片

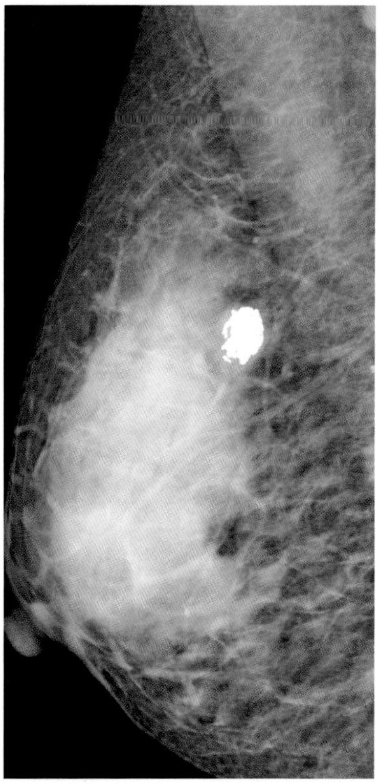

B. 右乳斜位片

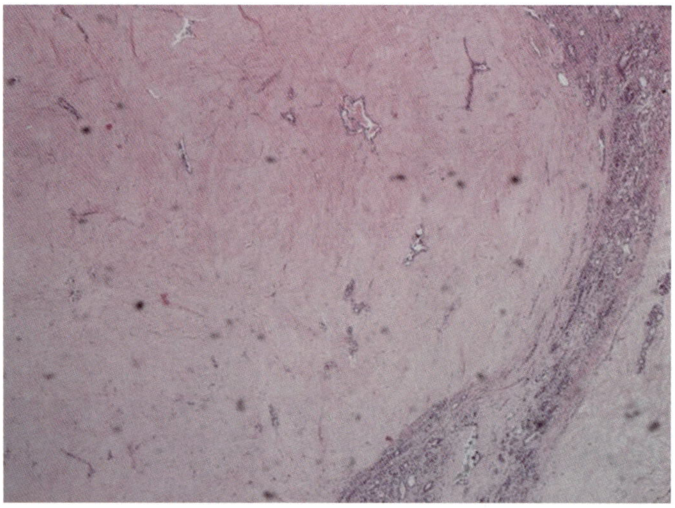

C. 病理切片

图 3-1-3　(A、B) 示：右乳外上见一 1.7cm×1.6cm 中密度肿块，边缘清晰光滑，其中见 1.5cm×1.2cm 斑块状钙化。X 线诊断：右乳纤维腺瘤伴粗大钙化。镜下所见 (C)：肿瘤边界较清，肿瘤由腺上皮及纤维两种成分构成，腺体被纤维间质挤压和扭曲。诊断：右乳纤维腺瘤伴钙化

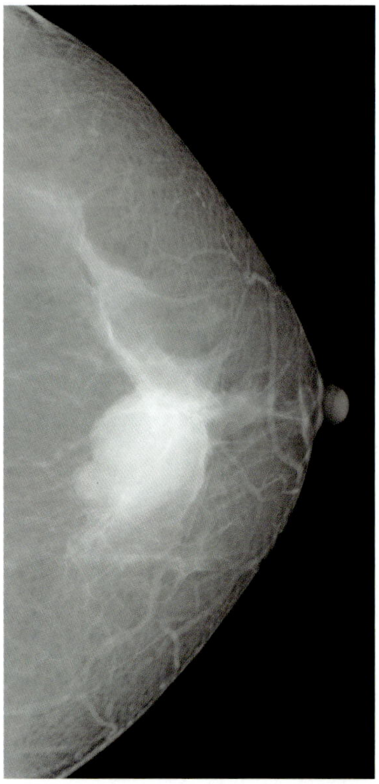

A. 左乳轴位片

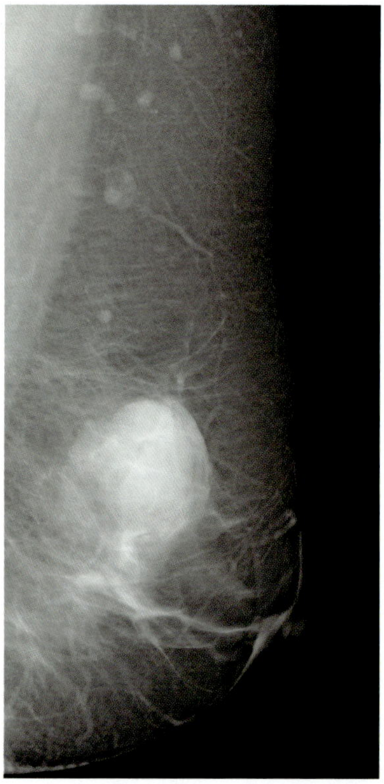

B. 左乳斜位片

图 3-1-4　左乳晕上偏内侧见一 3.3cm×3.2cm 中密度肿块，分叶，边界清晰，局部血供丰富。X 线诊断：左乳良性肿块，考虑供血丰富的纤维腺瘤可能性大。病理：左乳纤维腺瘤

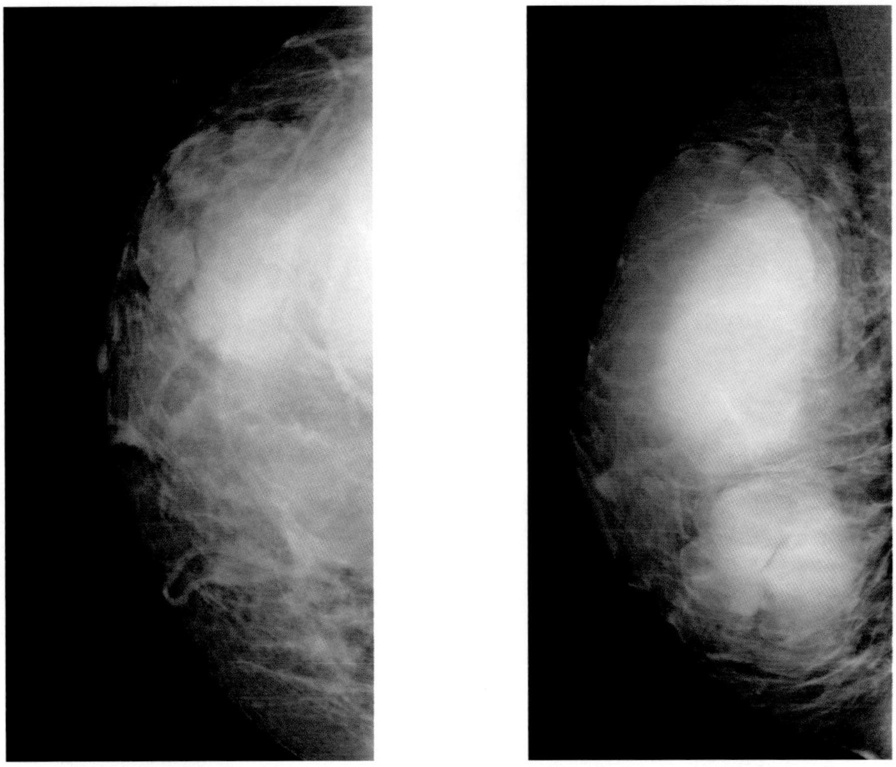

A. 右乳轴位片　　　　B. 右乳斜位片

图 3-1-5　X 线表现：右乳外上、外下各见一稍高密度块影，大小分别为：6.5cm×4.8cm、3.4cm×3.7cm（轴位片肿块未能完全包括在片内），分叶，边界清晰，局部血供较丰富，内未见钙化。X 线诊断：右乳多发肿块，考虑叶状肿瘤。病理：右乳多发幼年型纤维腺瘤

第二节　乳 腺 囊 肿

乳腺囊肿是乳房内常见的囊性病变，好发于 30~50 岁妇女，是因体内内分泌失调，雌激素/孕酮比例升高，导管上皮细胞增生，导管伸长迂曲，折叠处管壁血循环障碍，管壁细胞停止繁殖和管壁细胞坏死，导致扩张后形成囊肿。

（一）临床表现

偶然发现乳房内单发或多发肿块，边界清晰，可触及波动感，部分伴疼痛，病程较短，一般为数天。

（二）X 线表现

乳内单发或多发中/稍高密度肿块，边缘清晰光滑，合并感染者边缘稍模糊；多呈圆形或椭圆形，部分多房囊肿边缘呈分叶状，部分囊壁可见蛋壳状、斑点状钙化。

（三）鉴别诊断

1. 纤维腺瘤　一般为单发，病程较长，大小无明显变化，触诊较硬，穿刺为实性。

2. 囊内乳头状瘤　均有囊性感，囊肿穿刺液一般为清亮、淡黄色、灰色或混浊液体，行空气造影显示囊内壁光滑；而囊内乳头状瘤穿刺液一般为深黄色、血性或咖啡色，行空气造影囊内可见占位性病变。

（四）镜下表现

乳腺囊肿壁由薄层纤维组织构成，内面衬以很薄的上皮细胞层，有些地方甚至脱落，囊内为淡红色无定型结构物质及吞噬乳汁的泡沫样细胞，囊肿周围间质内可见多量的单核细胞、类上皮细胞、多核巨细胞、淋巴细胞和浆细胞浸润，还可见小导管扩张及哺乳期腺小叶组织。

（五）典型病例

见图 3–2–1 至图 3–2–3。

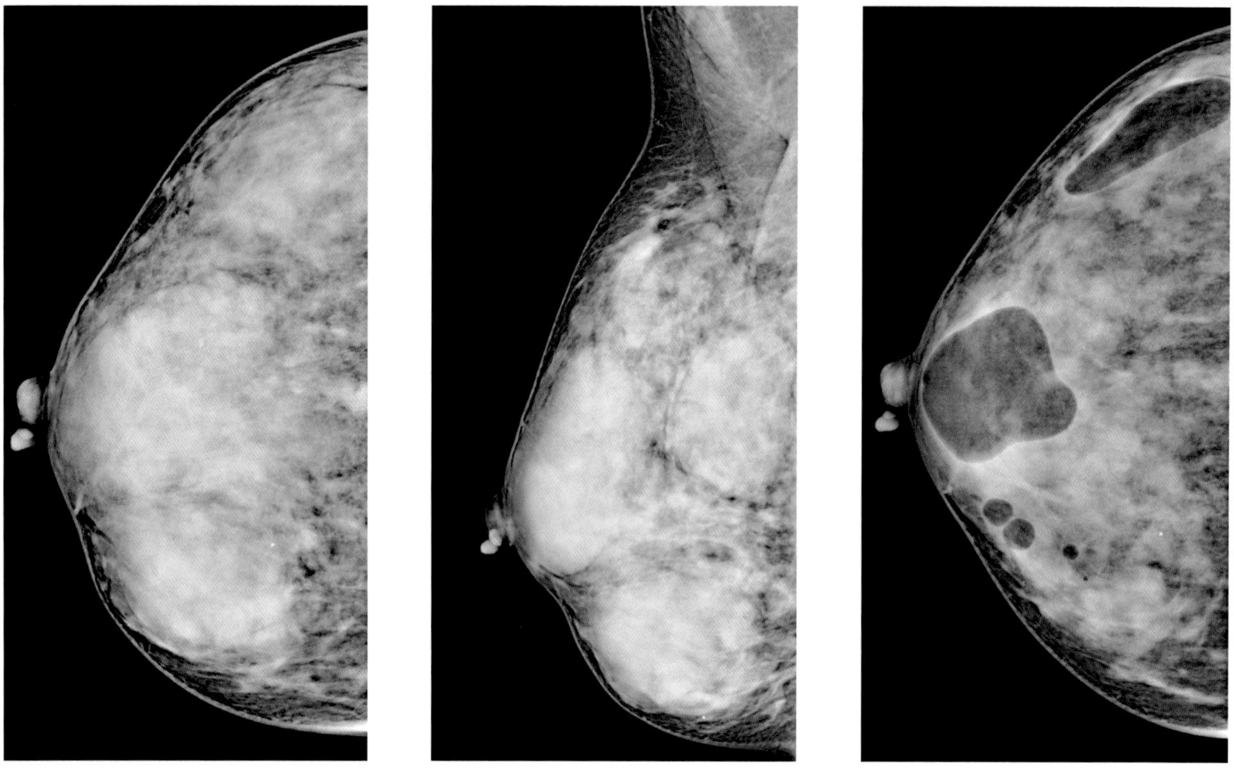

A. 平片（轴位片）　　B. 平片（斜位片）　　C. 空气造影

图 3–2–1　平片示：右乳内见多个大小不等稍高密度块影，边界清晰，分别穿刺抽液，并行空气造影显示囊内壁均光滑，未见增厚及占位。X 线诊断：右乳多发囊肿

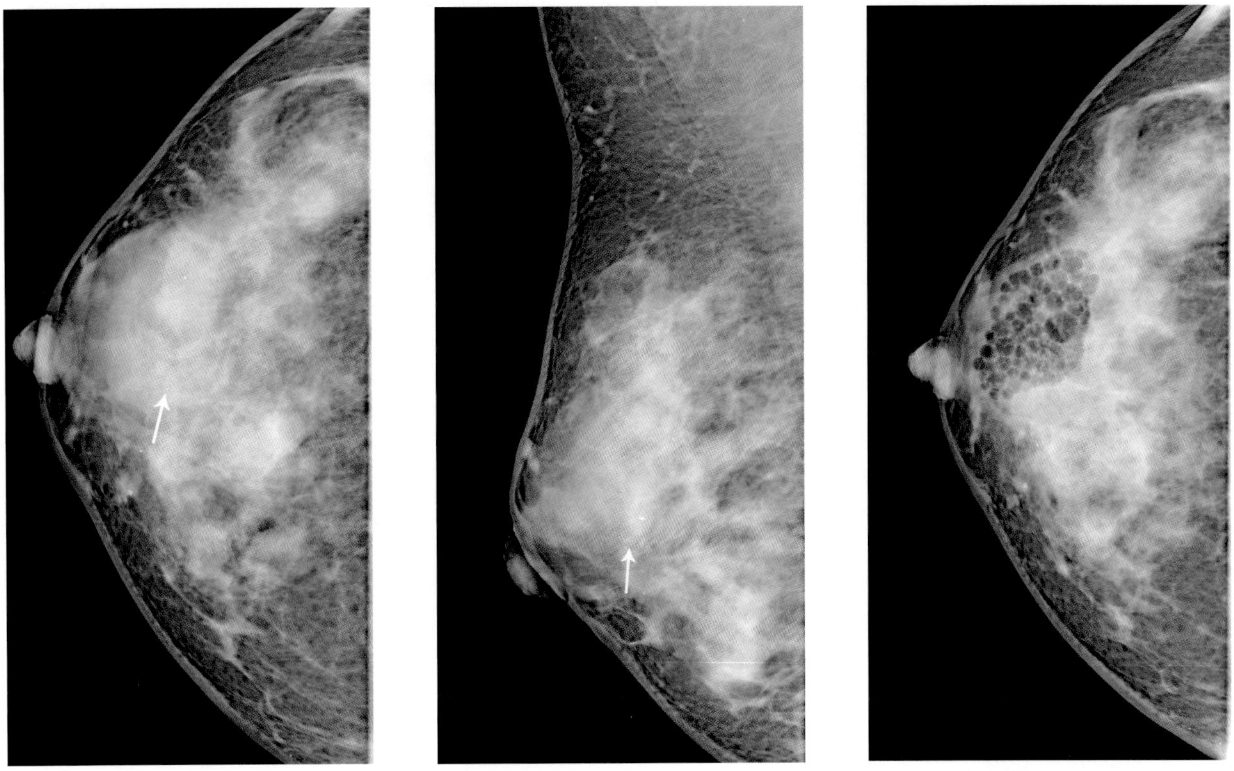

A. 平片（轴位片）　　B. 平片（斜位片）　　C. 空气造影

图 3-2-2　平片示：右乳内见多个中密度结节影，最大位于右乳晕外上，大小约 3.2cm×2.7cm，边界清晰，内未见钙化，穿刺抽出 8.6mL 黄色液体，行空气造影显示囊内残留少许囊液，呈泡状透亮影，囊内壁未见占位性病变。X 线诊断：右乳多发囊肿

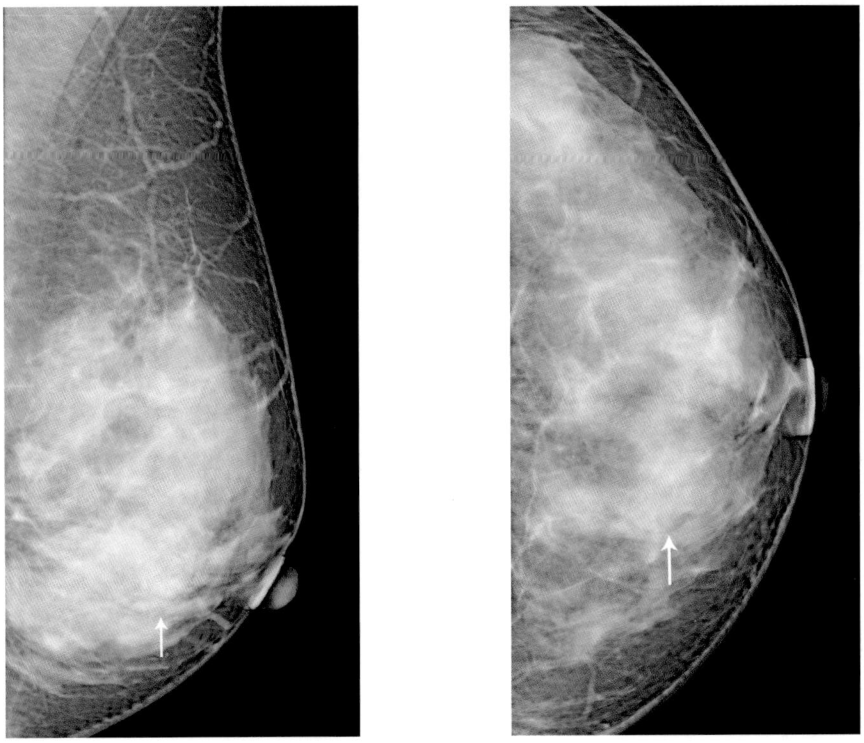

A. 斜位片　　B. 轴位片

图 3-2-3　左乳晕内侧见一 2.2cm×2.3cm 中密度块影，部分边界清晰，内未见钙化，穿刺抽出 3.2mL 黄色液体。X 线诊断：左乳囊肿

第三节　乳腺导管内乳头状瘤

导管内乳头状瘤是起源于导管上皮的良性肿瘤，一般认为本病与雌激素的过度刺激有关。肿瘤可发生在导管的任何部位，也可发生在乳头区主导管内，常见部位为乳晕附近的大导管内，可单发或多发，起源于小导管者往往多发，瘤体直径较小。本病可发生于青春期后任何年龄的女性，尤多发于 40~50 岁妇女，较易恶变，为癌前病变之一。

（一）临床表现

多因乳头溢液而就诊，一般为血性、咖啡色及黄色液体。

（二）X 线表现

乳头状瘤的诊断常需行导管造影才能明确，平片常无阳性征象，部分可显示晕区边界清晰的中密度结节或晕后导管稍增粗。导管造影显示溢液导管扩张，导管腔内可见单个或多个圆形、类圆形充盈缺损区，部分因肿瘤近端导管充盈受阻而成杯口状征象，远端导管断续显影或中断。

（三）鉴别诊断

主要与乳头状癌鉴别，前者平片常无异常征象，而后者平片常可见局部密度增浓、结构紊乱、稍高密度结节或钙化影，造影病变位置与平片所见对应。

（四）镜下表现

导管上皮和间质增生形成有纤维脉管束的乳头状结构，境界清楚，但无纤维包膜，乳头及腔壁表面被覆双层细胞，表层为柱状上皮，其下是圆形或多边形细胞层，该层外是基底膜，上皮与基底膜之间可见肌纤维细胞。瘤细胞无异型，排列极性整齐。纤维脉管束可纤细疏松，亦可粗厚致密。多数肿瘤可见灶性上皮增生、大汗腺化生及实性上皮细胞巢。

（五）典型病例

见图 3–3–1 至图 3–3–7。

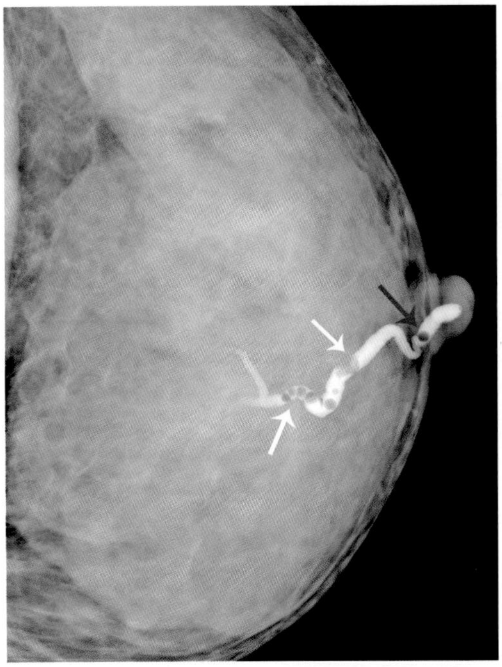

A. 左乳导管造影轴位片

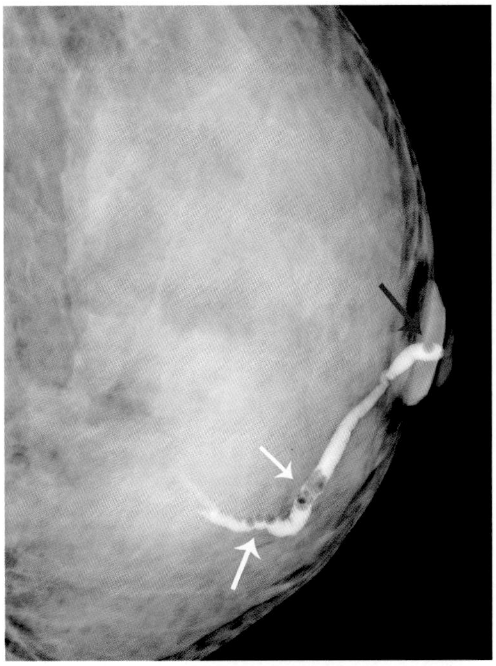

B. 左乳导管造影内侧位

图 3-3-1　导管造影示：左乳内下主导管及二级分支导管扩张，主导管内见多个类圆形充盈缺损，以下分支导管未见显影，黑箭头所示为漏入空气影。X 线诊断：左乳导管扩张，主导管内多发占位，考虑乳头状瘤。病理：左乳导管内多发乳头状瘤

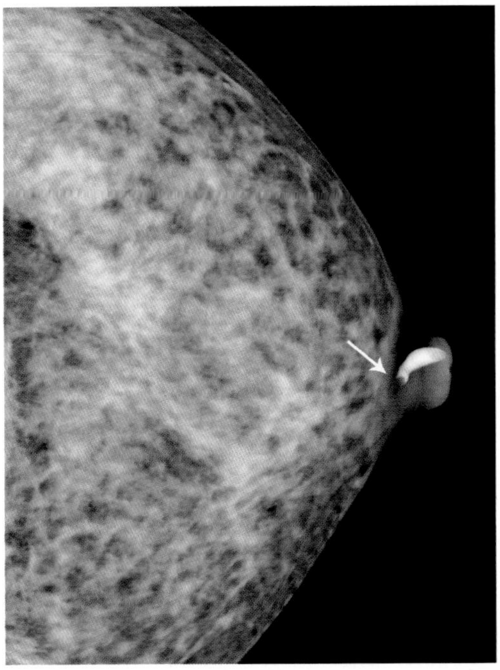

A. 左乳导管造影轴位片

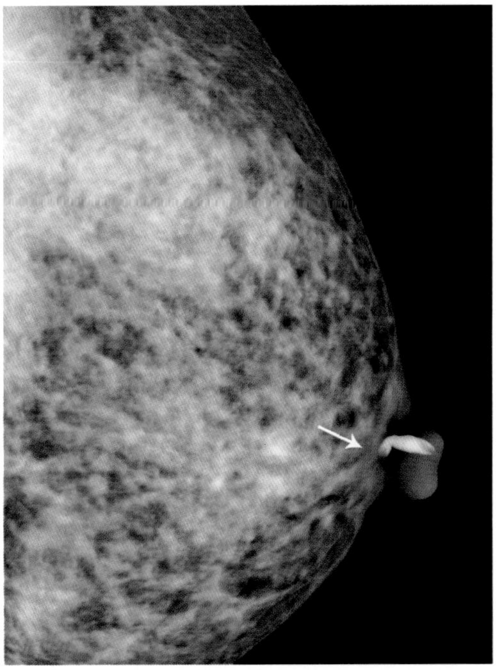

B. 左乳导管造影外侧位

图 3-3-2　导管造影示：左乳头内主导管扩张，于晕区主导管内见杯口状充盈缺损、中断，以下分支导管未见显影。X 线诊断：左乳主导管扩张，管内占位，考虑乳头状瘤。病理：左乳导管内乳头状瘤

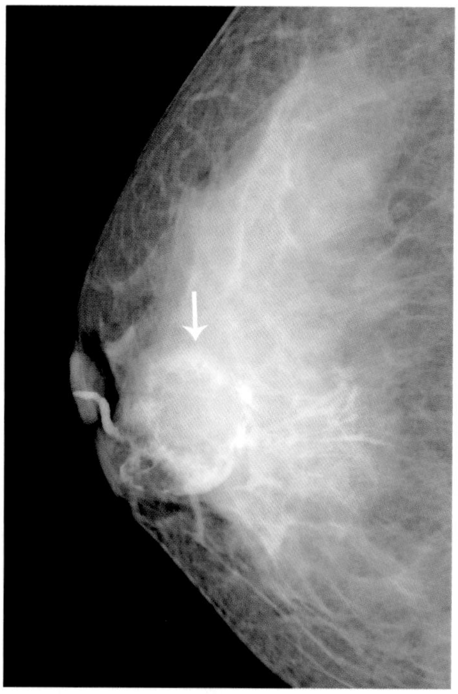

A. 右乳导管造影轴位片

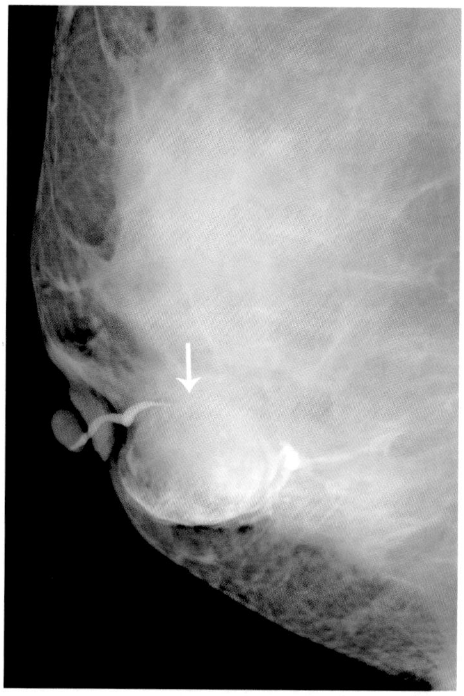

B. 右乳导管造影侧位片

图 3-3-3　导管造影示：右乳晕下方、偏内侧主导管呈柱状扩张，于晕后 0.8cm 处呈囊袋状扩张，其中见多发类圆形、不规则形充盈缺损，以下分支导管扩张，粗细不均。X 线诊断：右乳导管囊状扩张，囊内占位，考虑乳头状瘤。病理：右乳导管内多发乳头状瘤

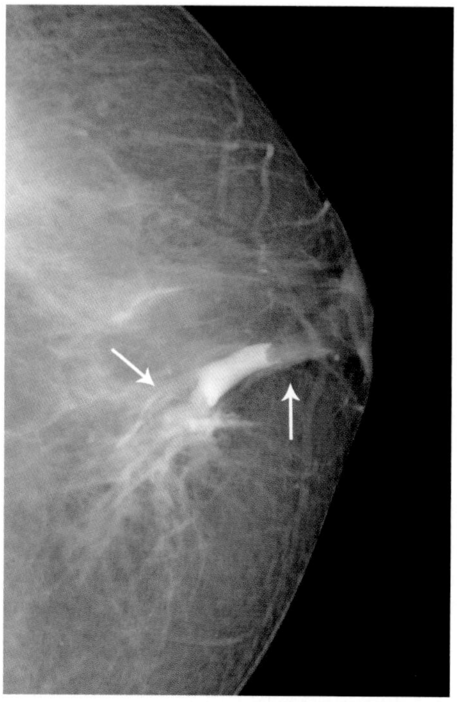

A. 左乳导管造影轴位片

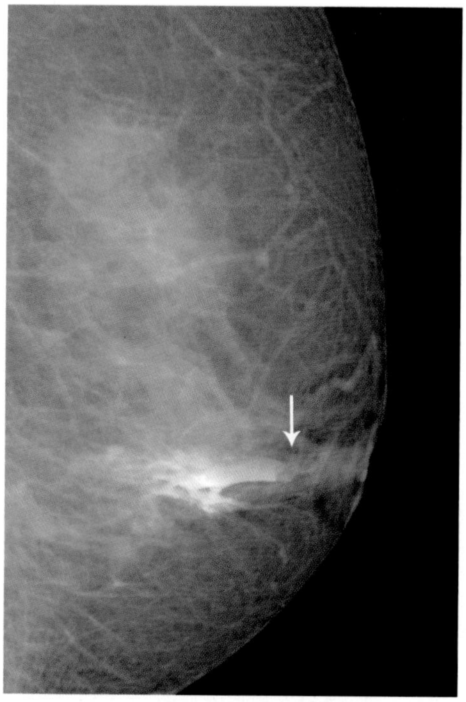

B. 左乳导管造影内侧位片

图 3-3-4　导管造影示：左乳晕内侧主导管呈柱状扩张，开口处见条状充盈缺损，长约 1.6cm，分支导管粗细不均，部分呈间断显影及鼠尾状狭窄。X 线诊断：左乳导管扩张，管内多发占位，考虑乳头状瘤。病理：左乳导管内多发乳头状瘤

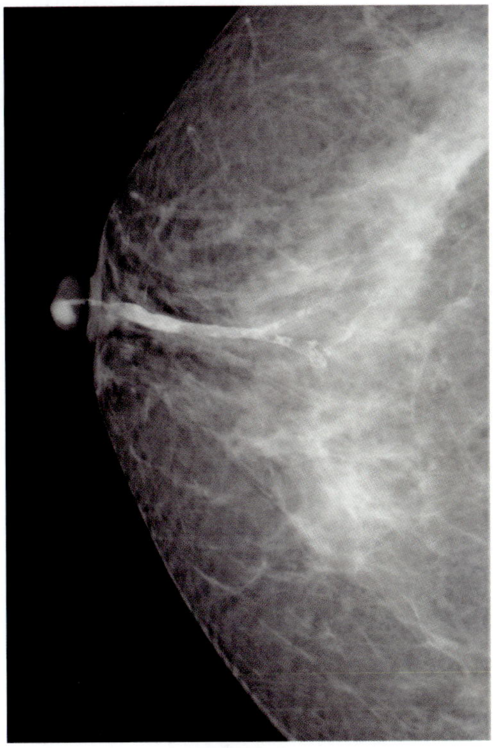

A. 右乳导管造影轴位片

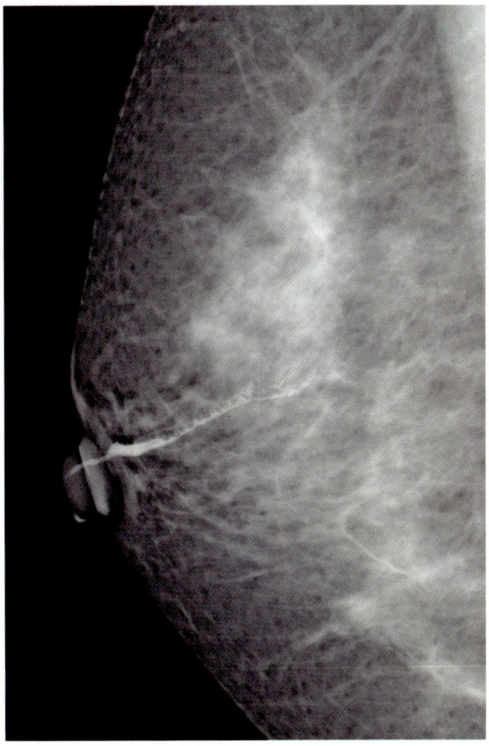

B. 右乳导管造影侧位片

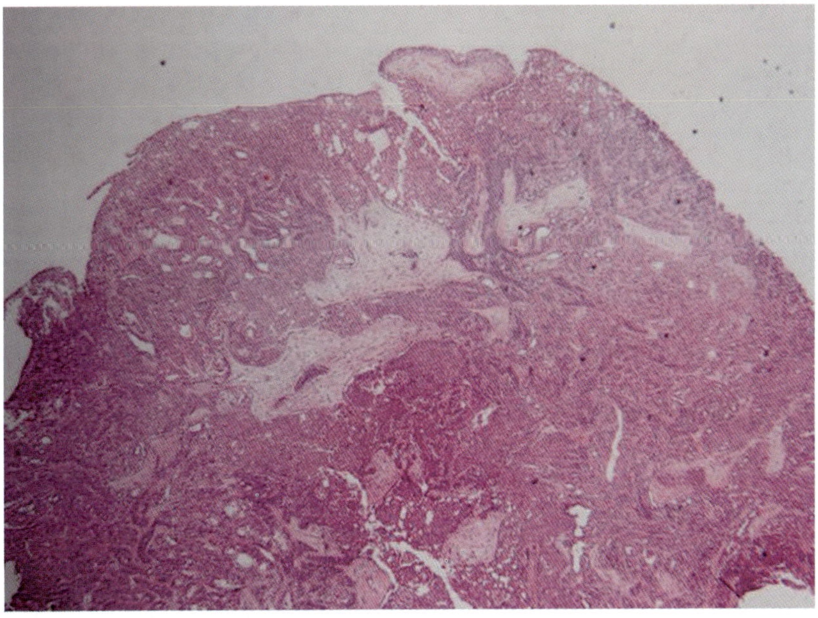

C. 病理切片

图 3-3-5　导管造影（A、B）示：右乳晕后主导管及二级分支导管扩张，其中见多个类圆形及不规则形充盈缺损，以下分支导管未见显影。X 线诊断：右乳导管扩张，管内多发占位，考虑乳头状瘤。镜下所见（C）：肿瘤呈树枝状分布，形成纤维血管轴心，可见两种细胞被覆，即内层肌上皮细胞和外层上皮细胞。病理：右乳导管内多发乳头状瘤

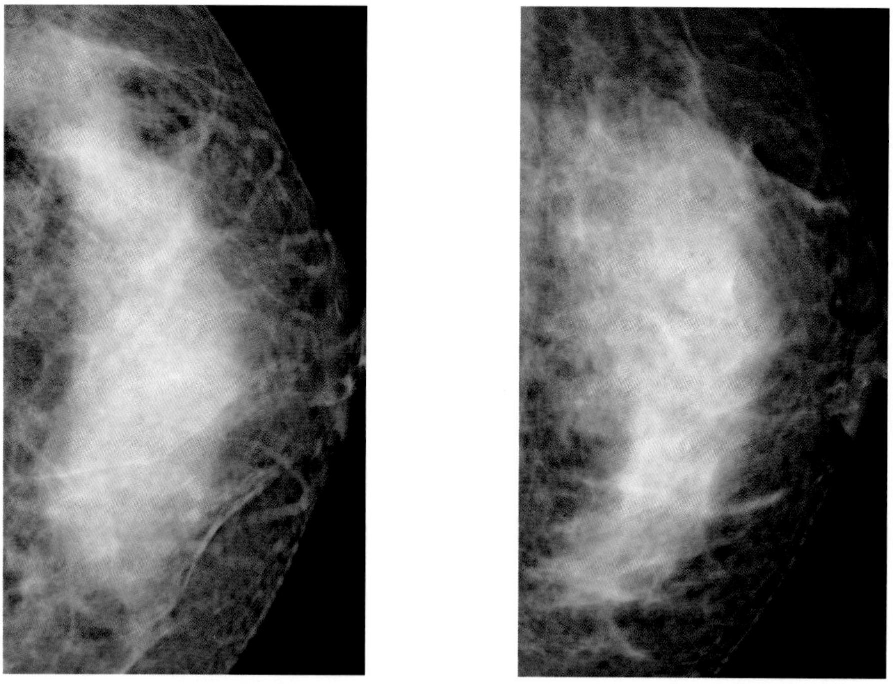

A. 左乳轴位片　　B. 左乳侧位片

图 3-3-6　导管造影示：左乳头内及晕内下主导管扩张，其中见多发不规则充盈缺损、中断，以下分支导管未见显影。病理：左乳导管内多发乳头状瘤

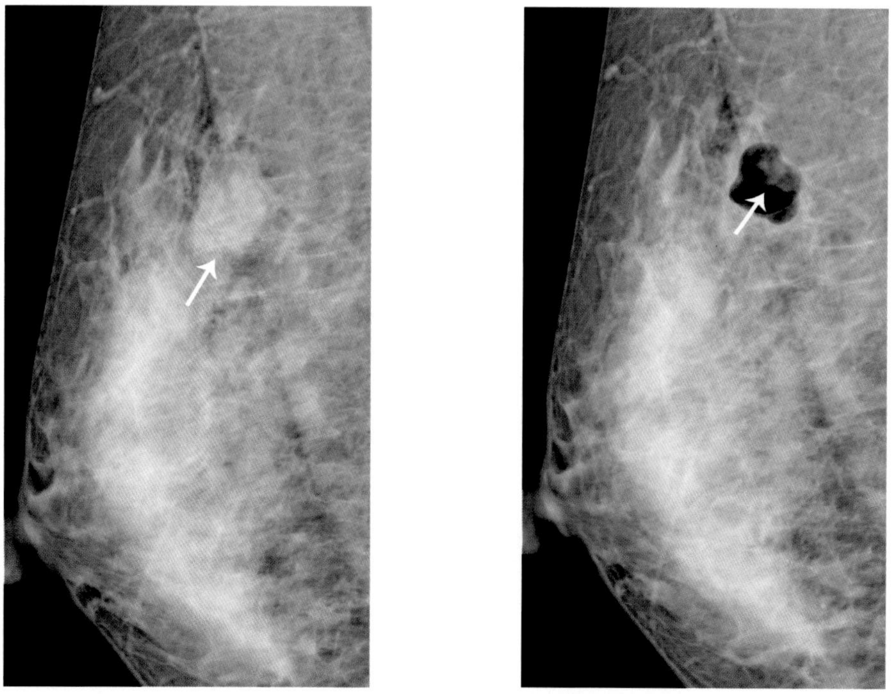

A. 平片（斜位片）　　B. 空气造影（斜位片）

图 3-3-7　平片示：右乳上方见一 1.5cm×1.2cm 中密度结节影，边缘大部分清晰光滑，部分稍模糊；穿刺抽出 1mL 咖啡色液体，行空气造影可见囊壁部分增厚，囊内见不规则充盈缺损（白箭头）。X 线诊断：右乳囊内占位，考虑囊内乳头状瘤。病理：右乳囊内乳头状瘤

第四节 乳腺脂肪瘤

乳腺脂肪瘤是来源于乳腺脂肪组织的一种良性肿瘤。可发生于任何年龄，常见于中、老年女性。

（一）临床表现

乳内单发或多发肿块，圆形或椭圆形，边界清楚，活动度可，质地柔软，无疼痛，生长缓慢。

（二）X 线表现

乳内见单发/多发圆形或椭圆形脂肪密度肿块，边界清晰，边缘可见纤维致密包膜，偶见钙化，如肿块较小且周围纤维包膜不清，X 线不易发现。肿瘤直径一般为 3~5cm，也可长大至 10cm 左右。

（三）鉴别诊断

1. 错构瘤　以脂肪组织为主的错构瘤与脂肪瘤表现非常相似，仔细分辨，错构瘤内可见少量腺体，但由于 X 线上与周围组织有重叠，有时很难鉴别，需镜下鉴别。

2. 积乳囊肿　当积乳囊肿液化时，与脂肪瘤表现相似，均为脂肪密度影，但积乳囊肿一般可见蛋壳样钙化，而脂肪瘤较少见。

（四）镜下表现

肿瘤由大片成熟的脂肪细胞及成束的梭形细胞所构成。梭形细胞大小较一致，核呈卵圆形或圆形，无核分裂象。细胞间可见少量黏液样基质和较丰富的胶原纤维，外有薄层纤维性包膜。

（五）典型病例

见图 3–4–1 至图 3–4–3。

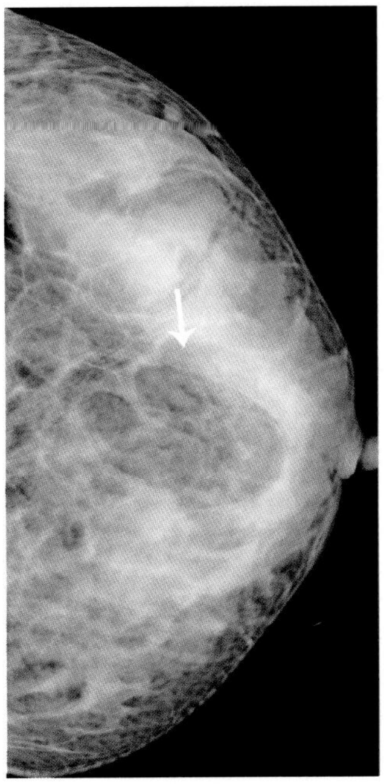

A. 左乳轴位片

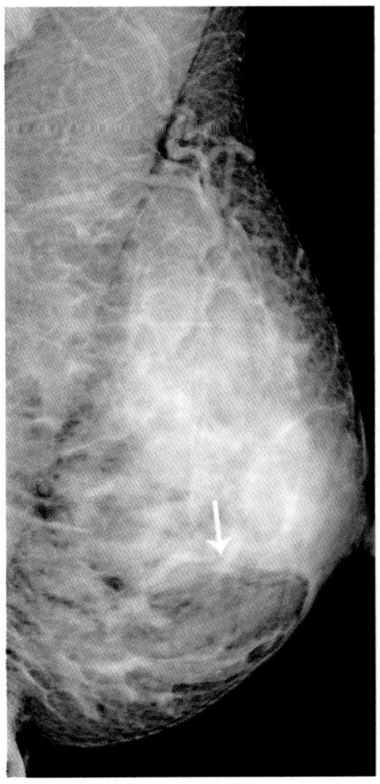

B. 左乳斜位片

图 3–4–1　左乳下方见一 3.3cm×1.6cm 脂肪密度块影，分叶，边界清晰。X 线诊断：左乳下方良性肿块，考虑脂肪瘤。病理：左乳脂肪瘤

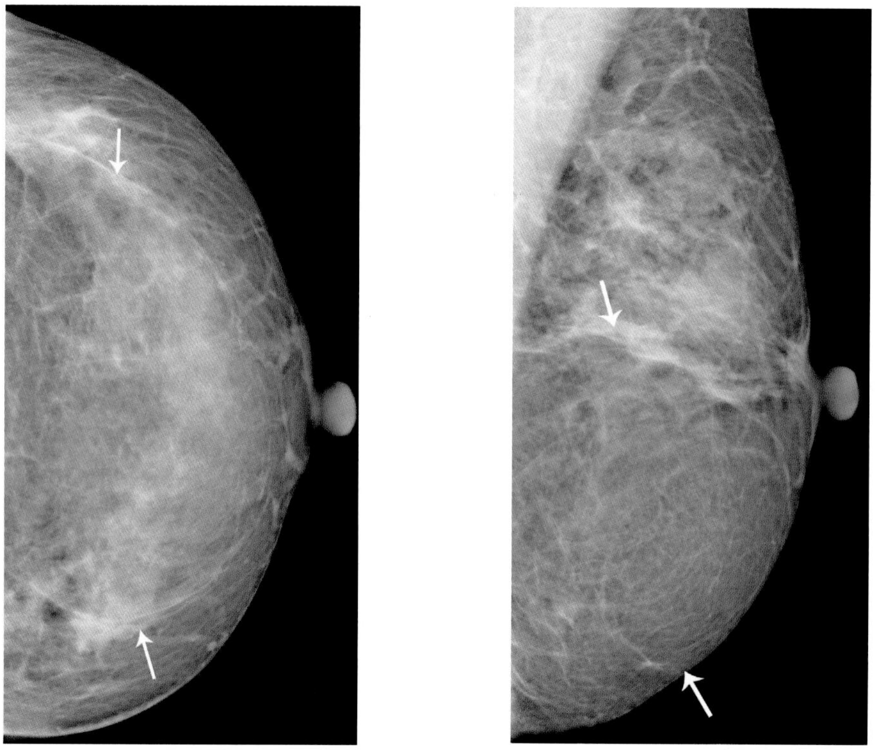

A. 左乳轴位片　　B. 左乳斜位片

图 3-4-2　左乳下方见一 12.3cm×7.4cm 巨大脂肪密度块影，边界清晰，周围腺体受压推移。X 线诊断：左乳良性肿块，考虑脂肪瘤。病理：左乳脂肪瘤

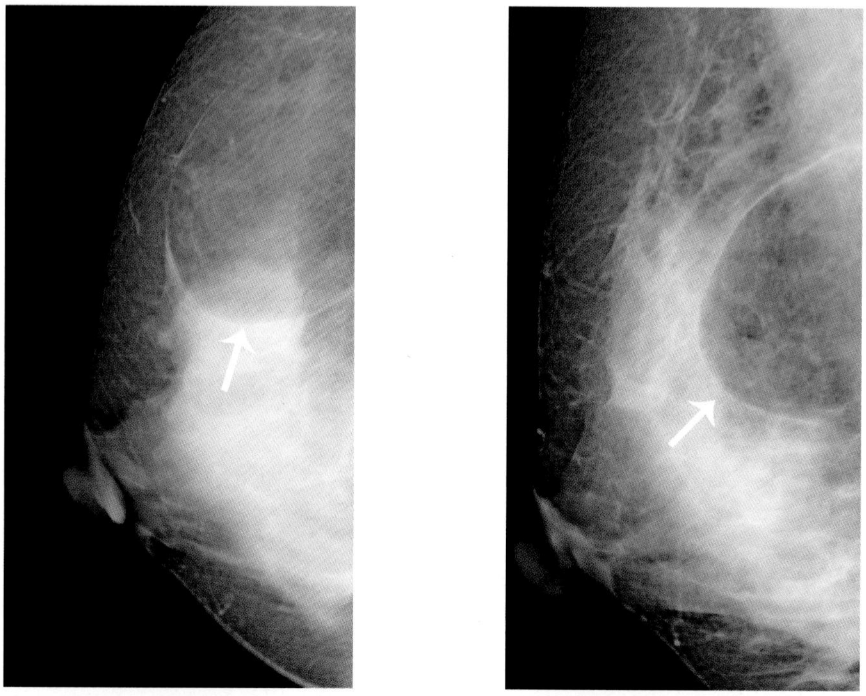

A. 右乳轴位片　　B. 右乳斜位片

图 3-4-3　右乳外上见一 5.3cm×3.6cm 脂肪密度块影（未能完全包括在片内），边缘清晰光滑，密度均匀。X 线诊断：右乳外上良性肿块，考虑脂肪瘤。病理：右乳脂肪瘤

第五节　乳腺错构瘤

乳腺错构瘤是由脂肪组织、纤维组织、乳腺导管和小叶多种组织成分混合生长而成，是临床上比较少见的特殊类型的乳腺良性肿瘤。发病年龄多见于中年和绝经期。

该病发病原因不明确，易发生在分娩后和绝经前，可能与影响乳腺组织生长的内分泌有关，有学者认为该病的发生与妊娠期和哺乳期等激素变化有一定关系，且认为是发生该病的主要因素。另有文献报道认为其病因是乳房胚芽迷走或异位，或胚芽部分发育异常致使乳腺正常结构成分紊乱所形成。

（一）临床表现

多在无意中发现乳内单个无痛性肿块，呈圆形、椭圆形，质软，边界清楚，活动度好，局部无红肿疼痛。

（二）X 线表现

乳内见单发圆形或椭圆形混合密度肿块，边界清晰、光滑，密度不均匀，其中可见腺体及脂肪密度影，周围腺体可有受压移位征象。

（三）鉴别诊断

1. 脂肪瘤　当本病以脂肪组织为主时，与脂肪瘤表现类似，有时需镜下鉴别。

2. 纤维腺瘤　与实质成分较多的错构瘤鉴别，前者一般密度较均匀，触诊较韧；后者密度欠均匀，其中可见少量脂肪组织，触诊较软。

（四）镜下表现

肿瘤由数量不等、杂乱无章的乳腺导管、小叶及成熟的脂肪和纤维组织混杂组成，有时尚可见软骨及平滑肌成分，肿瘤周围有薄层纤维包膜。

（五）典型病例

见图 3–5–1 至图 3–5–4。

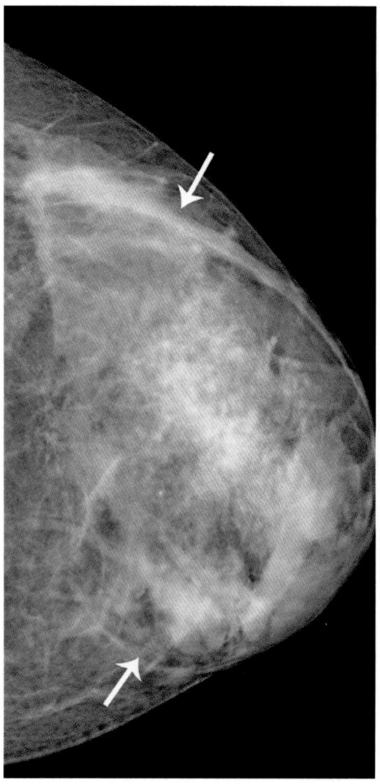

A. 左乳轴位片

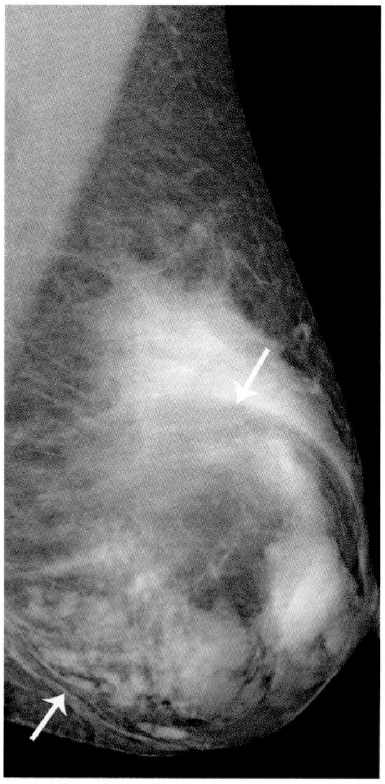

B. 左乳斜位片

图 3-5-1 左乳晕后见一 13cm×15cm 巨大混杂密度肿块，占据大部分乳房，边缘清晰光滑，其中可见脂肪及腺体密度，周围腺体受压推移。X 线诊断：左乳良性肿块，考虑错构瘤。病理：左乳错构瘤

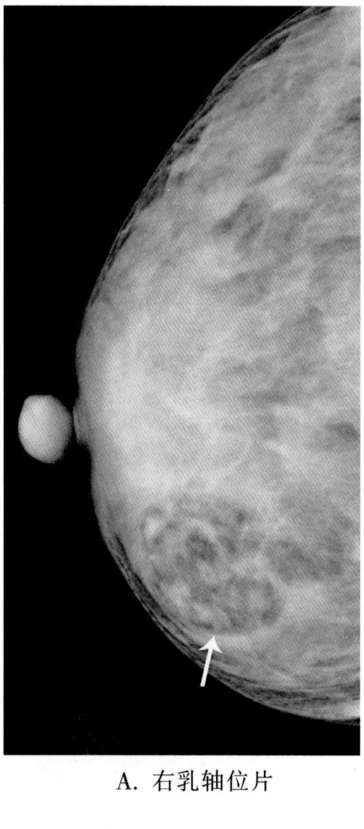

A. 右乳轴位片

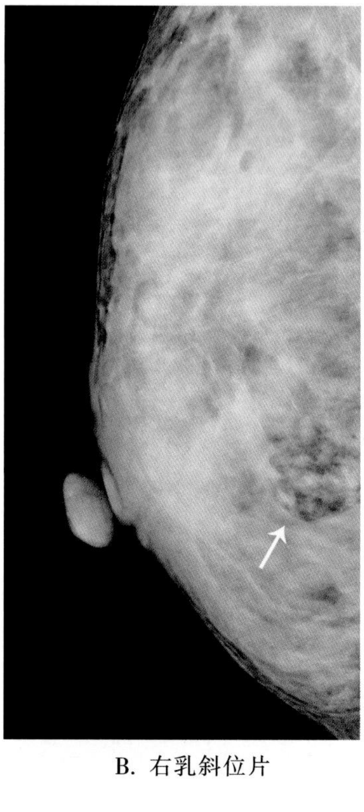

B. 右乳斜位片

图 3-5-2 右乳内侧见一 2.2cm×1.7cm 混杂密度块影，轻度分叶，其中可见脂肪及腺体密度，以脂肪密度为主。X 线诊断：右乳良性肿块，考虑错构瘤。病理：右乳错构瘤

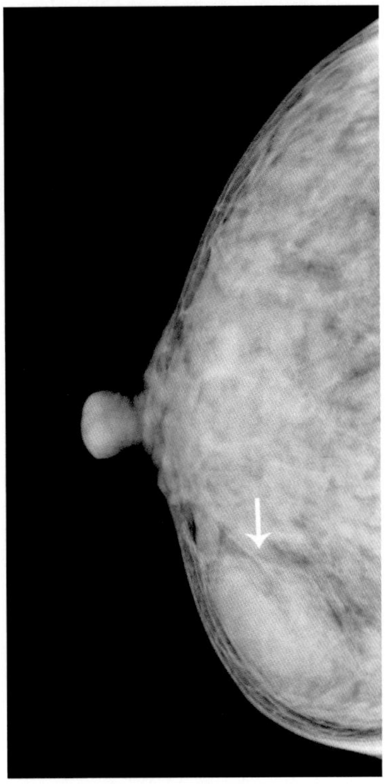

A. 右乳轴位片

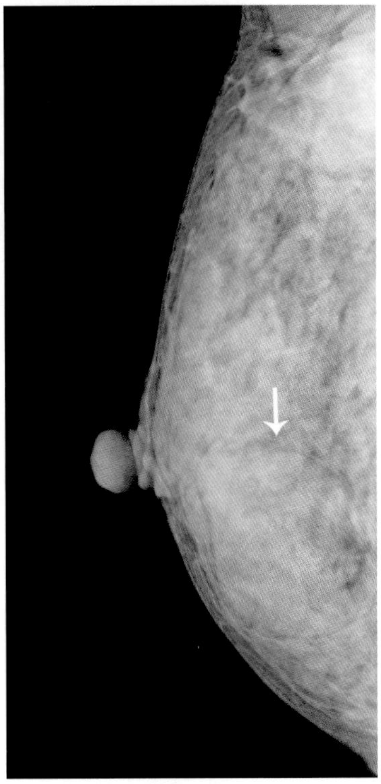

B. 右乳斜位片

图 3-5-3　右乳内下见一 3.5cm×1.7cm 混杂密度块影，边缘清晰光滑，其中可见脂肪及腺体密度，以腺体密度为主。触诊：质软，活动。X 线诊断：右乳良性肿块，考虑错构瘤。病理：右乳错构瘤

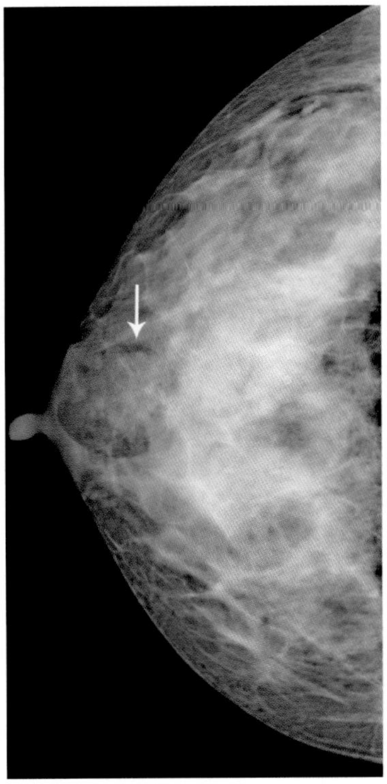

A. 右乳轴位片

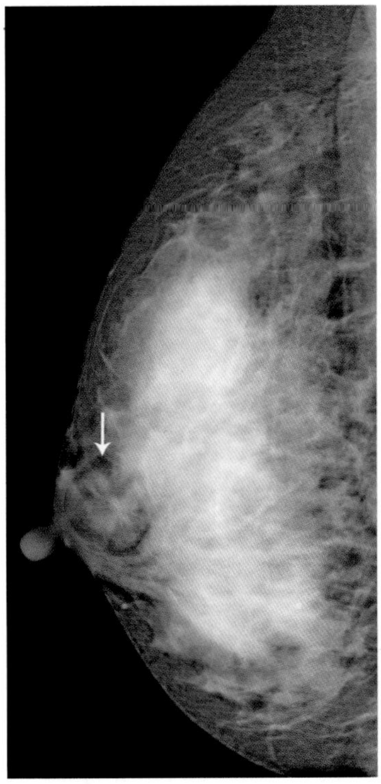

B. 右乳斜位片

图 3-5-4　右乳晕区见一 1.8cm×1.5cm 混杂密度结节，边缘清晰光滑，其中可见脂肪及腺体密度，以脂肪密度为主。X 线诊断：右乳良性结节，考虑错构瘤。病理：右乳错构瘤

第六节　乳腺血管瘤

乳腺血管瘤较少见，多为先天性，生长缓慢，可分为海绵状、毛细血管及静脉型，以前者多见。常位于乳腺皮下或深层组织。

（一）临床表现

乳内有圆形或椭圆形肿块，质较软，可有波动感，生长缓慢，偶有疼痛，位于皮下者经皮肤可见蓝色或红色肿块自乳房皮肤下向外突出，位于深层组织者皮肤无明显变化。

（二）X 线表现

乳内见圆形或分叶状的中、高密度肿块，边缘清晰光滑，可形成灶性钙化或骨化。

（三）鉴别诊断

主要与纤维腺瘤鉴别，本病位于皮下者局部皮肤有色泽的改变，但位于深层者鉴别困难。

（四）镜下表现

海绵状血管瘤由内衬扁平内皮细胞、充血扩张的薄壁血管组成，血栓有时存在，可伴乳头状内皮增生。毛细血管型血管瘤由围绕较大滋养血管的、小叶状分布的小血管构成，常呈结节状排列，其间为纤维性间质。静脉型血管瘤由管壁带有平滑肌的厚壁血管腔组成，管壁厚度不等。

（五）典型病例

见图 3–6–1 至图 3–6–2。

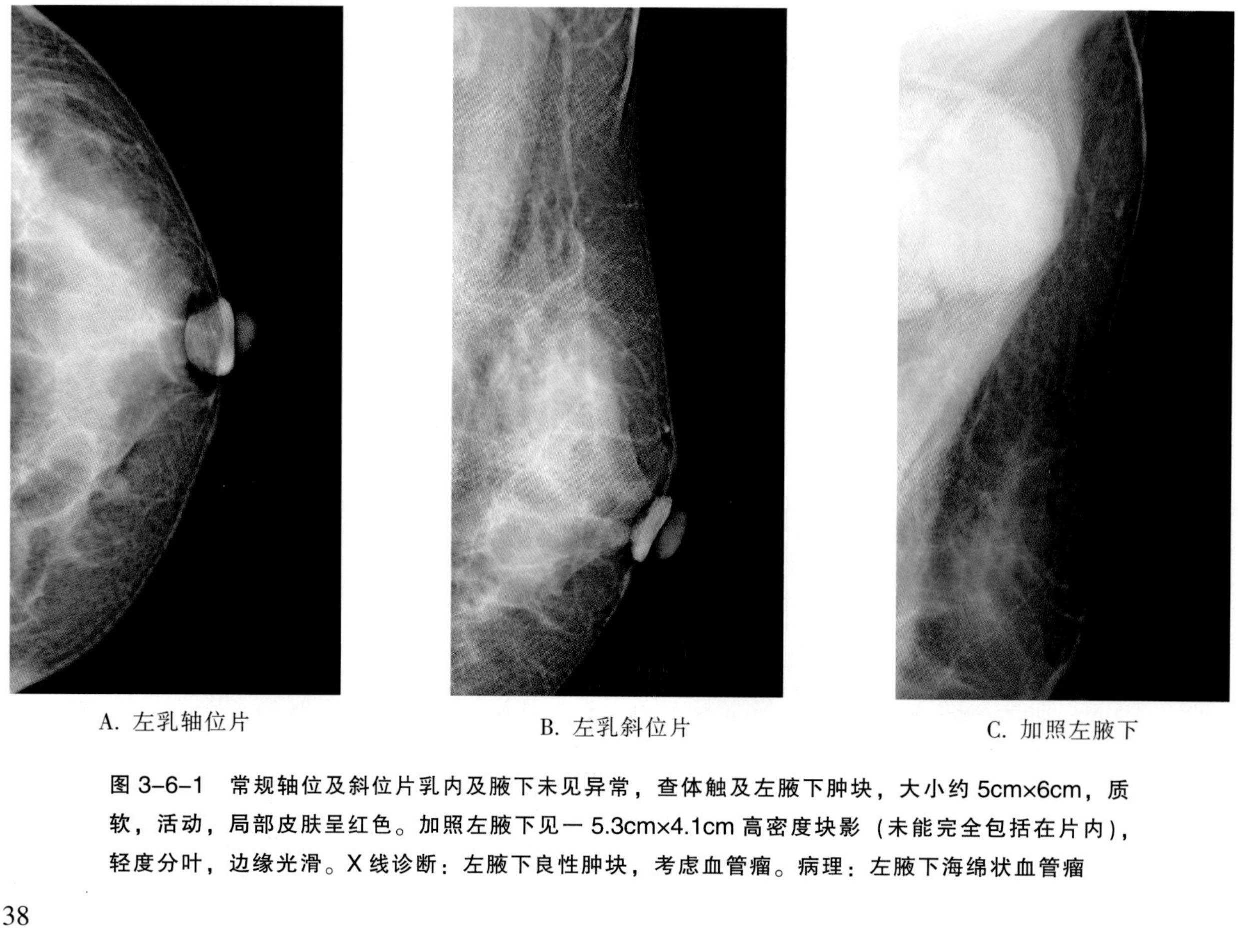

A. 左乳轴位片　　B. 左乳斜位片　　C. 加照左腋下

图 3–6–1　常规轴位及斜位片乳内及腋下未见异常，查体触及左腋下肿块，大小约 5cm×6cm，质软，活动，局部皮肤呈红色。加照左腋下见一 5.3cm×4.1cm 高密度块影（未能完全包括在片内），轻度分叶，边缘光滑。X 线诊断：左腋下良性肿块，考虑血管瘤。病理：左腋下海绵状血管瘤

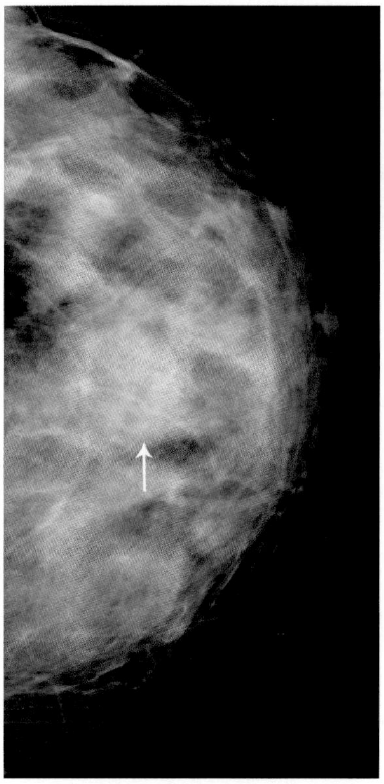

A. 左乳轴位片

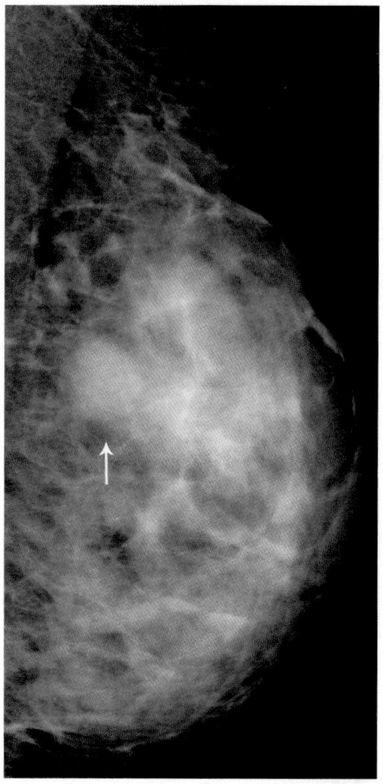

B. 左乳斜位片

图 3-6-2　左乳上方偏内侧见一 1.5cm×1.6cm 中密度结节，边界部分稍模糊，密度均匀，未见钙化。查体：局部皮肤无明显改变。X 线诊断：左乳良性结节，考虑纤维腺瘤。（外院手术）病理：左乳血管瘤

第七节　积 乳 囊 肿

积乳囊肿为泌乳期一支或多支乳腺导管阻塞引起乳汁淤积而形成。阻塞原因多为挤乳方式不正确或外伤、手术、良性肿瘤压迫。多发生于 20~40 岁哺乳期或断奶后妇女。

（一）临床表现

偶然发现肿块，边界清晰，质地柔软有波动感，活动度好，当积乳时间较长时，质地可稍硬。穿刺可抽出乳汁或黏稠的乳酪样物。

（二）X 线表现

乳内可见圆形或卵圆形的低密度影，密度浅淡似脂肪影，囊内乳汁脂肪化后肿块可部分或全部呈透亮脂肪密度影，囊壁可见蛋壳样钙化。

（三）鉴别诊断

主要与脂肪瘤鉴别，液化前密度较脂肪瘤高，液化后与脂肪瘤密度相似，但囊壁常见蛋壳样钙化，而后者较少见。

（四）镜下表现

早期囊肿的壁仅为一薄层纤维组织，内面衬以单层扁平上皮细胞，内容物为淤积的乳汁，其中有脱落的上皮细胞。中后期囊壁增厚，以纤维组织为主，内衬有一层上皮细胞，由于腔内压力较大，上皮细胞呈扁平状，甚至退化。后期由于囊肿的长期存留，乳汁水分被逐渐吸收，乳汁浓缩，呈黄色黏稠的奶酪样物，也可液化。囊肿周围的间质常可见淋巴细胞浸润。

（五）典型病例

见图 3-7-1 至图 3-7-3。

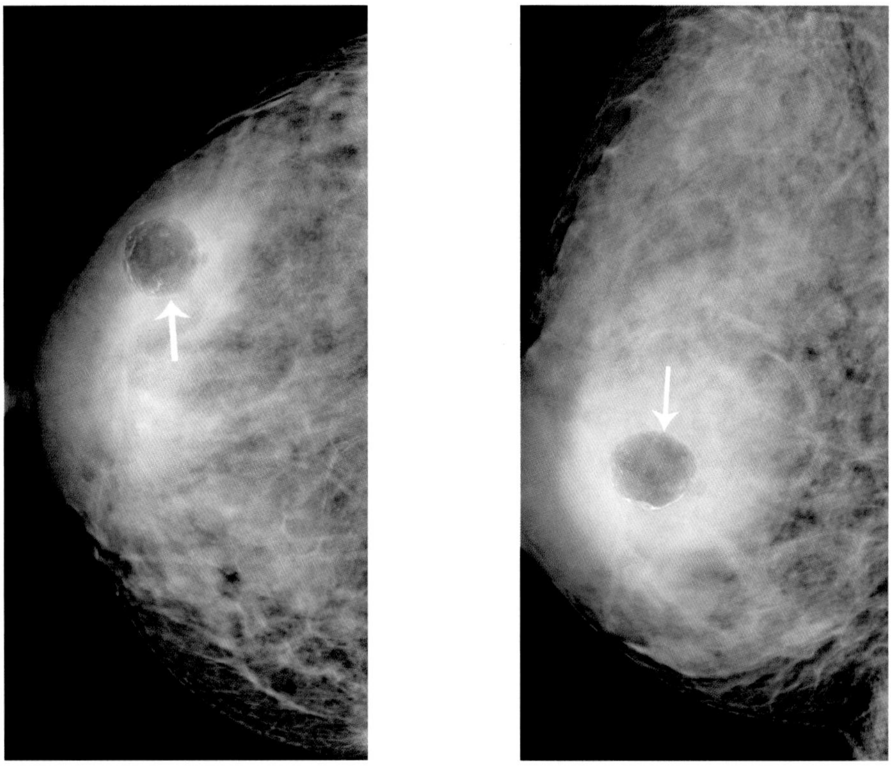

A. 右乳轴位片　　B. 右乳斜位片

图 3-7-1　右乳外侧见一 1.6cm×1.7cm 脂肪密度结节影，边缘清晰光滑，壁可见蛋壳样钙化，其中散在数个点状、弧形钙化。X 线诊断：右乳良性结节，考虑积乳囊肿。病理：右乳积乳囊肿

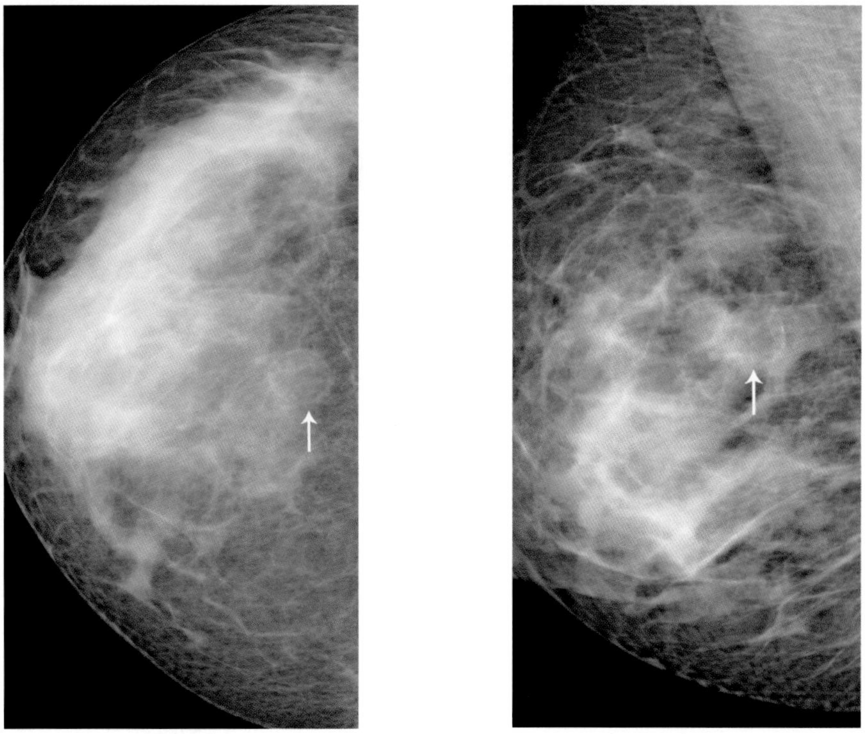

A. 右乳轴位片　　B. 右乳斜位片

图 3-7-2　右乳上方见一 1.2cm×1.3cm 类圆形低密度结节影，边缘清晰光滑，可见弧形钙化。X 线诊断：右乳上方良性结节，考虑积乳囊肿。病理：右乳积乳囊肿

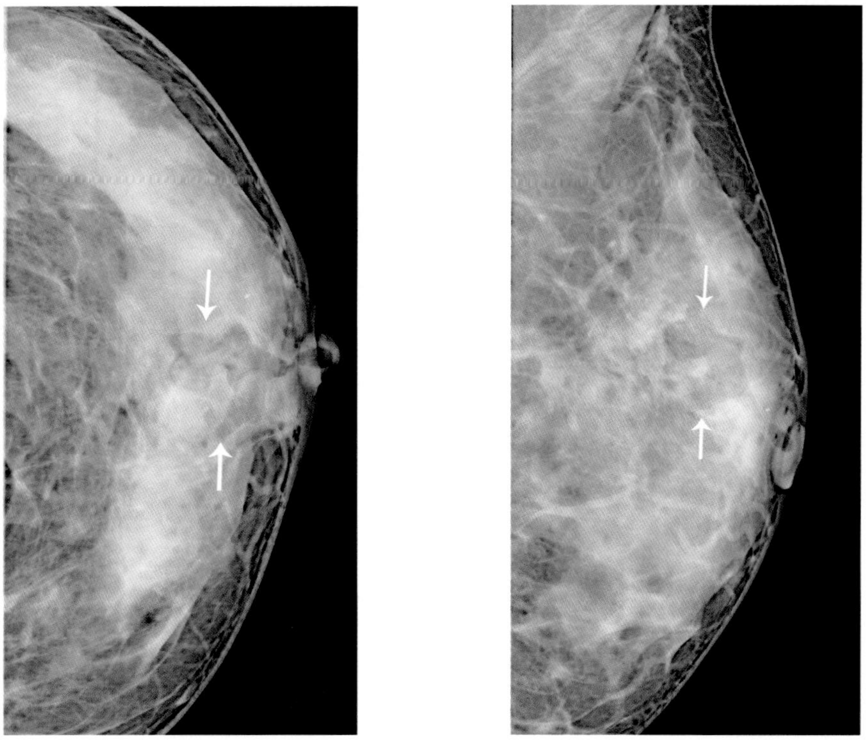

A. 左乳轴位片　　B. 左乳斜位片

图 3-7-3　左乳晕上见一 2.6cm×2.3cm 低密度块影，形态不规则，边界清晰，与晕后低密度大导管相连。X 线诊断：左乳积乳囊肿。穿刺抽出 2.5mL 油脂样液体

第四章　乳腺炎性病变

第一节　急性或亚急性–慢性乳腺炎

（一）急性乳腺炎

是由细菌感染所致的急性乳房炎症，常在短期内形成脓肿，多由金黄色葡萄球菌或链球菌沿破损乳头入侵所致。好发于产后 2~6 周哺乳期妇女，尤其是初产妇，常由排乳不及时或乳头破裂引起。非哺乳期妇女患此病一般为身体免疫力下降所致。

1. 临床表现　发病时间短，一般为数天，乳房局部红肿热痛，皮肤有时可因水肿而出现橘皮样改变，常伴发热、腋下淋巴结肿大等症状，查血常规白细胞升高明显，以中性粒细胞升高为主。多数病例积极抗炎后可痊愈，若治疗不积极可演变为亚急性–慢性乳腺炎。

2. X 线表现　乳内见片状稍增浓的腺体组织影，边缘模糊，周围可见低密度水肿区，对应皮下疏松结缔组织呈网状改变（炎性淋巴管炎所致），局部皮肤增厚，血供较丰富。

（二）亚急性–慢性乳腺炎

是急性乳腺炎治疗不积极演变所致，病程一般在 3 周以上，渗出性病变较急性减轻，渗出的细胞中嗜酸性粒细胞数量明显增加，同时可见中等程度纤维母细胞增生。

1. 临床表现　局部红肿疼痛症状较急性乳腺炎明显减轻，肿块较急性局限。

2. X 线表现　乳内见片块状增浓的腺体组织影，密度较急性稍增浓，边界较急性清晰，可见杂乱的纤维组织影，周围水肿区较局限，对应皮肤增厚减轻。

3. 鉴别诊断　主要与炎性乳腺癌鉴别，后者一般起病较前者慢，全身发热症状不明显，白细胞不高，X 线所见常表现为肿块、结构紊乱、星状影或钙化，抗炎治疗无效。

（三）典型病例

见图 4–1–1 至图 4–1–5。

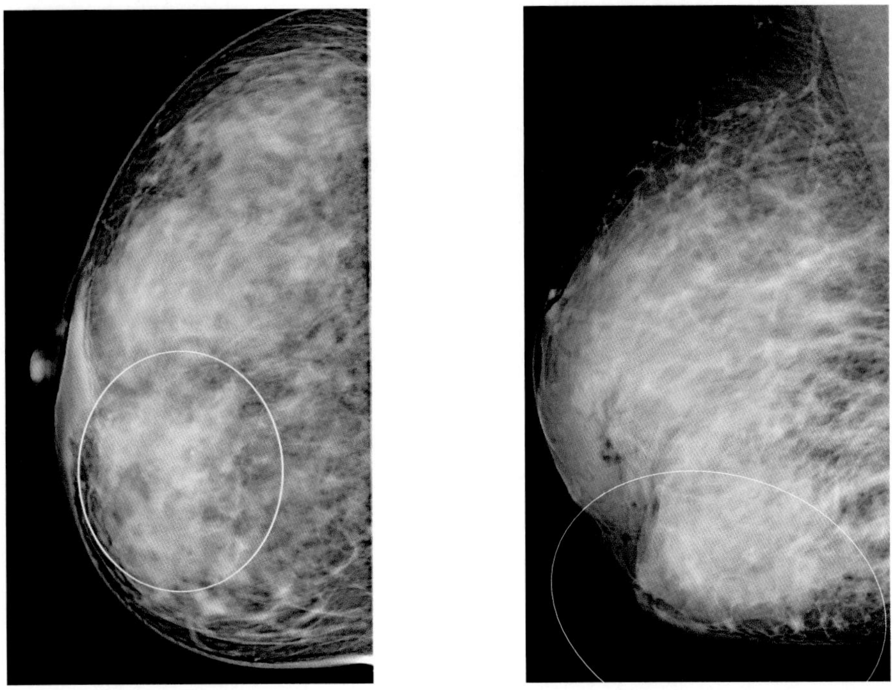

A. 右乳轴位片　　B. 右乳斜位片

图 4-1-1　右乳腺体较致密，晕内下隐约见一稍高密度片块状影，边界不清，周围见低密度水肿环，对应皮下疏松结缔组织呈网状改变，局部皮肤增厚。穿刺抽出 1ml 脓液。X 线诊断：右乳急性化脓性炎性块。病理：找到大量中性粒细胞，未见异型细胞

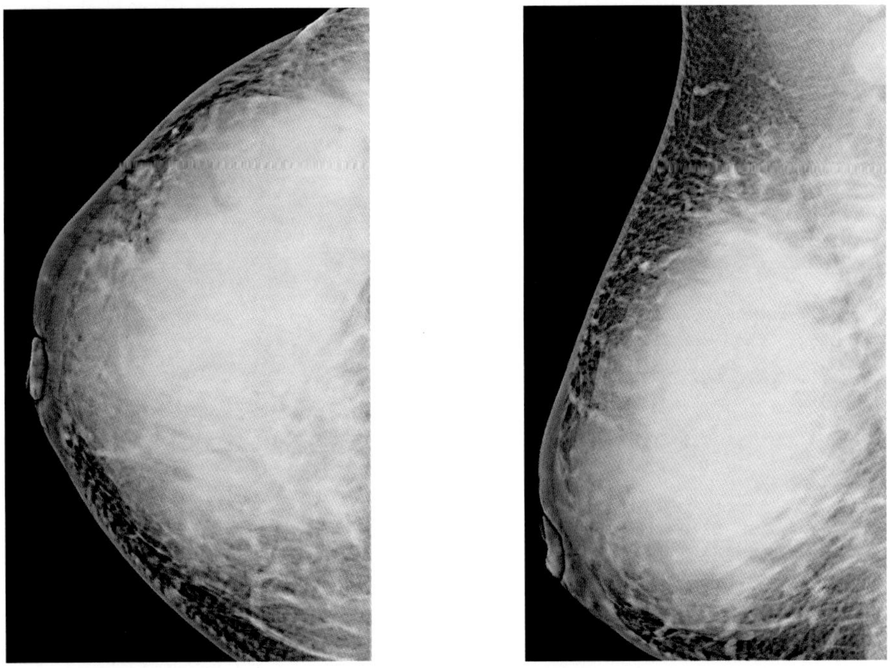

A. 右乳轴位片　　B. 右乳斜位片

图 4-1-2　右乳腺体密度弥散性增浓，皮下疏松结缔组织呈网状改变，皮肤普遍性增厚，右乳头固定轻度内陷。右腋下见 1 个淋巴结影，大小约 1.8cm×1.1cm，边界清晰。X 线诊断：右乳急性化脓性炎性块，建议抗炎治疗 1 周后复查。病理：见多量中性粒细胞，考虑炎性病变

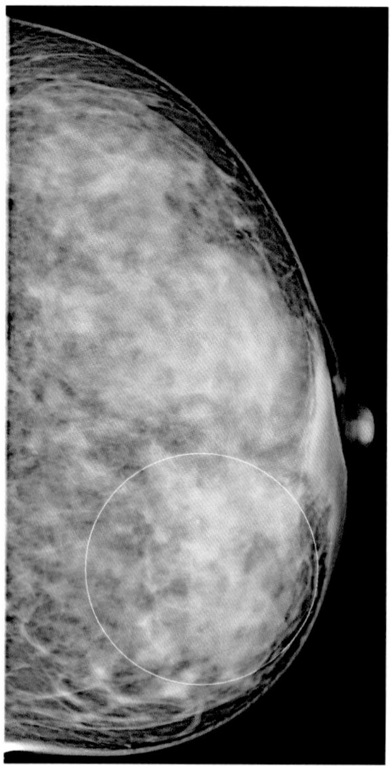

A. 左乳轴位片

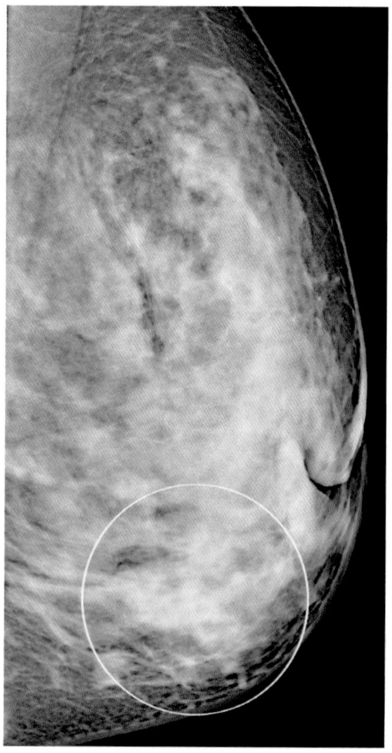

B. 左乳斜位片

图 4-1-3　左乳晕内下见一 3.8cm×3.1cm 稍高密度块影，边缘模糊、不规则，周围见不规则低密度水肿环，局部血供丰富，对应乳晕区及周围皮肤增厚。X 线诊断：左乳亚急性-慢性炎性块。病理：涂片见中性粒细胞及嗜酸性粒细胞，考虑炎性病变

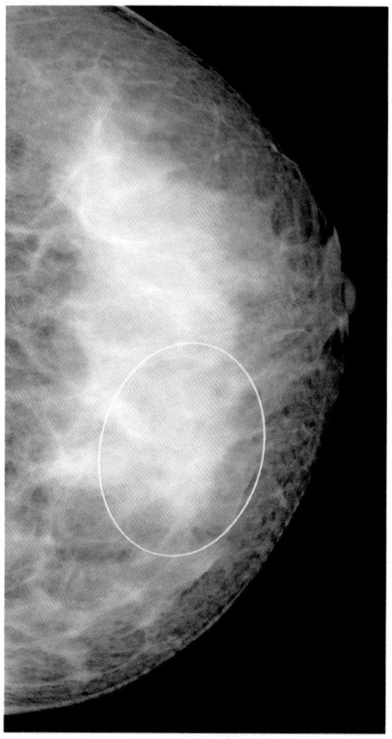

A. 左乳轴位片

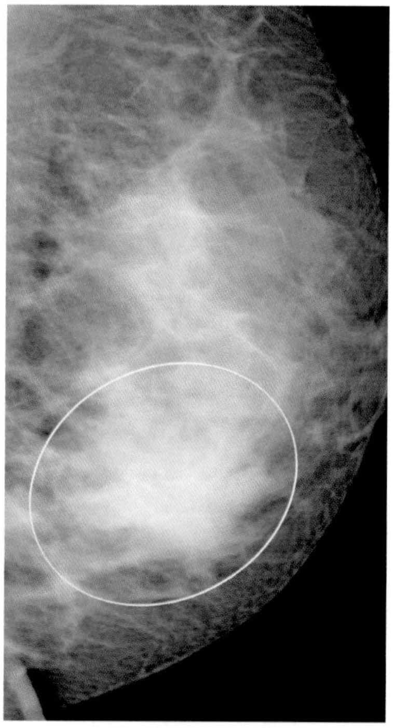

B. 左乳斜位片

图 4-1-4　左乳内下见一 3.7cm×2.4cm 密度不均片块状影，边界欠清，边缘可见杂乱索状影，内未见钙化。X 线诊断：左乳亚急性-慢性炎性块。病理：考虑炎性病变

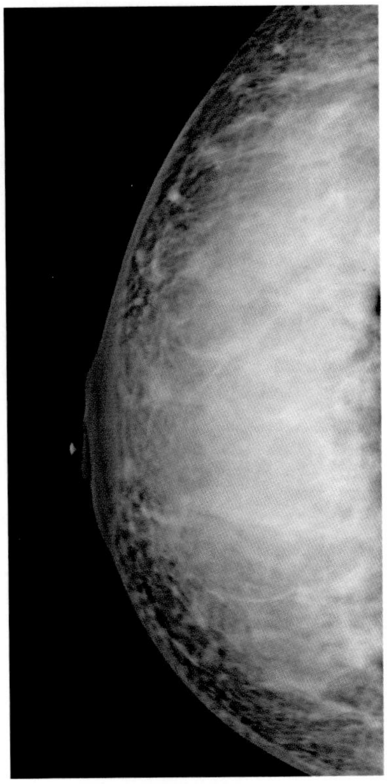

A. 右乳轴位片

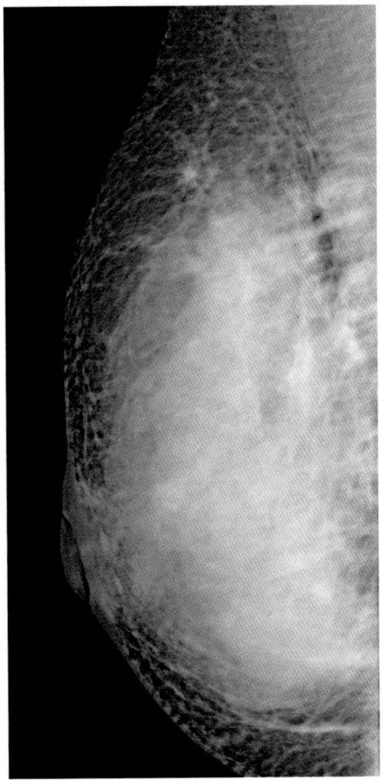

B. 右乳斜位片

图 4-1-5　右乳腺体密度普遍性增浓，以右乳晕后中央区及外下为著，右乳外上腺体后缘局限性结构紊乱，可见杂乱索状影聚集，局部血供稍丰富，右乳皮下疏松结缔组织呈网状结构，右乳皮肤普遍增厚。X 线诊断：右乳亚急性-慢性炎性块。病理：右乳腺增生病，间质伴大量炎细胞及多核巨细胞反应

第二节　浆细胞性乳腺炎

浆细胞性乳腺炎，又名管周性乳腺炎、乳腺导管扩张症，是由于乳腺导管阻塞、扩张、导管壁炎症、纤维化，管壁周围脂肪组织内浆细胞浸润而引起的非细菌性炎症，占乳房良性病变的 4%~5%，临床极易误诊。多发生于 30~40 岁非哺乳期或绝经期妇女。

发病原因不明，多数学者认为是由于先天性乳头发育不良、内陷或既往炎症等引起导管阻塞，脂性内容物侵蚀管壁造成外溢，引起化学性炎症反应，大量淋巴细胞、浆细胞聚集，形成炎性包块。根据其不同病理过程将其分为 4 期：导管扩张期、炎块期、脓肿期和瘘管期。

（一）临床表现

非周期性乳房疼痛、乳头溢液、乳头凹陷、乳晕区肿块、非哺乳期乳房脓肿、乳头部瘘管。

（二）X 线表现

不同时期的临床及 X 线表现均不同，其中最容易误诊的是炎块期，常被误诊为乳腺癌。

（三）鉴别诊断

1. 临床鉴别要点　①病程：本病病程较长，一般在 6 个月以上，或有数年病史，病情反复发

作；而乳腺癌病程相对较短，肿块进行性增大。②本病常有多孔浆液性溢液，一般为淡黄色或类脂样液体，乳腺癌一般无溢液，少数伴血性溢液。③本病肿块常伴疼痛，癌性肿块一般不伴疼痛。④发病部位：本病肿块一般位于乳晕区深部，而乳腺癌常位于外上象限。⑤腋下淋巴结：乳腺癌转移的腋下淋巴结质地硬、融合成块、固定，而本病引起的肿大淋巴结一般质地软、有触痛、活动，随病情的好转而消退。

2. X 线鉴别要点　本病肿块多位于乳晕后，边界不清，腺体密度不均匀增高，其间夹有索条状影、蜂窝样改变及囊状透亮影，周边不伴有水肿带，皮肤增厚局限在乳晕周围，较少出现钙化；而乳腺癌常表现为外上象限高密度肿块，边缘呈分叶状或带有毛刺，周围伴低密度水肿环，其中常伴泥沙样钙化，皮肤增厚一般位于对应区皮肤。大部分浆细胞性乳腺炎根据其典型的临床特征可以与乳腺癌鉴别，但仍有小部分与乳腺癌鉴别困难，需要行细针穿刺或活检排除乳腺癌。

（四）镜下表现

大量浆细胞、淋巴细胞围绕在扩张的乳腺导管及乳腺小叶周围，并可见组织细胞及多核巨细胞反应，乳腺导管周围组织纤维化及肉芽肿形成。

（五）典型病例

见图 4–2–1。

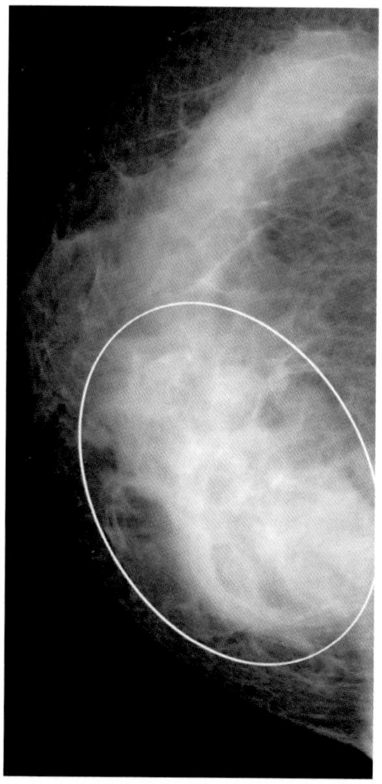

A. 右乳轴位片

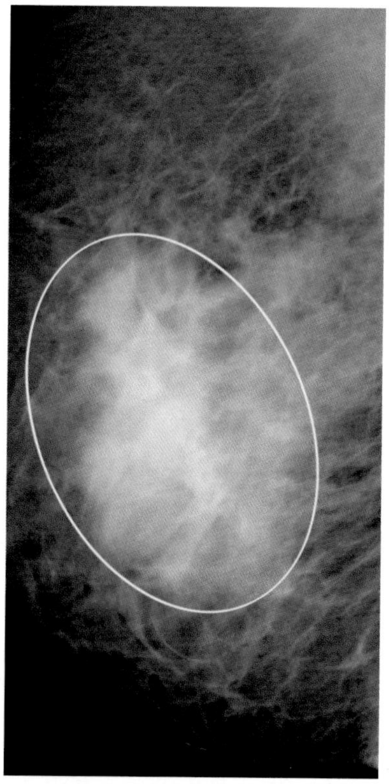

B. 右乳斜位片

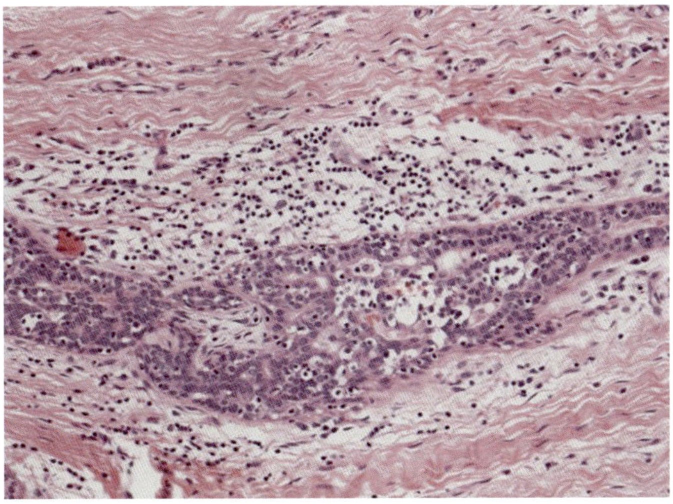

C. 病理切片

图 4-2-1 X 线表现：右乳内上局限性密度增浓，结构紊乱，其中可见一稍高密度片块状影，边界不清，边缘不规则，右乳头先天性发育不良。X 线诊断：高度怀疑右乳乳腺癌。镜下所见（C）：乳腺导管扩张，导管上皮增生伴导管周围浆细胞及淋巴细胞浸润。病理：右乳浆细胞性乳腺炎

第三节 乳腺结核

乳腺结核，又称结核性乳腺炎，好发于 20~40 岁妇女，多继发于肺、颈部淋巴结和肋骨结核，原发少见。结核杆菌通过乳腺导管、皮肤或经胸壁侵犯乳腺。

（一）临床表现

临床上乳腺结核进展缓慢，早期常有无痛性结节形成，可与皮肤发生粘连，随病变发展，肿块可干酪样变、液化、穿破皮肤形成局部溃疡或窦道，患侧腋窝淋巴结肿大。

（二）X 线表现

分为 3 种类型：①结节型，较多见，可多发或单发，边缘一般光滑整齐，周围可有钙化灶；②硬化型，多见星芒状影；③弥散型，通常靠近胸壁，沿乳腺基底部扩散。早期呈片状，晚期可出现巨大肿块影，易与弥散性浸润性乳腺癌混淆。

（三）镜下表现

乳腺组织中可见典型的结核结节，结节中央为干酪样坏死区，外层为淋巴细胞所围绕，中间分布着上皮样细胞和郎罕巨细胞。

第五章　交界性病变

第一节　分叶状肿瘤

乳腺分叶状肿瘤过去称“叶状囊肉瘤”，由 Muuer 于 1938 年命名，2003 年世界卫生组织将它命名为分叶状肿瘤。在所有乳腺肿瘤中，分叶状肿瘤仅占 0.3%~0.9%，占所有纤维上皮性肿瘤的 2%~3%。发病年龄大多位于 35~55 岁，病因不明。该病在生长方式上有潜在的侵袭性，按照其组织学的特点可分为良性、交界性和恶性 3 种。但病理上良性/交界性/恶性叶状肿瘤的分界也是模糊的，主观性较强，且容易误诊为纤维腺瘤，导致手术范围不够，术后容易复发，因此纤维腺瘤术后短期复发的，首先要考虑到该病。

（一）临床表现

触及乳内分叶状肿块，边界清晰，质中，部分可有囊性感，活动度尚可。患者大都有长期静止的肿瘤迅速增大史或纤维腺瘤术后复发病史。

（二）X 线表现

乳内中、高密度肿块影，分叶，边缘大部分光滑，部分肿块内可见点状钙化，血供丰富，X 线上较难分辨良恶性，若边缘模糊、毛糙，则倾向为交界性或恶性。

（三）鉴别诊断

主要与纤维腺瘤鉴别，前者一般生长快，肿块较大，分叶明显，局部可有囊性感；后者生长慢，可数年无变化，质韧。

（四）镜下表现

良性叶状肿瘤少有或没有间质核分裂象，很少超过 2 个/10 个高倍视野，间质细胞过度生长适中，肿瘤边界多为包绕性而不是浸润性。交界性叶状肿瘤核分裂象 2~5 个/10 个高倍视野，间质细胞丰富，程度中等，常常不均匀分布在细胞稀少区域中。恶性叶状肿瘤的特征是间质过度增生十分严重，造成上皮成分显著隔离，间质有明显的增生活性，核分裂象超过 5 个/10 个高倍视野，通常具有浸润性肿瘤边界。

（五）典型病例

见图 5–1–1 至图 5–1–12。

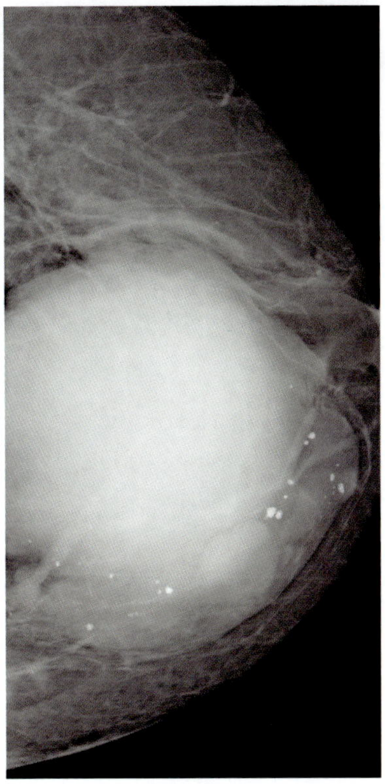

A. 左乳轴位片

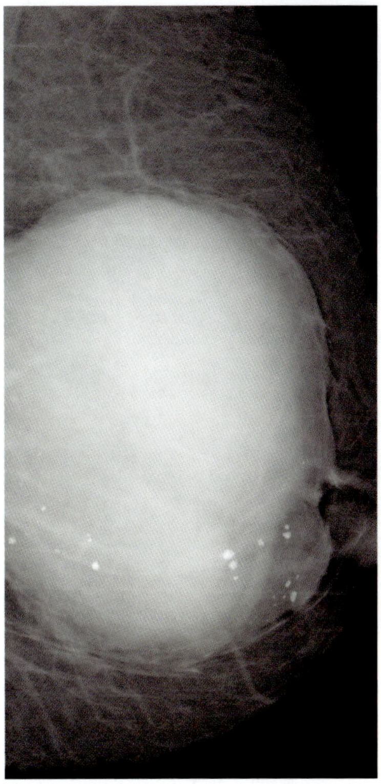

B. 左乳斜位片

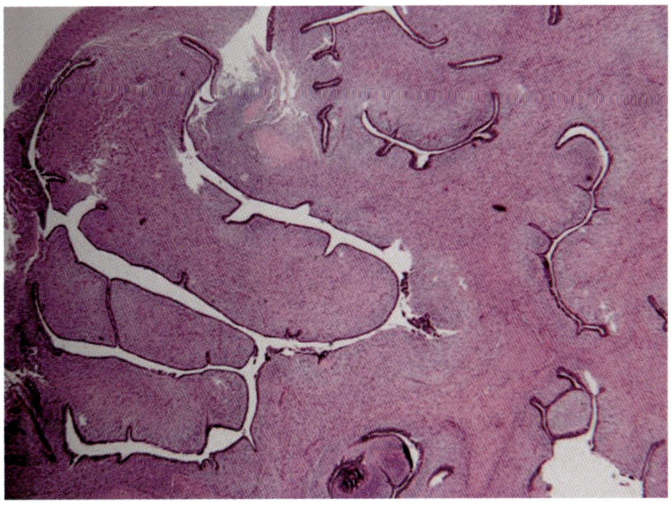

C. 病理切片

图 5-1-1 X 线表现：左乳晕后见一 7.3cm×7.6cm 高密度巨大肿块，分叶，边界清晰光滑，其中见多个粗大颗粒状钙化，局部血供丰富。X 线诊断：左乳低恶性肿瘤，考虑叶状囊肉瘤或乳头状瘤。镜下所见（C）：为纤维上皮性肿瘤，可见分叶状结构，间质细胞轻度增生，核分裂象<2/10HPF。病理：左乳良性叶状肿瘤

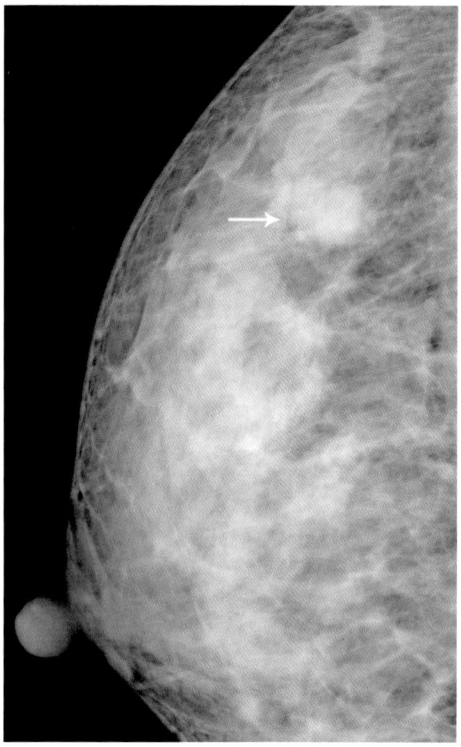

A. 右乳轴位片

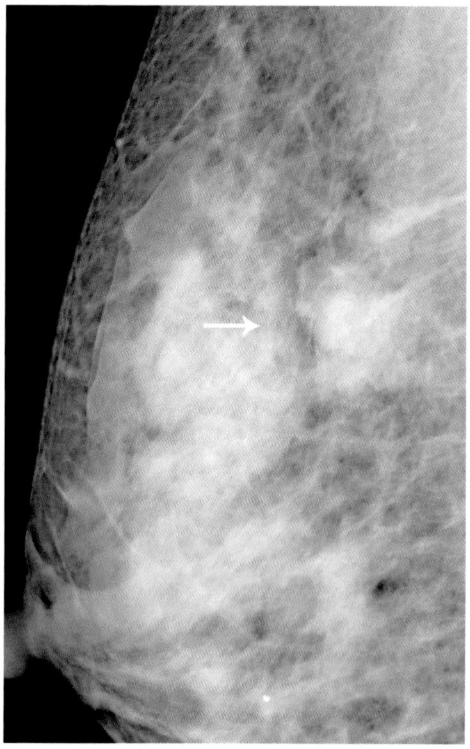

B. 右乳斜位片

图 5-1-2 X 线表现：右乳外上见一 2.2cm×1.8cm 稍高密度肿块，分叶，边界清晰，局部血供稍丰富。X 线诊断：右乳纤维腺瘤或腺瘤样增生，不除外非典型增生。病理：右乳良性叶状肿瘤

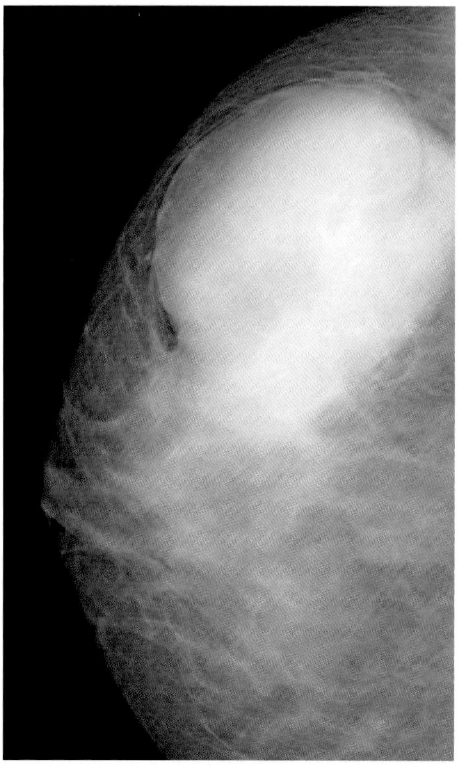

A. 右乳轴位片

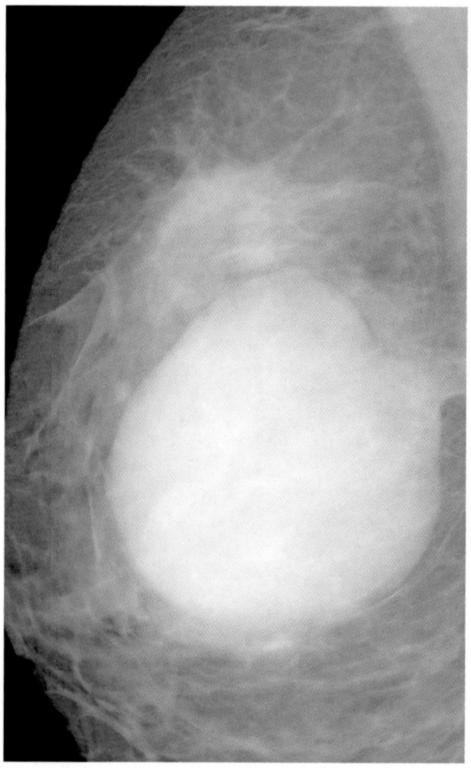

B. 右乳斜位片

图 5-1-3 X 线表现：右乳外上见一 6.9cm×6.5cm 高密度肿块，轻度分叶，边界清晰。X 线诊断：右乳外上占位，考虑纤维腺瘤或叶状肿瘤。病理：右乳良性叶状肿瘤

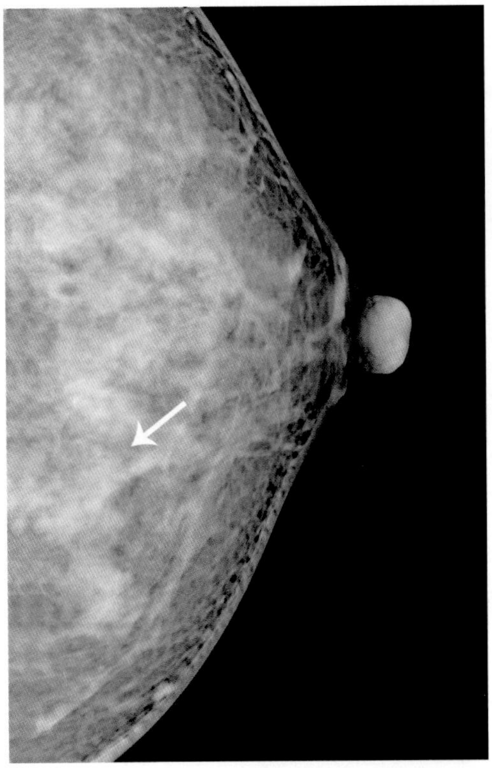

A. 左乳轴位片

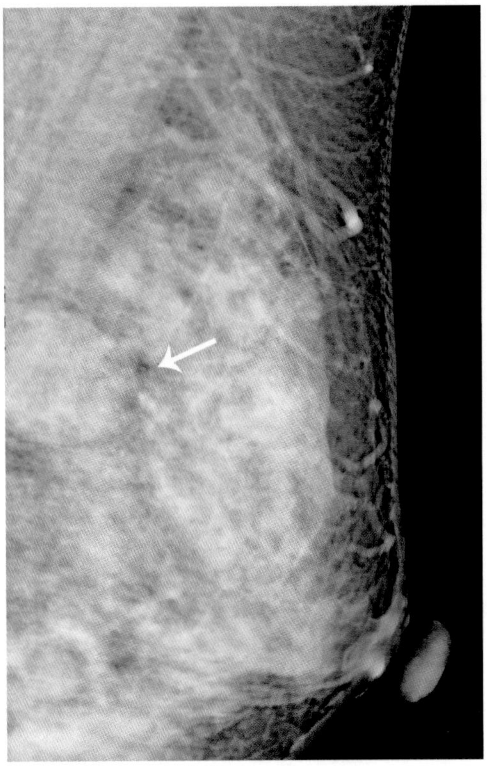

B. 左乳斜位片

图 5-1-4　X 线表现：左乳内上见一 2.3cm×2.2cm 中密度肿块，边界清晰光滑，内未见钙化。X 线诊断：左乳内上良性肿块，考虑纤维腺瘤。病理：左乳良性叶状肿瘤

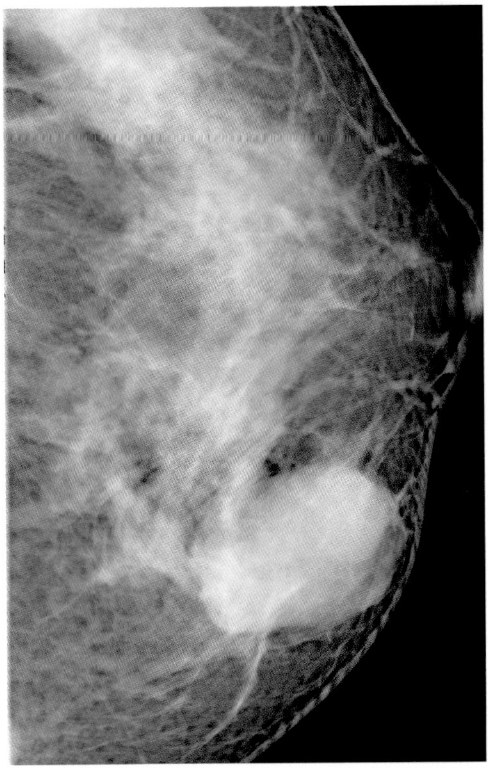

A. 左乳轴位片

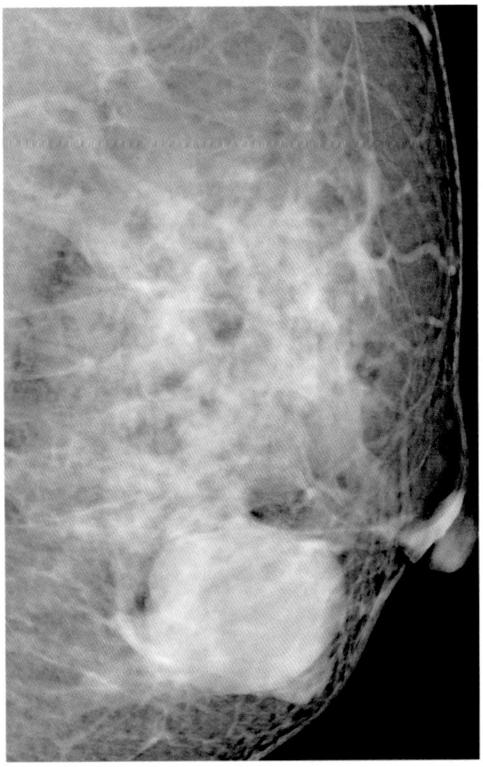

B. 左乳斜位片

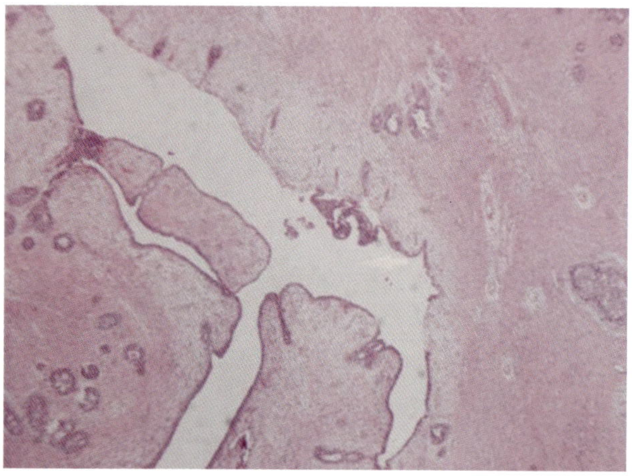

C. 低倍镜

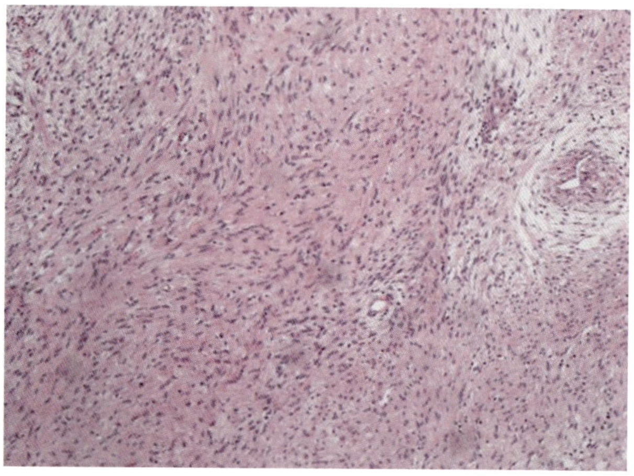

D. 高倍镜

图 5-1-5 X 线表现：左乳内下见一 3.2cm×2.6cm 稍高密度肿块，分叶，边界清晰光滑，局部血供稍丰富。X 线诊断：左乳低恶性肿瘤。低倍镜下（C）见肿瘤呈分叶状，高倍镜下（D）见肿瘤间质细胞增生活跃，细胞轻-中度异型，核分裂象约 1~3/10HPF。病理：左乳良性叶状肿瘤伴局灶交界性叶状肿瘤

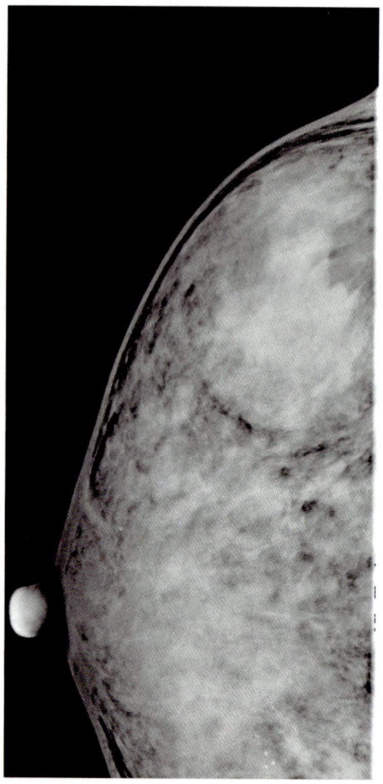

A. 右乳轴位片

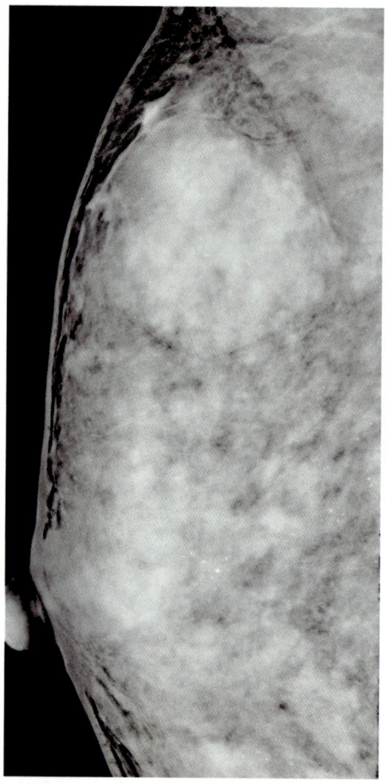

B. 右乳斜位片

图 5-1-6 X 线表现：右乳外上见一 3.6cm×3.4cm 中密度肿块，边界清晰光滑，其中隐约见数个针尖样钙化。细针穿刺质软，抽出少许血性液及中量细胞成分。X 线诊断：不除外右乳外上低恶性肿瘤，请结合细胞学。彩色 B 超：右乳外上分叶状实性肿块（内血供丰富），请结合病理检查排除恶性病变。细胞学结果：找到异型细胞。病理：右乳良性叶状肿瘤伴局灶交界性叶状肿瘤及假血管瘤样增生

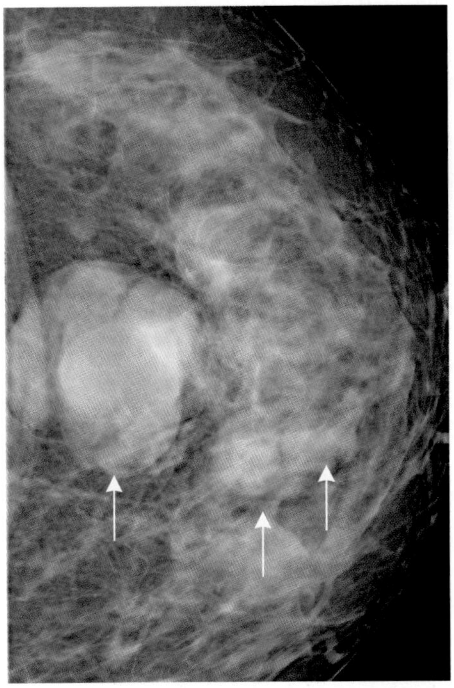

A. 左乳轴位片

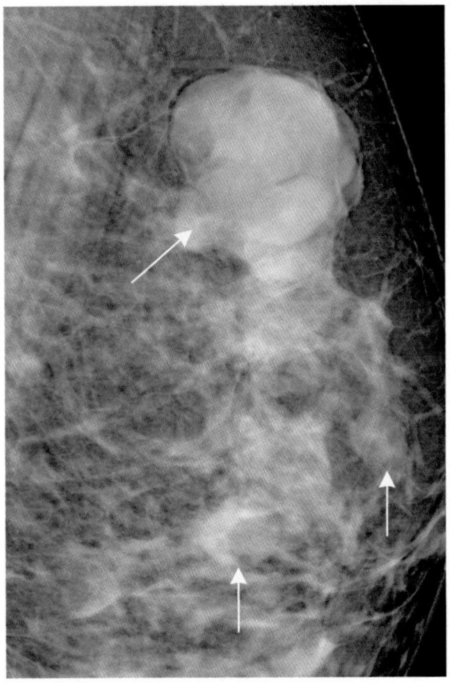

B. 左乳斜位片

图 5-1-7　X 线表现：左乳内见多个大小不等结节影，分别为左乳上方 4.1cm×4.5cm，稍高密度，分叶，边界清晰，局部血供丰富；左乳内侧 1.4cm×1.5cm，稍高密度，边界大部分清晰，部分稍毛糙；左乳内上 1.1cm×1.0cm，中密度，边缘清晰光滑，内未见钙化。X 线诊断：左乳多发肿块，其中左乳上方为低恶性肿瘤，考虑为叶状囊肉瘤，其余考虑为纤维腺瘤。彩色 B 超：左乳上方囊实性肿块，性质待定，左乳多发纤维腺瘤。病理：左乳上方为交界性叶状肿瘤，内侧为良性叶状肿瘤，内上为纤维腺瘤

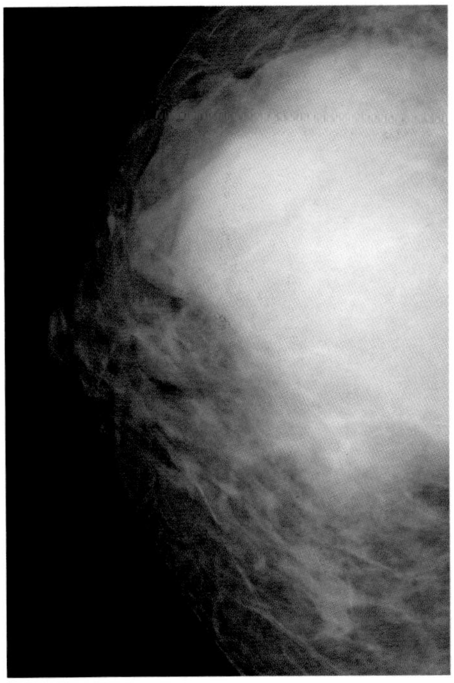

A. 右乳轴位片

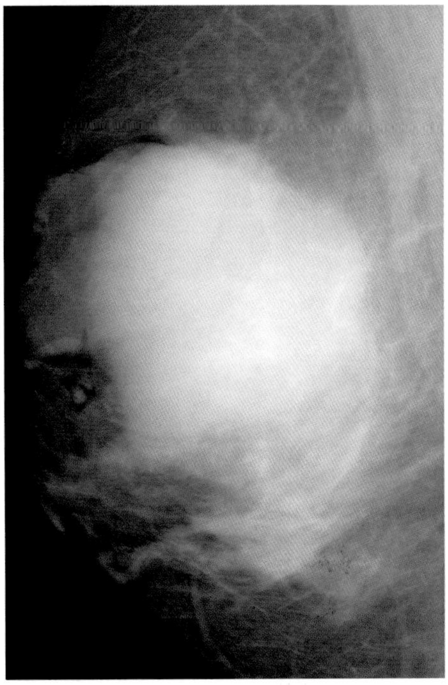

B. 右乳斜位片

图 5-1-8　X 线表现：右乳外上见一 5.3cm×4.9cm 稍高密度肿块，分叶，边界清晰，局部血供丰富。X 线诊断：右乳外上低恶性肿瘤，考虑叶状囊肉瘤。病理：右乳交界性叶状肿瘤

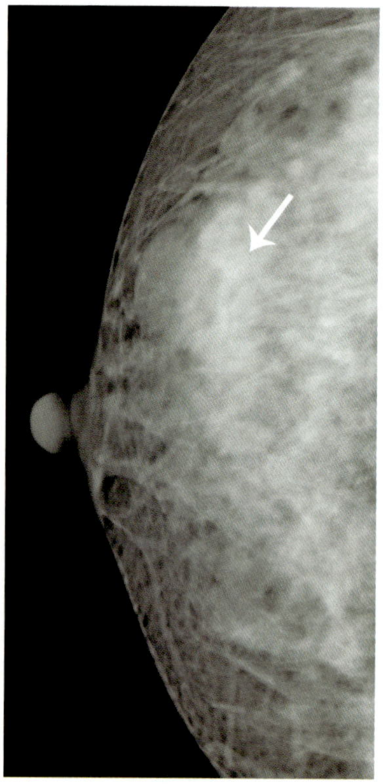

A. 右乳轴位片

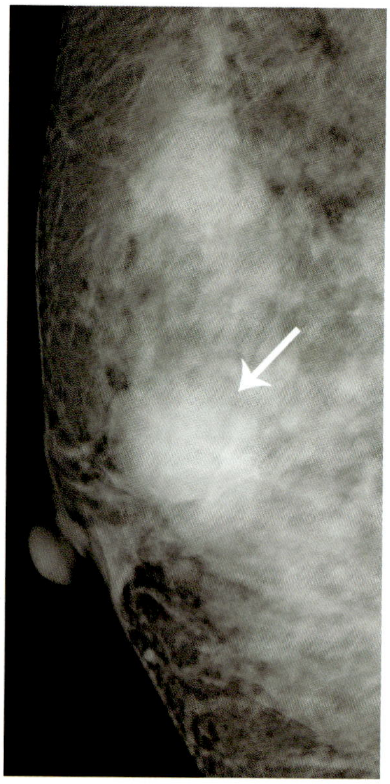

B. 右乳斜位片

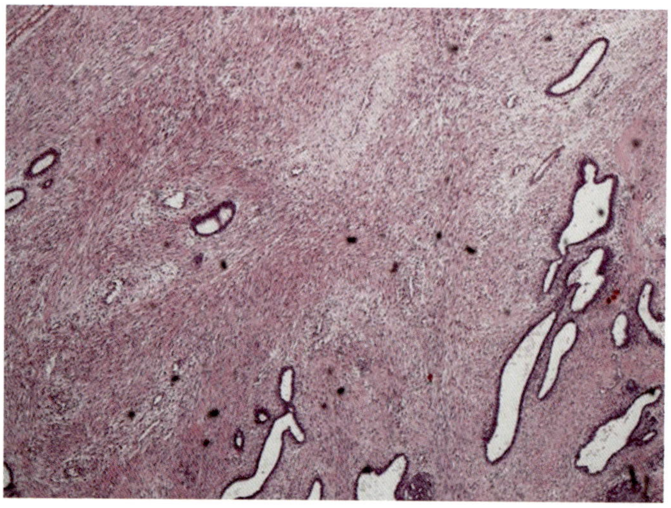

C. 病理切片

图 5-1-9　X 线表现：右乳晕外上见一 2.0cm×1.8cm 中密度肿块，边界部分清晰，部分模糊，内未见钙化。行细针穿刺质软，抽出多量细胞成分。X 线诊断：右乳肿块，不除外低恶性肿瘤，请结合细胞学。细胞学结果：找到异型细胞。彩色 B 超：右乳低回声肿块，考虑纤维腺瘤。镜下所见（C）：肿瘤由腺上皮及纤维间质两种成分构成，间质细胞增生活跃，细胞轻-中度异型，核分裂象约 3~4/10HPF。诊断：右乳交界性叶状肿瘤

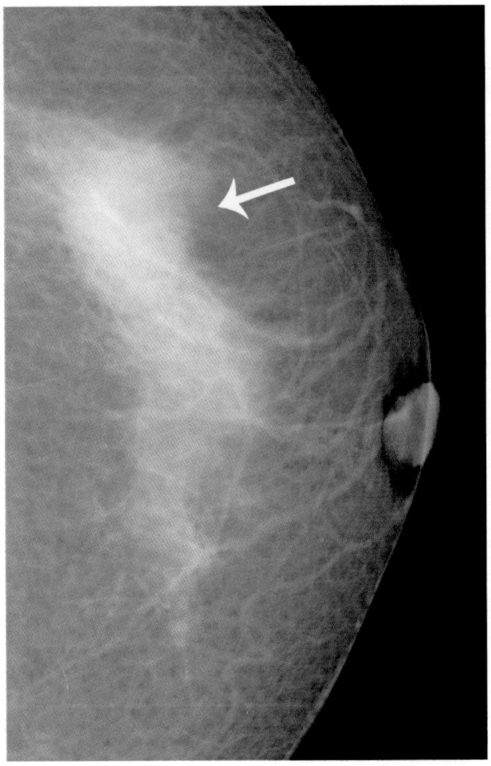

A. 左乳轴位片

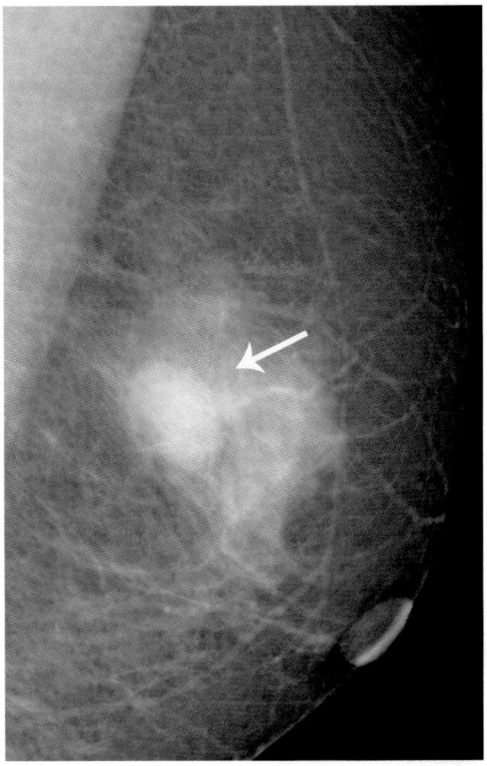

B. 左乳斜位片

图 5-1-10　X 线表现：左乳外上结构紊乱，密度稍增浓，其中见一 2.4cm×1.8cm 稍高密度肿块，边缘稍毛糙，密度欠均匀，局部血供稍丰富。X 线诊断：左乳外上残留异型增生腺体，高度怀疑恶变。病理：左乳交界性叶状肿瘤

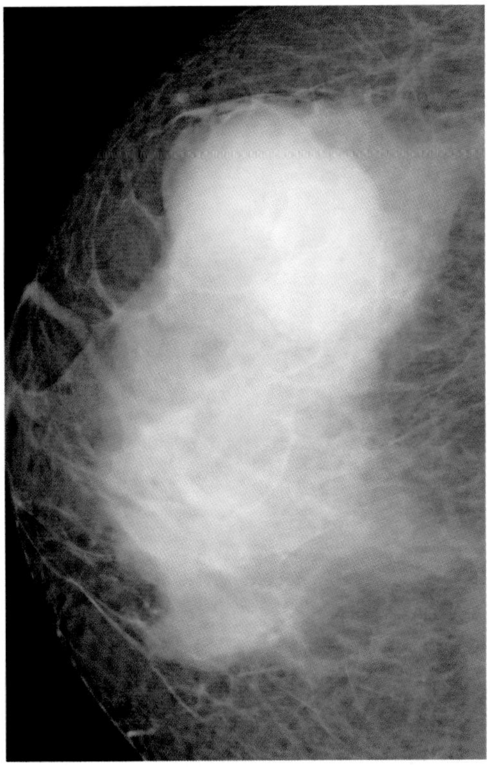

A. 右乳轴位片

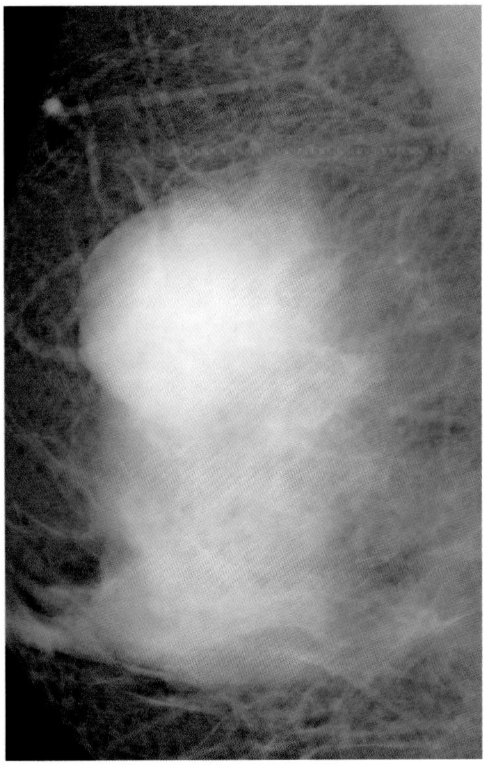

B. 右乳斜位片

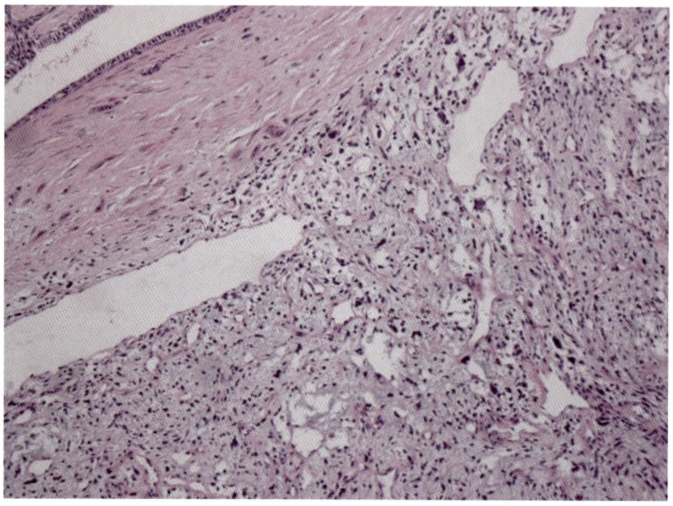

C. 病理切片

图 5-1-11　X 线表现：右乳外上见一 5cm×4cm 高密度肿块，分叶，边界大部分清晰光滑，部分稍模糊，密度不均，其中散在 3~4 个针尖样准钙化，局部血供丰富。X 线诊断：右乳外上肿块，考虑供血丰富的纤维腺瘤或叶状肿瘤。镜下所见（C）：肿瘤由腺上皮及纤维间质两种成分构成，腺上皮细胞未见明显异型，间质细胞增生活跃，细胞异型性明显，核分裂象 15~16/10HPF。病理：右乳恶性叶状肿瘤

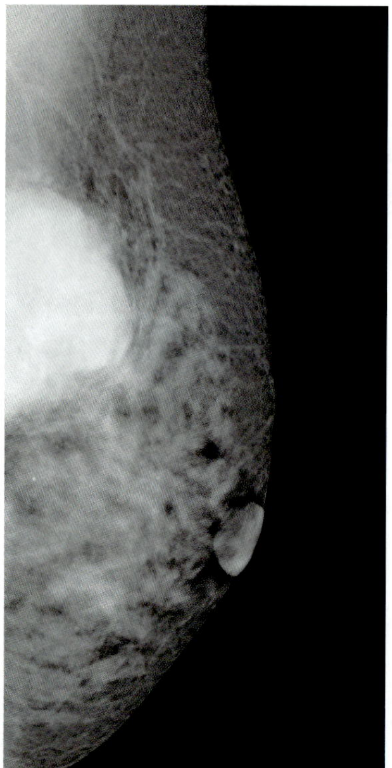

图 5-1-12　左乳斜位片：左乳上方见一 5.6cm×4.3cm 高密度肿块（未能完全包括在片内），分叶，边缘大部分清晰，部分稍模糊，其中密度不均，散在数个针尖样钙化，周围结构稍紊乱。X 线诊断：左乳低恶性肿瘤，考虑叶状囊肉瘤。病理：左乳恶性叶状肿瘤

第二节　非典型增生

非典型增生包括导管上皮非典型增生及小叶非典型增生，是由普通型增生发展而来，是普通增生演变成乳腺癌的必经阶段，是真正的癌前病变，如果能在该阶段发现并阻断病变，对病人来说是最佳的结果：治疗简单，花费最少，损伤最小，对患者的心理、生活影响最轻。

腺体从普通型增生向乳腺癌发展的过程是一个量变到质变的过程，经历了普遍增生—非典型增生—小叶原位癌/导管内癌—浸润性癌的转变，即使是在非典型增生阶段也有轻、中、重度的不同，具体表现为：①普通型增生，乳腺组织实质成分、小叶、腺泡、导管数量上的增多，从而组织形态上发生变异，形成乳腺结构紊乱，进一步发展成各种形式的腺病期、囊肿病期、腺瘤样增生；②轻度非典型增生，导管上皮呈实性、乳头状、筛状增生，细胞体积稍大于单纯增生，异型不明显，排列有极性，尚有明显双层结构；③中度非典型增生，除上述改变外，增生的腺管增粗、细胞体积明显增大并有轻度异型性、细胞排列紊乱，但边缘保持一定的极性；④重度非典型增生，管径明显扩张呈球形，细胞体积明显增大，异型性明显，细胞排列紊乱，无极性，双层结构消失，细胞有松解现象；重度非典型增生的细胞与乳腺癌细胞的某些超微结构变化已非常相似，说明乳腺的重度增生与乳腺癌的发生成正相关，其变化过程是从良性向恶性过渡的中间细胞，非典型增生的程度越重，细胞超微结构变化越接近癌细胞。

组织化学研究显示，重度非典型增生和重度乳头状瘤病的癌胚抗原（CEA）及 C-erbB$_2$ 癌基因代表产物呈弱阳性、阳性或强阳性，血管内皮细胞的面积和密度定量分析结果均高于乳腺增生及正常组织。细胞动力学研究发现，乳腺非典型增生其细胞核 DNA 含量和 Y 抗原及免疫抑制酸性蛋白（IAP-2）表达与癌组织细胞非常相似。电子显微镜下观察结果亦显示：普通型增生的细胞超微结构与正常乳腺细胞相似，随着非典型增生程度的加重逐渐与乳腺癌的超微结构接近，重度非典型增生部分细胞已与癌细胞非常相似，只是数量较少。

微观组织化学的变化必然引起宏观形态、结构、密度的变化，表现为 X 线上细微的改变，在诊断过程中要仔细观察，将 X 线改变与病理变化紧密联系起来，仔细分析，尽量使 X 线诊断贴近病理诊断。回顾笔者所在医院 700 余例非典型增生，其中约有 2/3 的病例为乳头状瘤发展而来，特别是多发性周围型乳头状瘤，小部分由纤维腺瘤发展而来，剩余的为一般囊性增生演变而至，因此，X 线表现大致可分为以下几种：

（一）平片所见

1. 密度增浓，导管增粗　细胞数量的增多及细胞核内染色质的增多所致。

2. 结构紊乱　细胞松解，连接减少所致。

3. 中/稍高密度结节影（纤维腺瘤、乳头状瘤伴非典型增生），大部分边缘清晰，部分稍模糊、毛糙，需要结合细针穿刺检查（针感较软，抽出物为中至多量细胞成分）。

4. 钙化　散在/沿导管分布/成簇的点状、针尖样或杆状钙化。

5. 血供丰富　细胞生长、代谢旺盛需要。

(二) 造影所见

1. 主导管或分支导管多发不规则充盈缺损、鼠尾状中断，管壁僵硬。

2. 平片所见病变区或钙化区导管显影中断或间断显影。

(三) 空气造影

囊内乳头状瘤伴非典型增生平片无法诊断，行空气造影见囊内单发/多发宽基底不规则充盈缺损。

非典型增生在 X 线上的表现非常微细，经常需要结合加照特殊体位、细针穿刺、导管及空气造影等联合诊断。随着非典型增生的加重，上述征象亦表现越趋明显，但由于每个病变的特殊性，在诊断过程中，过诊断或诊断不及在所难免。此项工作的意义就是提醒各位同道，遇到上述病变要仔细甄别，给临床医生提出尽可能准确的建议：哪些病变需要手术，哪些病变需要短期追踪，让尽可能多的非典型增生在癌变前诊断，使患者受化、放疗之苦。

(四) 典型病例

见图 5-2-1 至图 5-2-23。

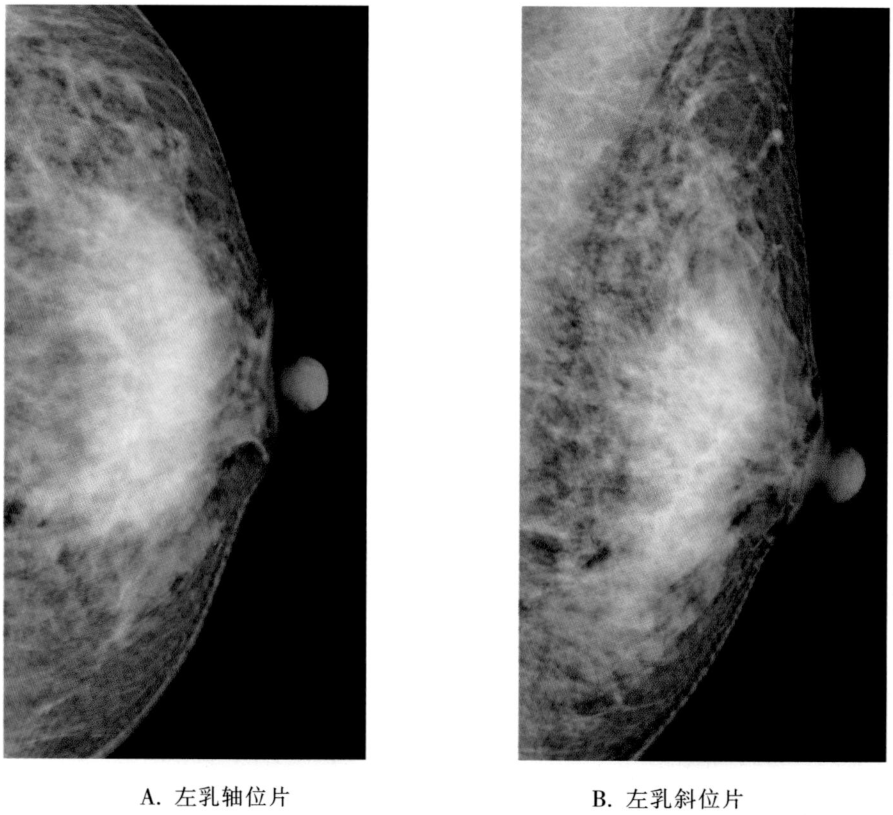

A. 左乳轴位片　　B. 左乳斜位片

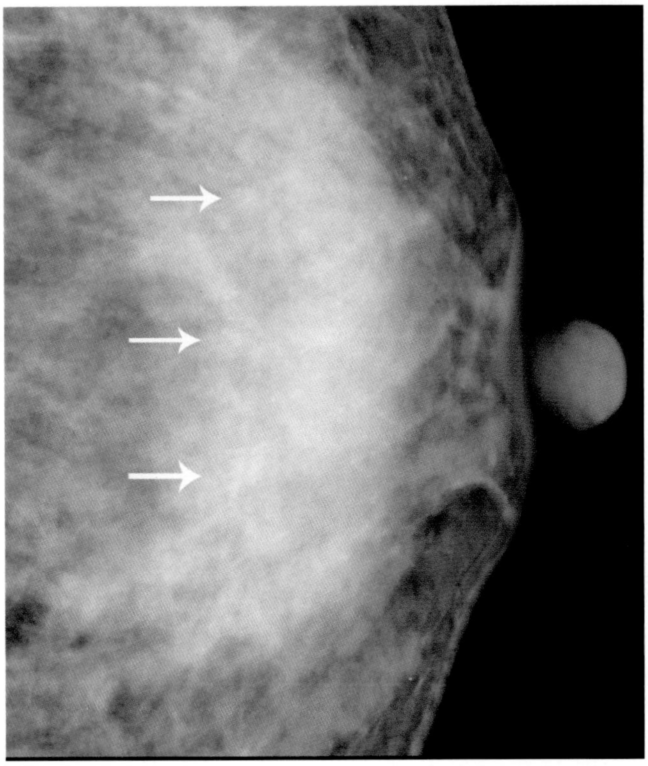

C. 左乳轴位片局部放大

图 5-2-1　(A-C) 示：左乳晕后腺体密度增浓不均，结构紊乱，散在多个针尖样钙化、准钙化。X 线诊断：不除外左乳非典型增生，建议半年后复查。病理：左乳腺增生伴上皮轻度非典型增生及导管内点状钙化

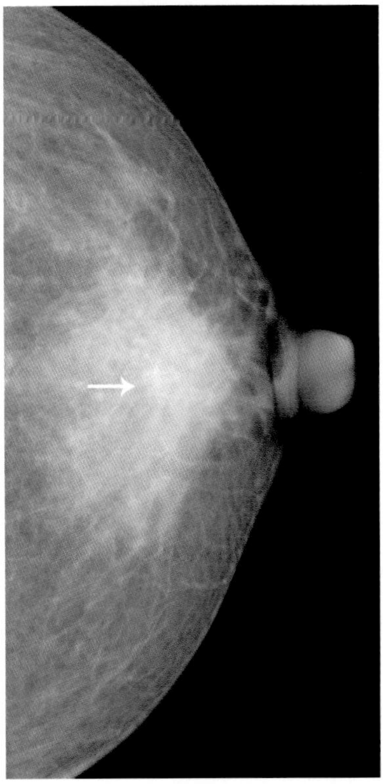

A. 左乳轴位片

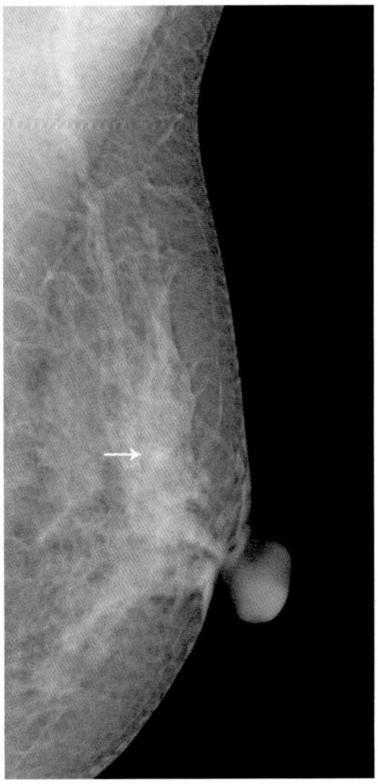

B. 左乳斜位片

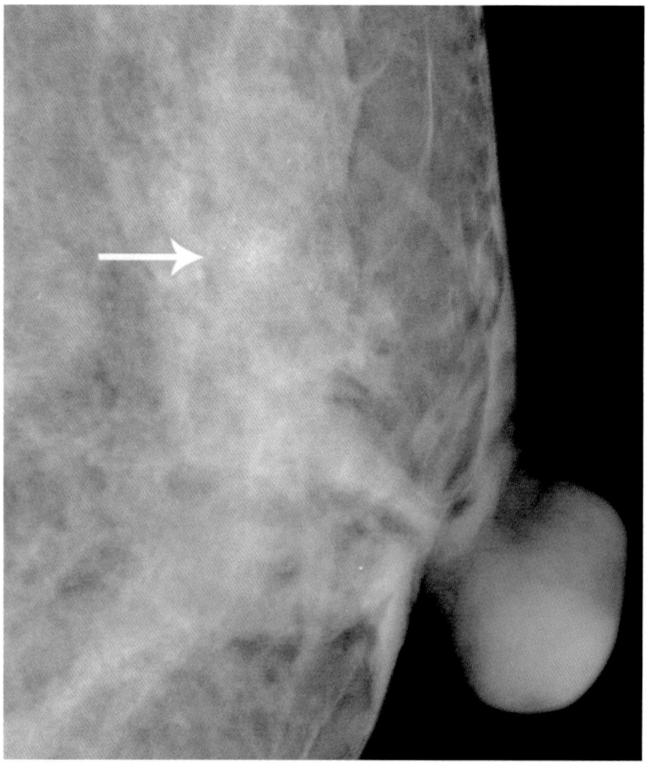

C. 左乳斜位片局部放大

图 5-2-2 （A-C）示：左乳晕上局限性密度稍增浓，其中见小簇泥沙样钙化，范围约 0.4cm×0.4cm，局部血供稍丰富。X 线诊断：左乳非典型增生，不除外管内癌。病理：左乳腺增生伴局灶上皮轻度非典型增生

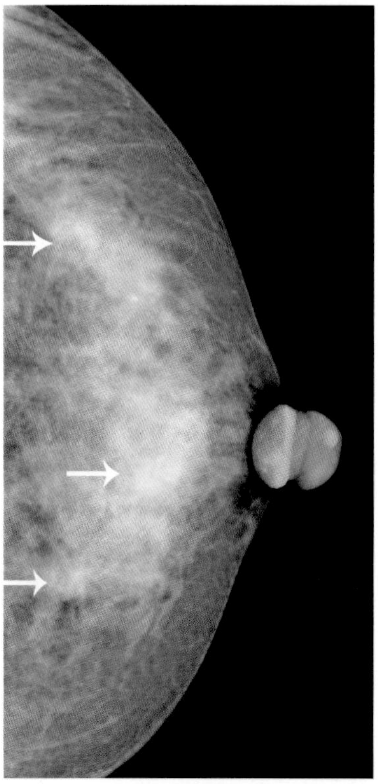

A. 左乳轴位片

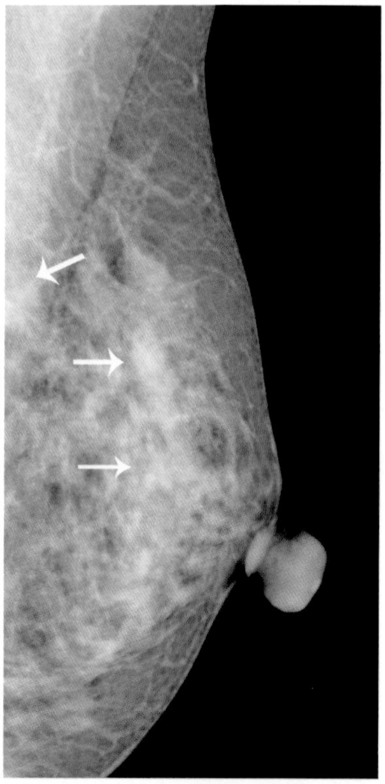

B. 左乳斜位片

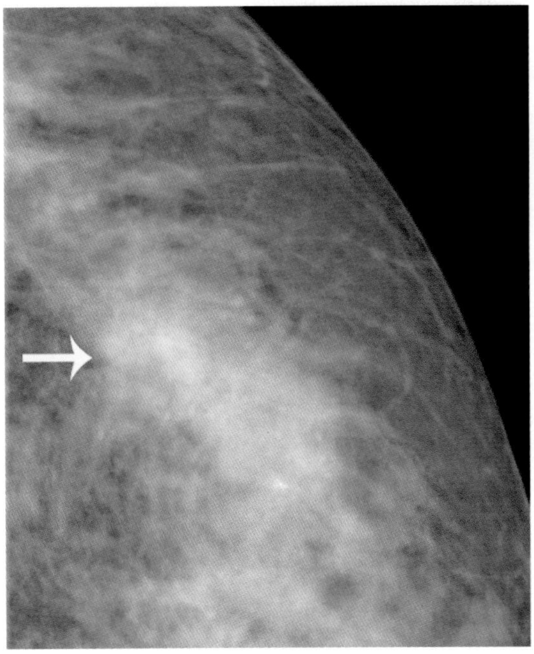

C. 左乳轴位片局部放大

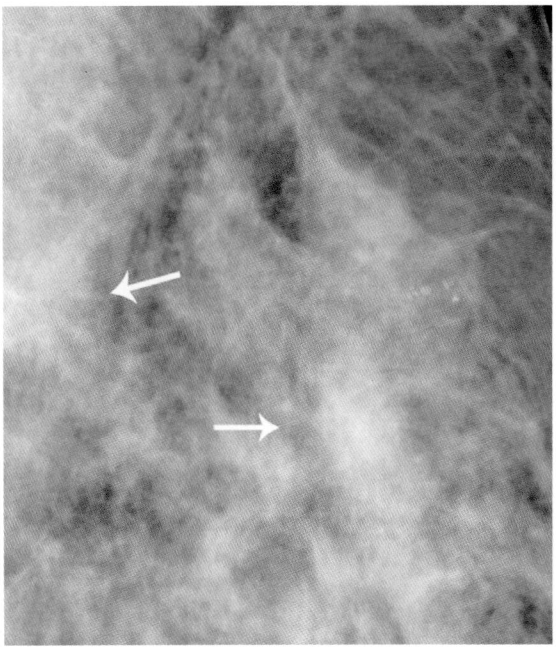

D. 左乳斜位片局部放大

图 5-2-3 （A-D）示：左乳内上、外上及晕上局限性密度增浓不均，结构紊乱，可见杂乱发丝状影聚集及增浓的小结节影，其中外上散在数个点状钙化，局部血供稍丰富。X 线诊断：左乳多灶性非典型增生，不除外部分恶变。病理：左乳腺增生伴导管上皮轻度非典型增生并导管内点状钙化

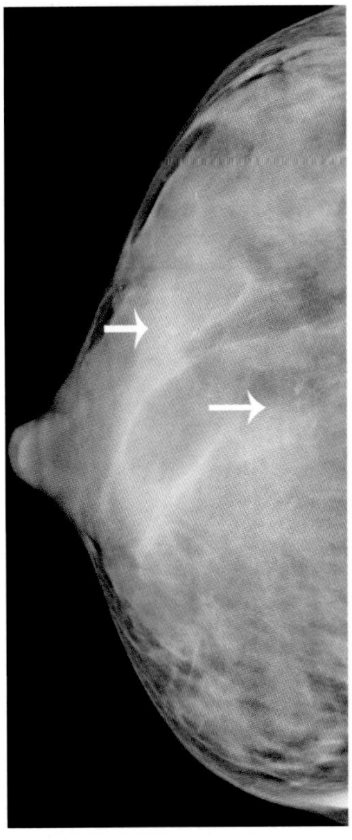

A. 右乳轴位片

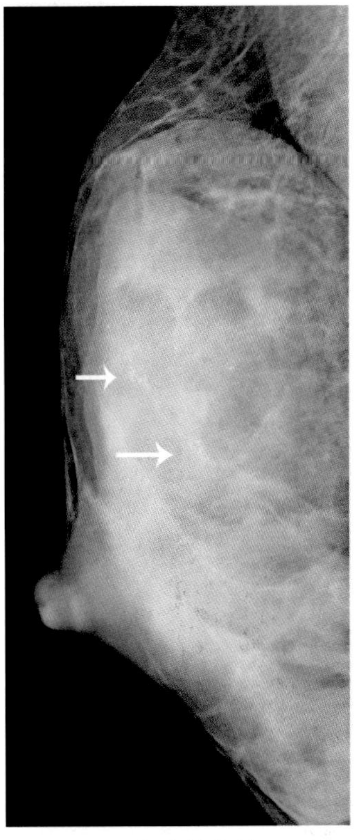

B. 右乳斜位片

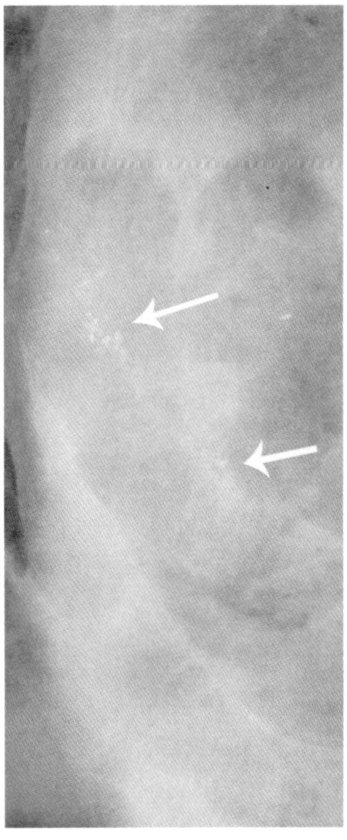

C. 右乳斜位片局部放大

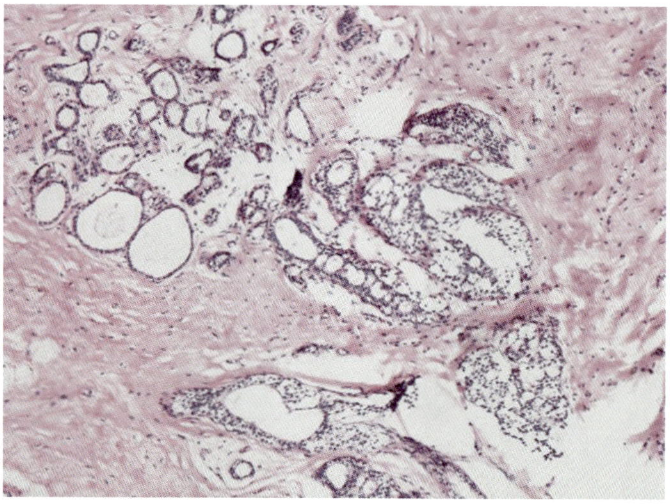

D. 病理切片

图 5-2-4 （A-C）示：右乳外上局部密度稍增浓，其中见数个沿导管走形的点状钙化、准钙化。X 线诊断：右乳非典型增生，不除外管内癌。镜下所见（D）：局灶可见乳腺导管扩张，呈不规则的筛状增生，细胞大小较一致，总直径<2mm。病理：右乳腺增生伴局灶上皮轻度非典型增生及导管内点状钙化

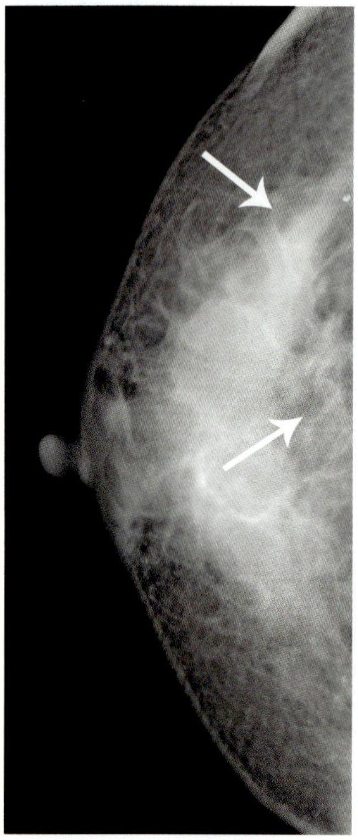

A. 右乳轴位片

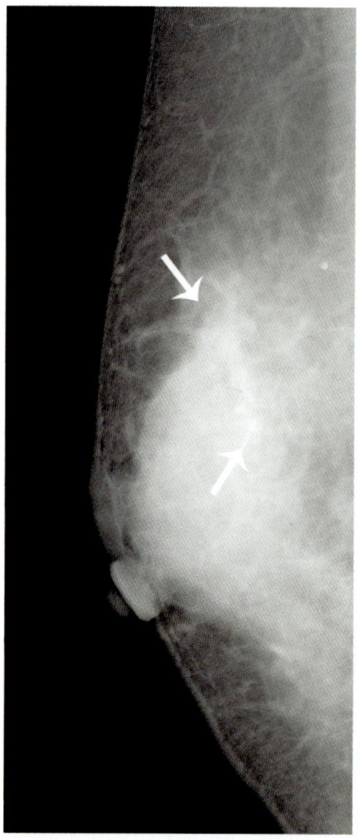

B. 右乳斜位片

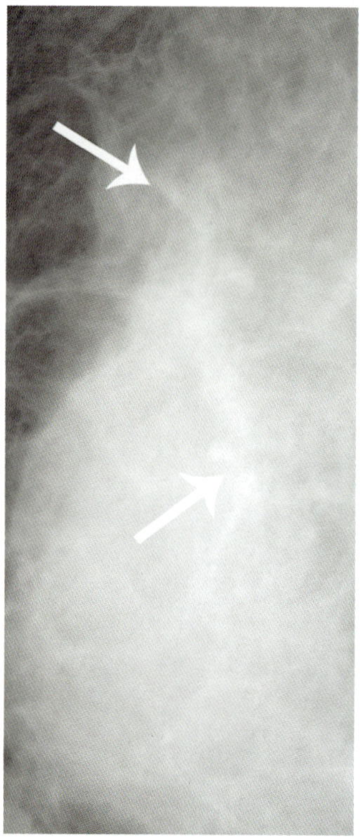

C. 右乳斜位片局部放大

图 5-2-5 X 线表现：右乳腺体密度普遍性增浓，以外上为著，可见杂乱索状影聚集，对应悬韧带增厚。X 线诊断：右乳外上非典型增生，不除外部分恶变。病理：右乳腺增生伴上皮轻-中度非典型增生

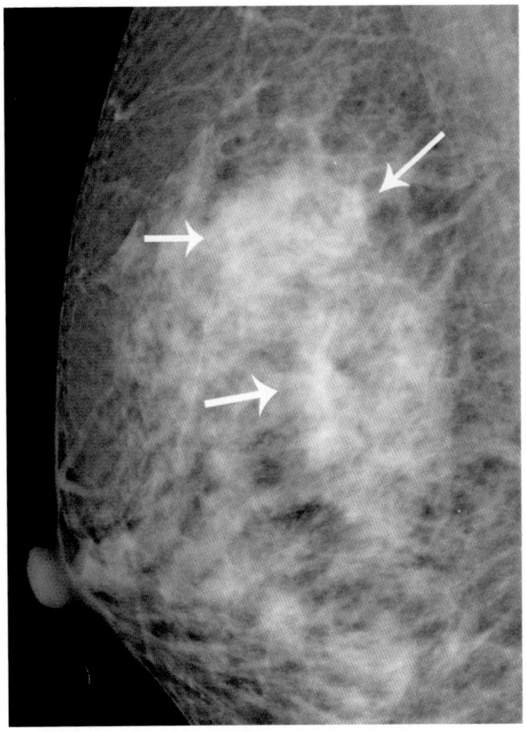

A. 右乳斜位片

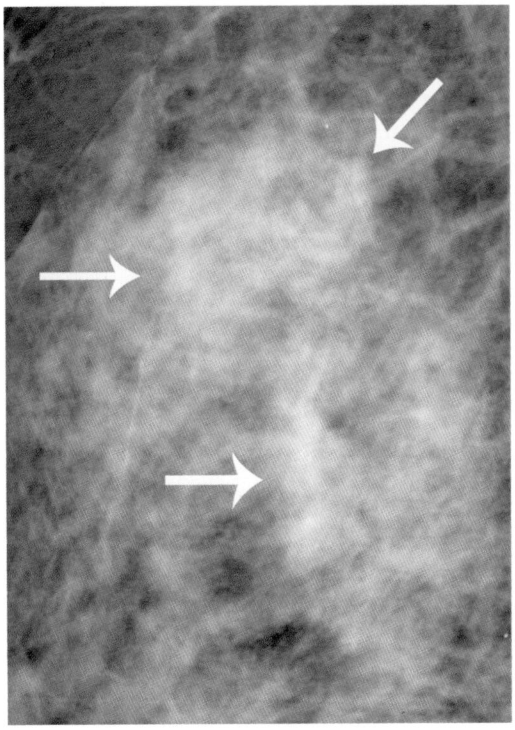

B. 右乳斜位片局部放大

图 5-2-6　右乳外上局限性密度增浓不均，结构紊乱，可见增浓的小星状影，散在数个针尖样准钙化，局部血供丰富。X 线诊断：右乳非典型增生，不除外部分恶变。病理：右乳腺增生伴上皮轻-中度非典型增生

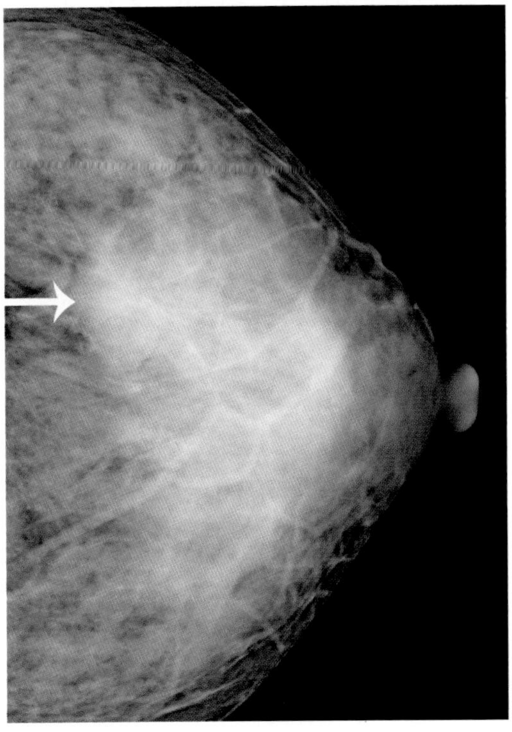

A. 左乳轴位片

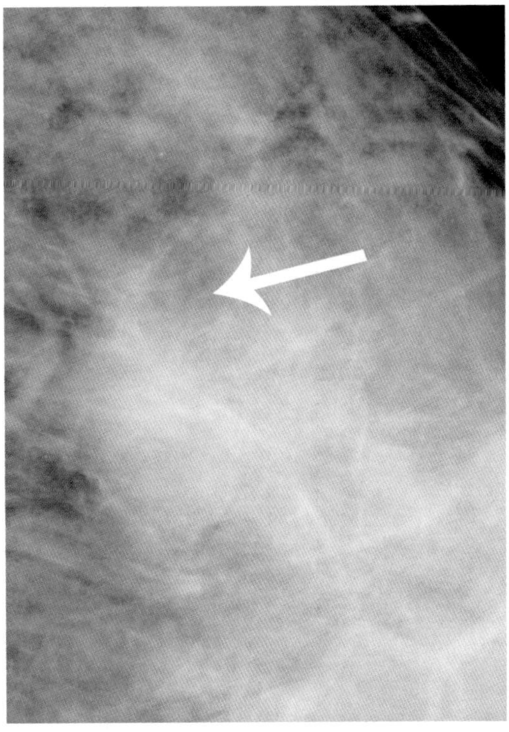

B. 左乳轴位片局部放大

图 5-2-7　左乳外上局限性结构紊乱，可见增浓的发丝状影聚集，血供稍丰富。X 线诊断：左乳非典型增生，不除外部分恶变。病理：左乳腺增生伴上皮轻-中度非典型增生

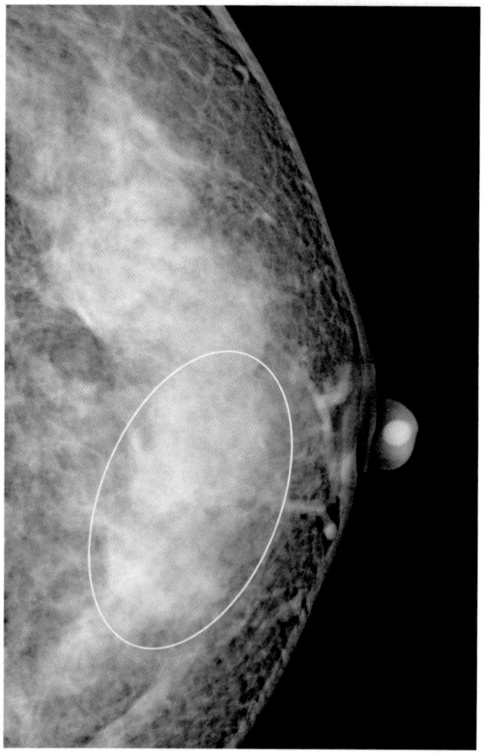

A. 左乳轴位片

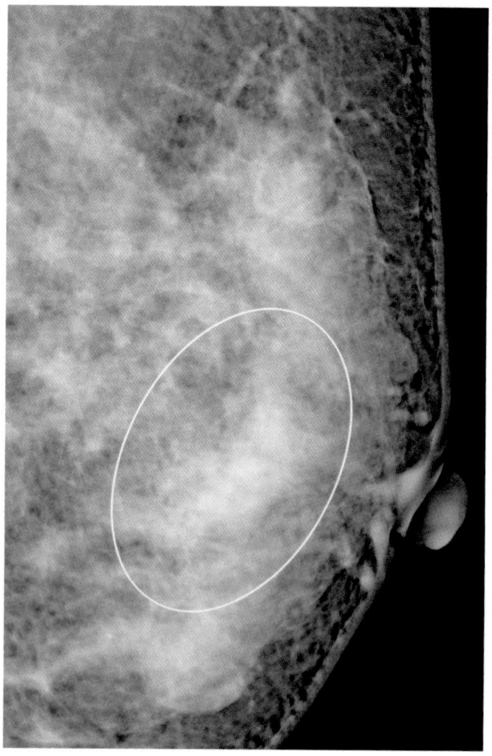

B. 左乳斜位片

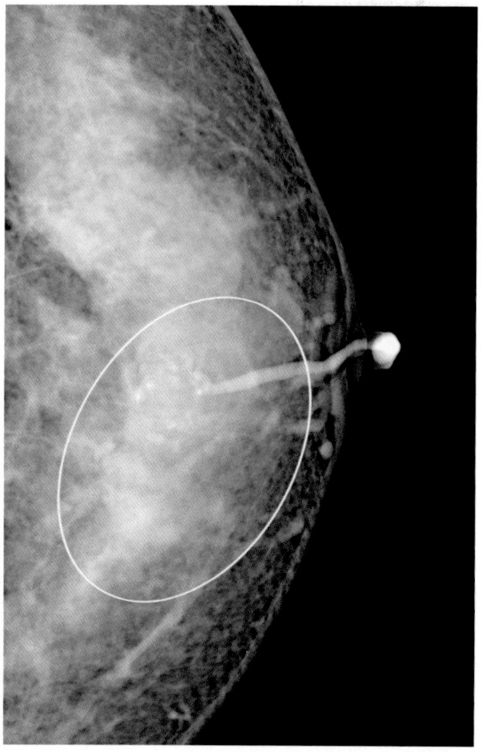

C. 左乳导管造影轴位片

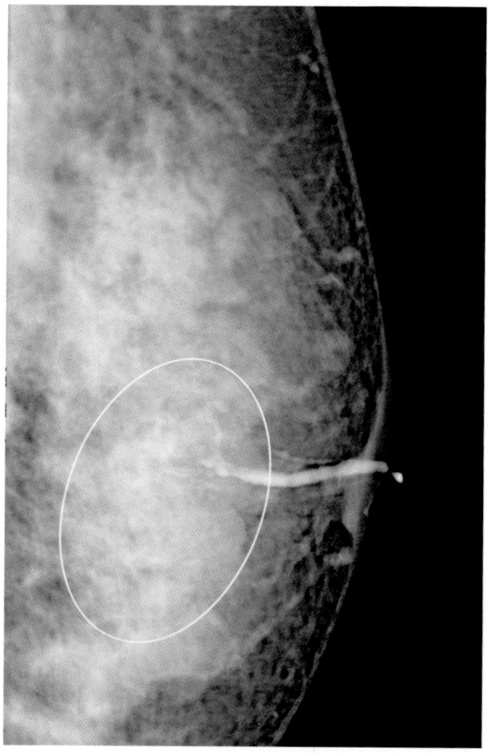

D. 左乳导管造影侧位片

图 5-2-8　(A、B) 示：左乳晕后中央区及晕内侧局限性密度增浓，结构紊乱，其中隐约见数个针尖样准钙化，局部血供较丰富。导管造影 (C、D) 示：左乳晕后中央区及晕内侧主导管及分支导管扩张，分支导管内见多个圆形/不规则形充盈缺损，于平片所见病变区分支导管中断及间断显影。X 线诊断：左乳导管扩张，管内多发占位，考虑乳头状瘤，高度怀疑恶变。病理：左乳导管内多发乳头状瘤伴上皮轻-中度非典型增生

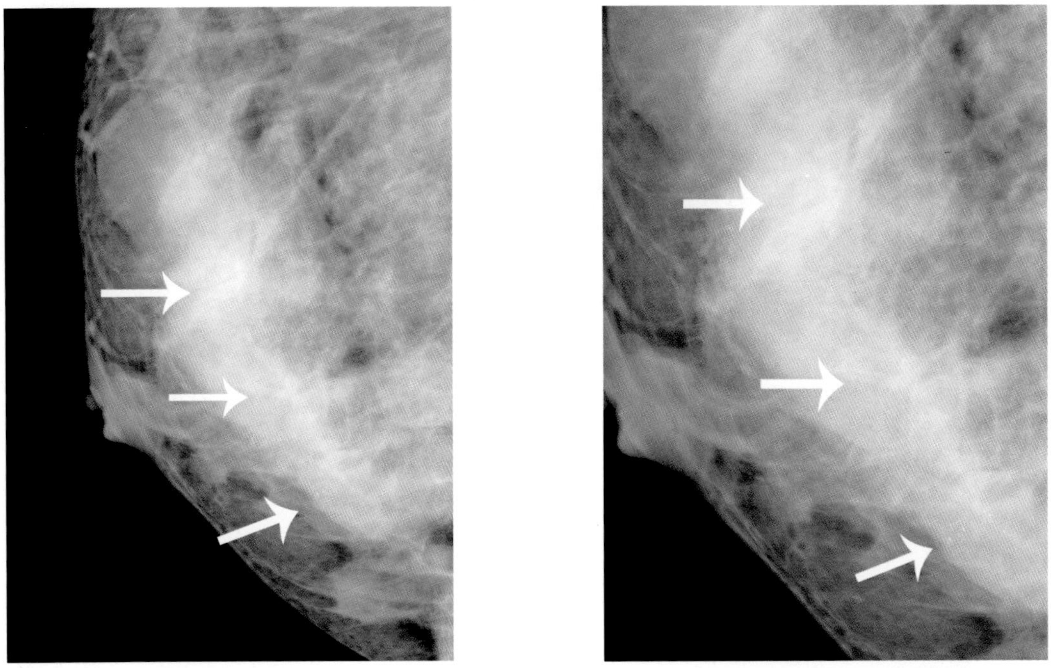

A. 右乳斜位片　　B. 右乳斜位片局部放大

图 5-2-9　右乳晕后中央区、晕上及晕下局限性密度增浓，结构紊乱，可见杂乱索状影聚集，其中晕上散在数个针尖样准钙化，右乳晕下见小簇针尖样钙化，对应腺体前缘僵硬、凹陷，血供稍丰富。X 线诊断：右乳多灶性癌。病理：右乳导管内乳头状瘤伴中度非典型增生

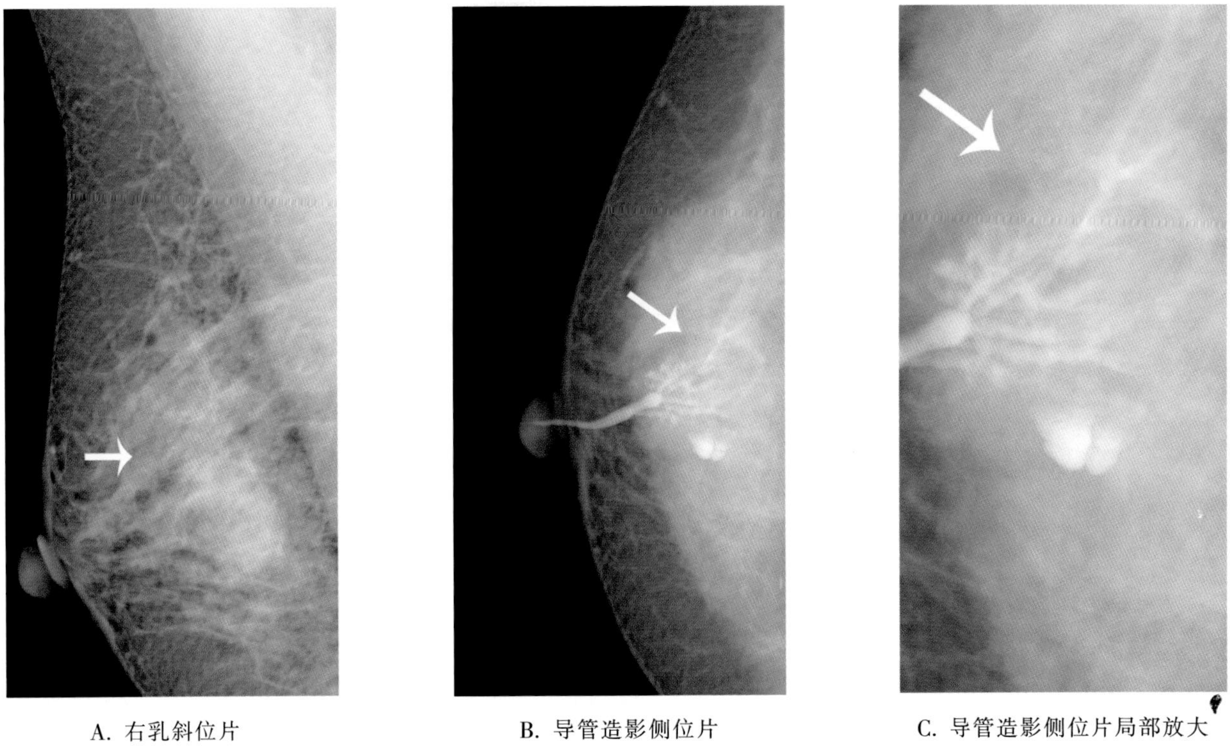

A. 右乳斜位片　　B. 导管造影侧位片　　C. 导管造影侧位片局部放大

图 5-2-10　平片（A）示：右乳上方见小簇针尖样钙化、准钙化。导管造影（B、C）显示右乳晕后、上方主导管及分支导管扩张，部分末梢导管呈小囊状扩张，于平片所见钙化处分支导管显影中断，以下分支导管未见显影。X 线诊断：右乳导管扩张，管内占位，高度怀疑管内癌。病理：右乳腺增生伴上皮中度非典型增生

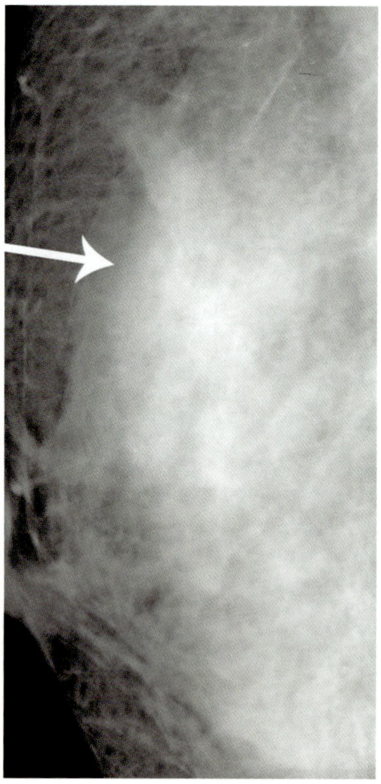

A. 右乳斜位片

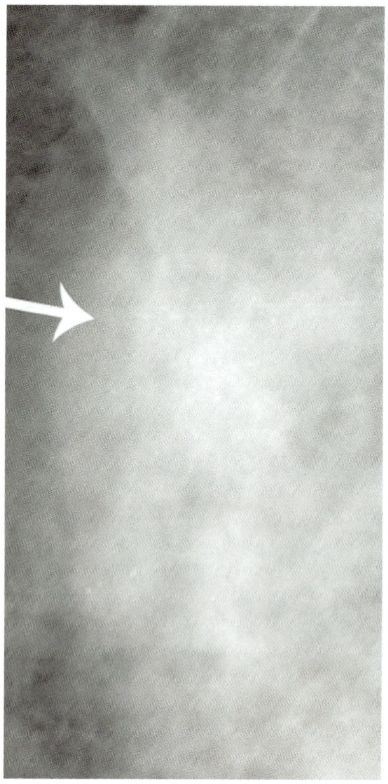

B. 右乳斜位片局部放大

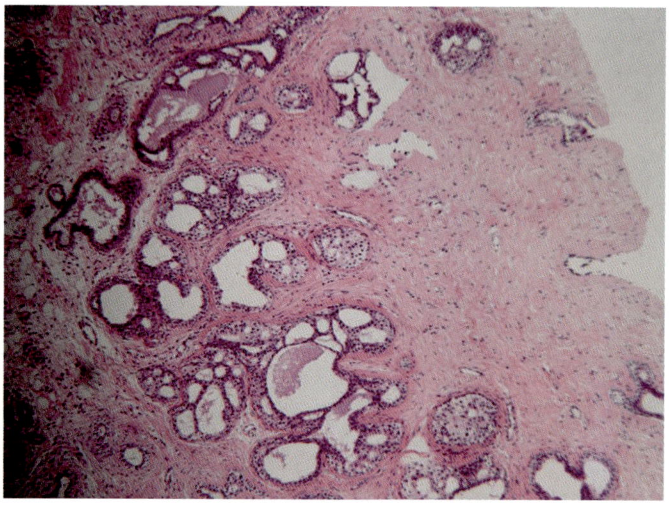

C. 病理切片

图 5-2-11 （A、B）示：右乳外上局限性密度增浓不均，结构紊乱，其中见多个针尖样钙化、准钙化，对应悬韧带增厚呈牛角征。X 线诊断：右乳非典型增生，高度怀疑部分恶变。镜下所见（C）：导管上皮扩张，并呈筛状增生，细胞大小较一致，病变总直径<2mm。病理：右乳腺中度非典型增生

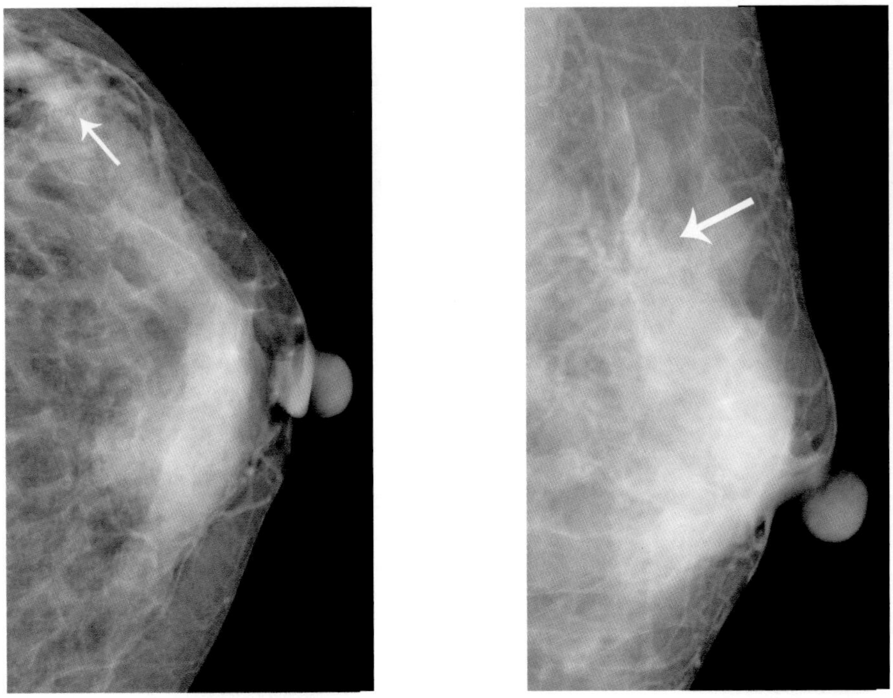

A. 左乳轴位片　　B. 左乳外侧位片

图 5-2-12　左乳外上腺体局限性结构紊乱，可见杂乱索状影聚集，其中见一稍高密度小星状影，大小约 0.3cm×0.4cm，隐约见数个针尖样准钙化，局部血供丰富。X 线诊断：左乳非典型增生，高度怀疑左乳小癌。病理：左乳腺增生伴局灶导管上皮中度非典型增生

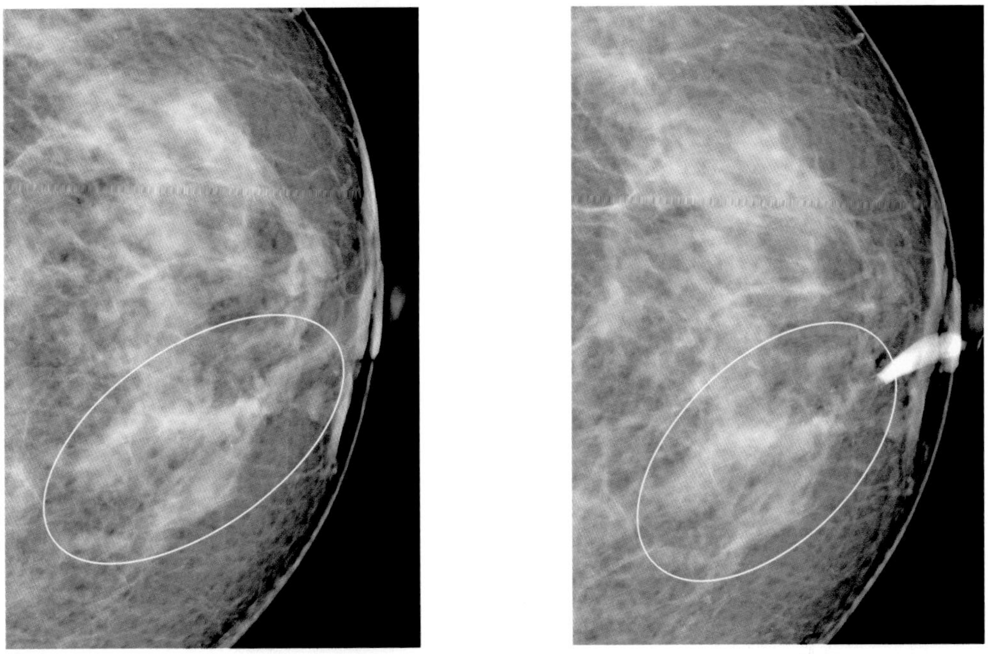

A. 左乳轴位片　　B. 左乳导管造影轴位片

图 5-2-13　平片（A）示：左乳内侧见片状密度增浓区，结构紊乱，其中见一针尖样钙化，晕后可见增粗、增浓大导管影。导管造影（B）示：左乳晕内侧主导管明显扩张，于平片所见病变区导管造影中断，以下分支导管未见显影。X 线诊断：左乳主导管扩张，管内占位，考虑乳头状瘤部分恶变。病理：左乳导管内乳头状瘤伴上皮中度非典型增生

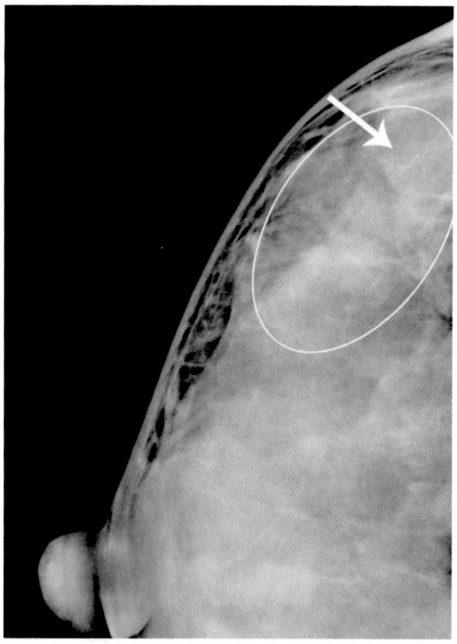

A. 右乳轴位片

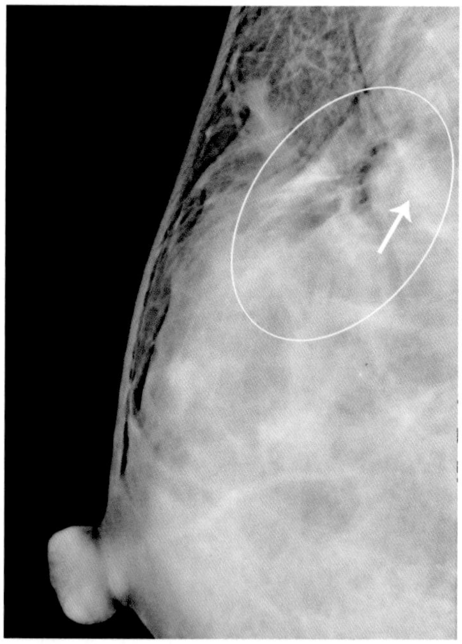

B. 右乳斜位片

图 5-2-14　右乳外上纤维腺瘤术后 2 年，该片见术区结构紊乱，可见杂乱索状影聚集，密度稍增浓不均，其中见数个针尖样钙化、准钙化。X 线诊断：右乳外上术后改变，不除外非典型增生。病理：右乳腺增生伴局部导管上皮中度非典型增生

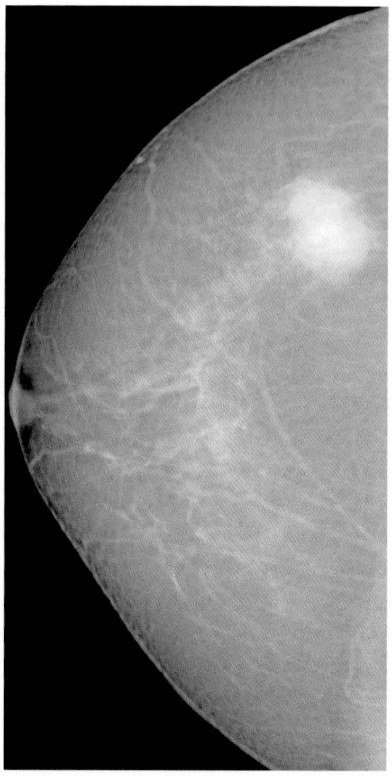

A. 右乳轴位片

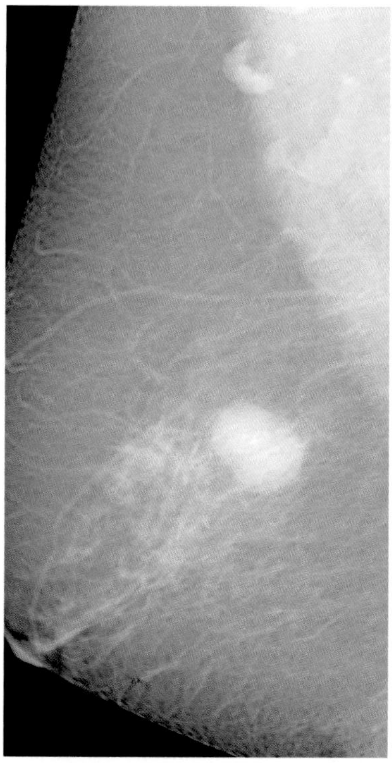

B. 右乳斜位片

图 5-2-15　右乳腺体大部分退化，外上见一 1.9cm×1.5cm 高密度结节影，边界大部分清晰，部分稍毛糙，局部血供稍丰富，周围结构稍紊乱。X 线诊断：右乳残留异型增生结节，高度怀疑恶变。病理：右乳腺增生伴中-重度非典型增生

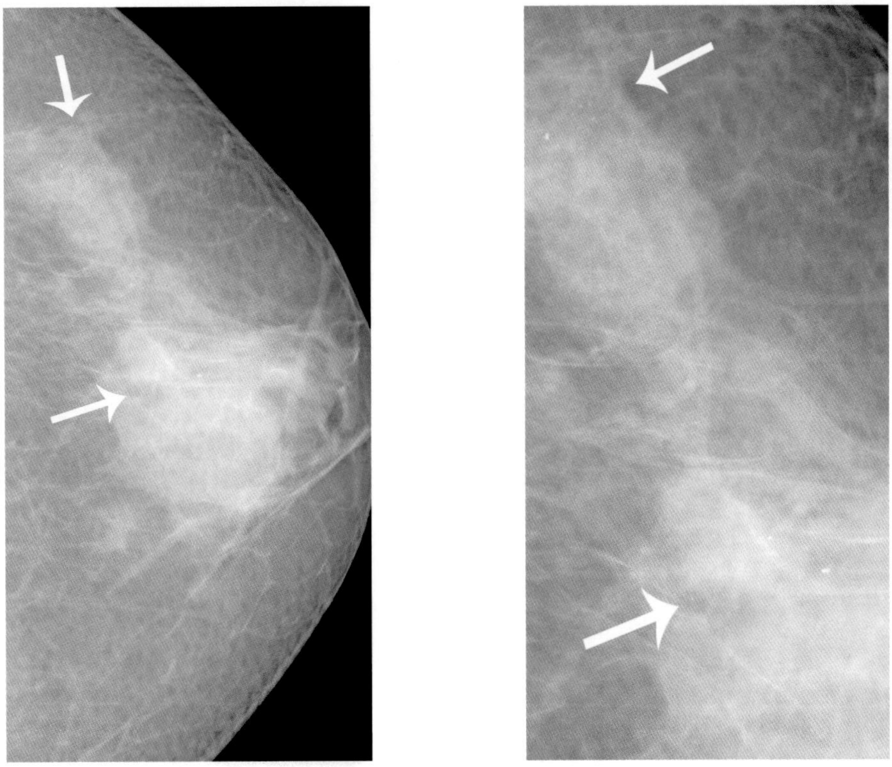

A. 左乳轴位片　　B. 左乳轴位片局部放大

图 5–2–16　左乳晕后中央区局限性结构紊乱，密度增浓不均，可见增粗大导管影及多个针尖样钙化、准钙化，左乳外上见少许杂乱的发丝状影及小簇针尖样钙化。X 线诊断：左乳非典型增生，高度怀疑管内癌。病理：左乳腺增生伴上皮中–重度非典型增生

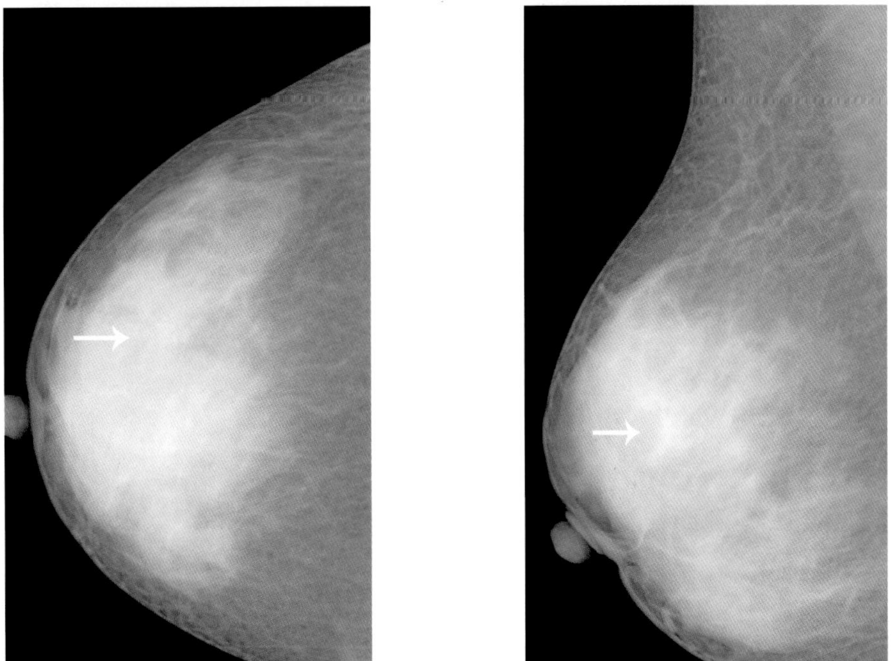

A. 右乳轴位片　　B. 右乳斜位片

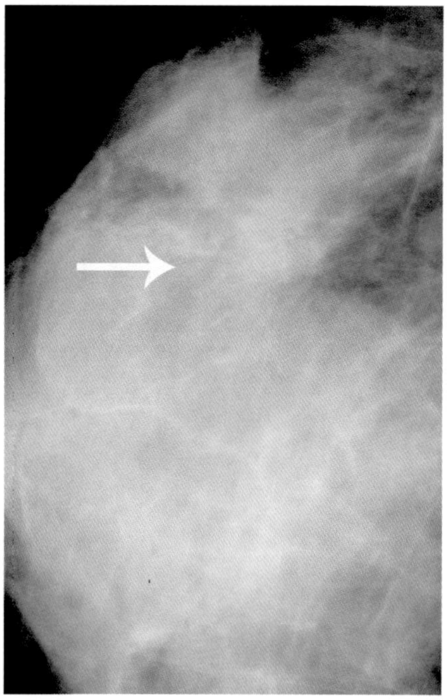

C. 轴位片局部放大

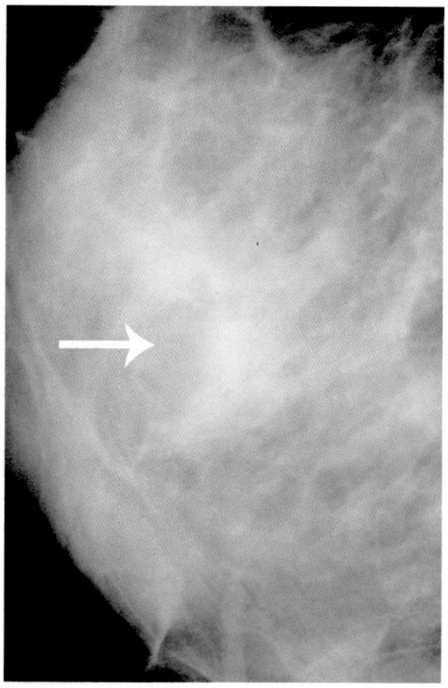

D. 斜位片局部放大

图 5-2-17 （A-D）示：右乳外上局限性结构紊乱，其中可见 2 个稍高密度小星状影及发丝状影聚集，周围隐约见低密度水肿环。X 线诊断：右乳非典型增生，不除外恶变。病理：右乳乳头状瘤伴中-重度非典型增生

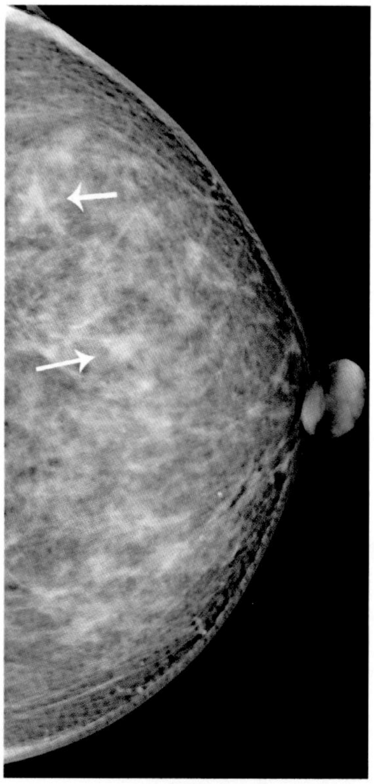

A. 左乳轴位片

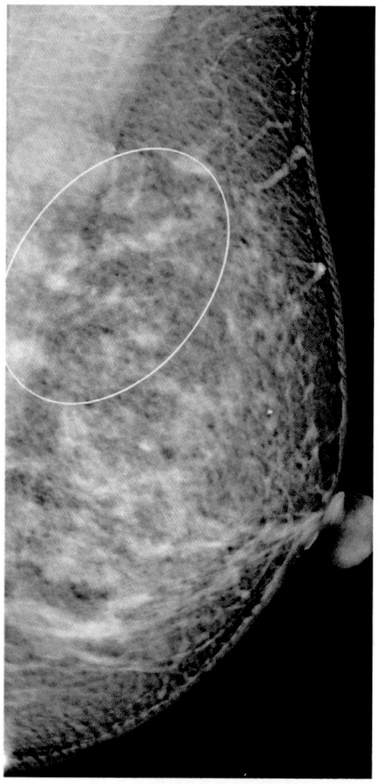

B. 左乳斜位片

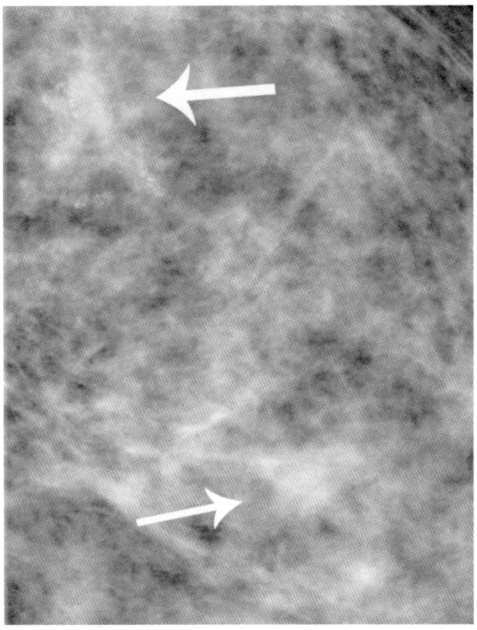

C. 轴位片局部放大

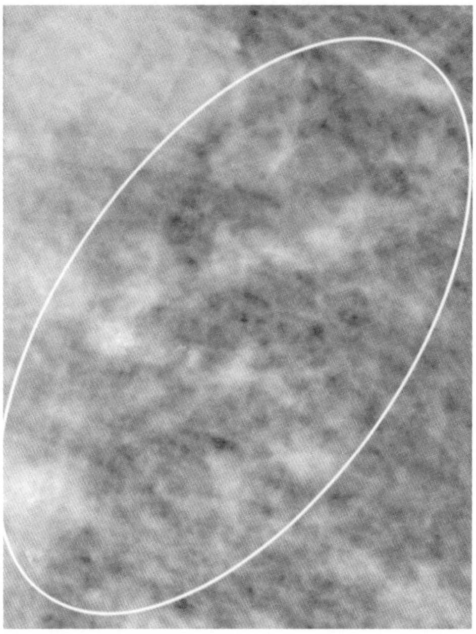

D. 斜位片局部放大

图 5-2-18　(A-D) 示：左乳外上结构紊乱，见多个稍高密度小结节影，边缘不规则，其中密度不均，见多簇针尖样钙化、准钙化。X 线诊断：左乳外上非典型增生，高度怀疑多灶性管内癌。病理：左乳腺增生伴上皮中-重度非典型增生

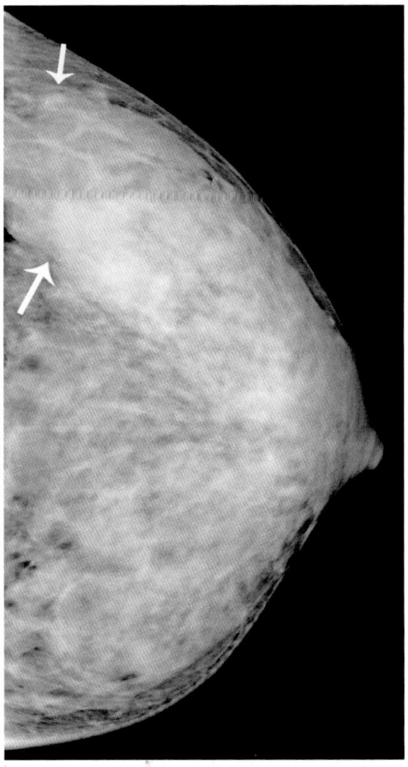

A. 左乳轴位片

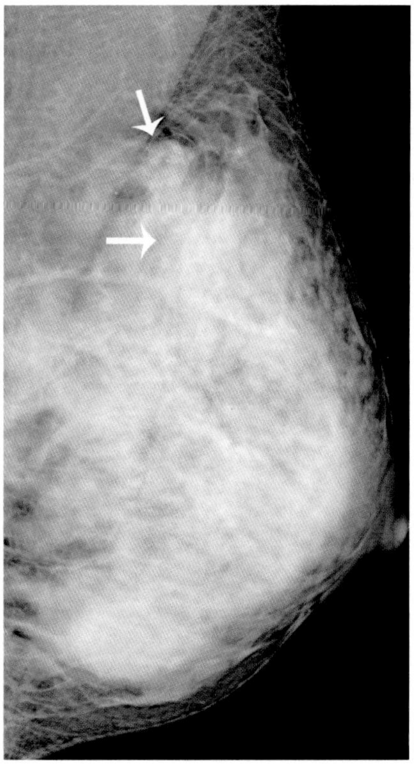

B. 左乳斜位片

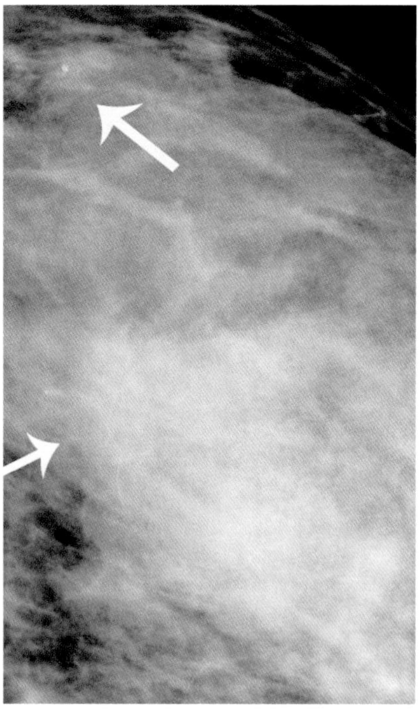

C. 轴位片局部放大

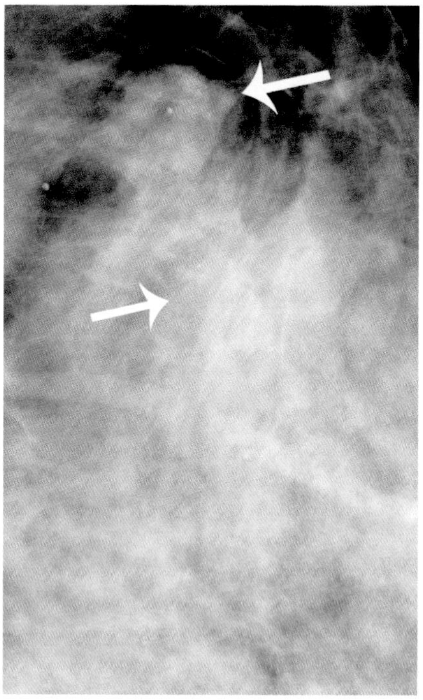

D. 斜位片局部放大

图 5-2-19 （A-D）示：左乳外上局限性密度增浓，结构紊乱，可见稍高密度小结节及小星状影，其中见多个散在及小簇分布的针尖样钙化、准钙化，血供稍丰富。X 线诊断：左乳非典型增生，不除外部分恶变。病理：左乳腺重度非典型增生

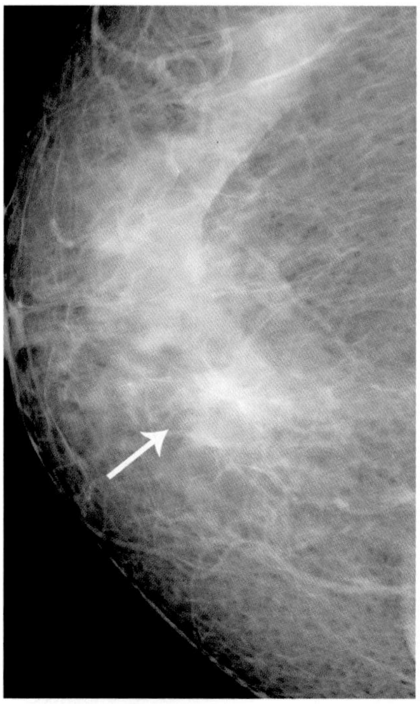

A. 右乳轴位片

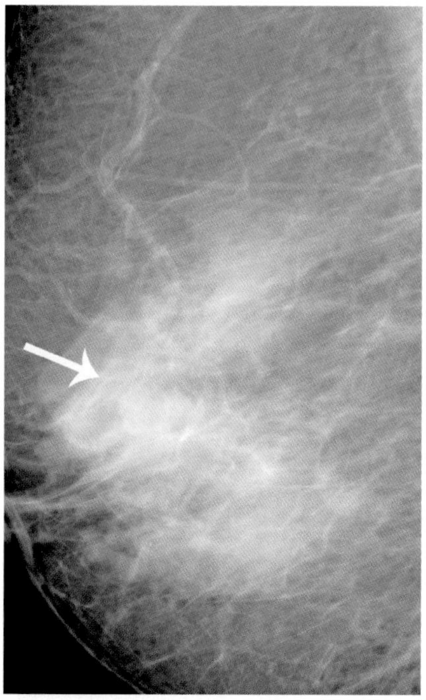

B. 右乳斜位片

图 5-2-20 右乳晕内上局限性密度增浓，结构紊乱，可见细的索状影聚集及稍高密度结节影，晕后可见增粗的大导管影，局部血供丰富。X 线诊断：右乳非典型增生，不除外部分恶变。病理：右乳导管内乳头状瘤伴上皮重度非典型增生

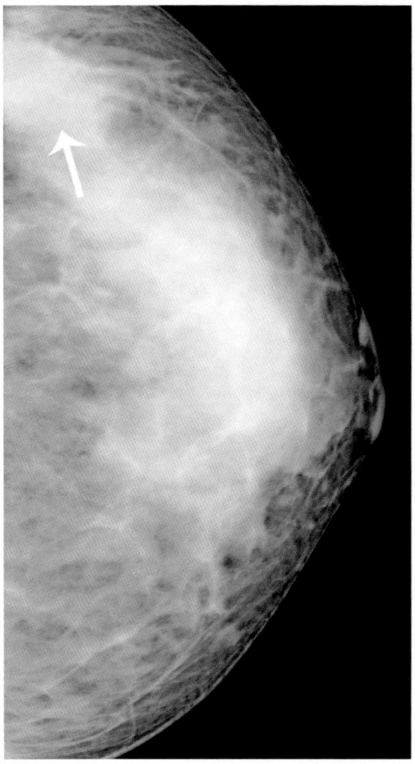

A. 左乳轴位片

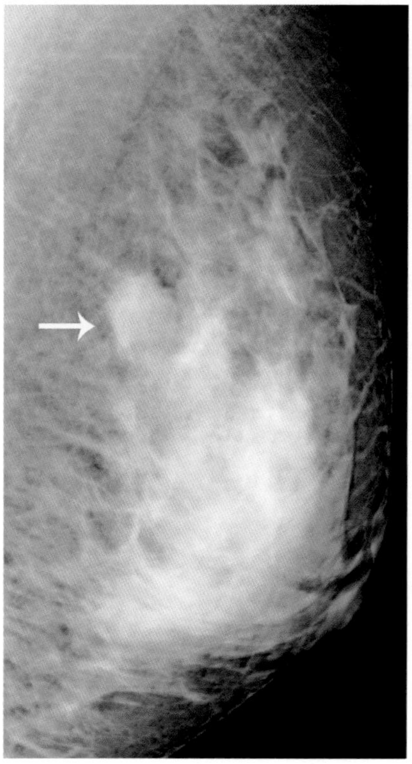

B. 左乳斜位片

图 5-2-21　左乳外上见一 1.6cm×1.6cm 密度不均结节影，部分边缘模糊、不规则，血供稍丰富，对应悬韧带增粗。X 线诊断：高度怀疑左乳外上癌。病理：左乳导管乳头状瘤伴局灶上皮重度非典型增生

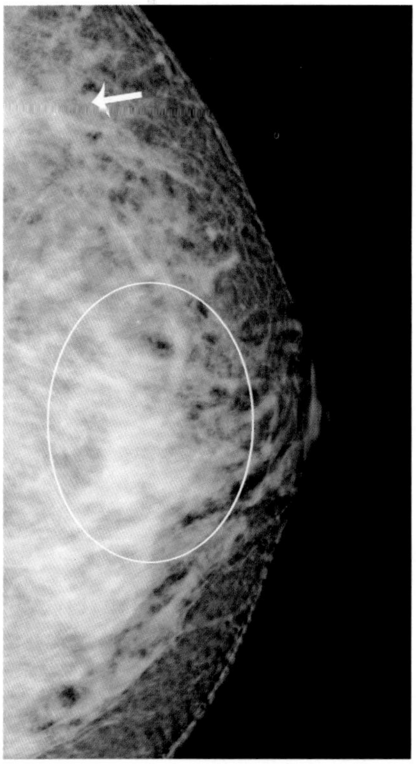

A. 左乳轴位片

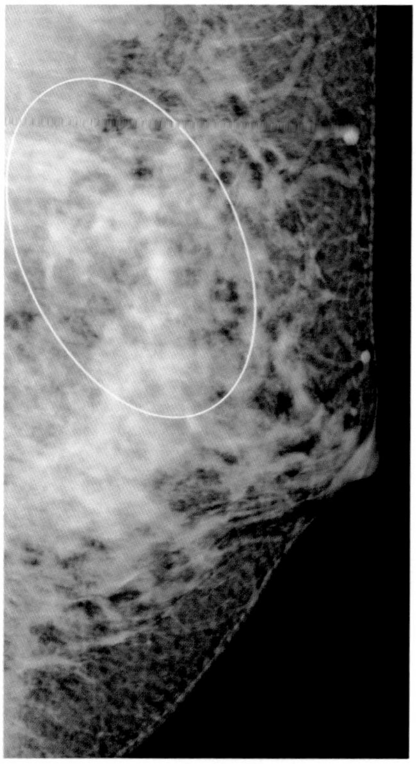

B. 左乳斜位片

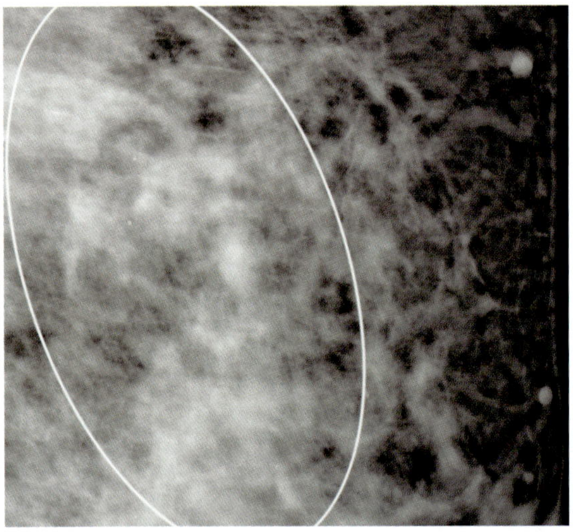

C. 斜位片局部放大

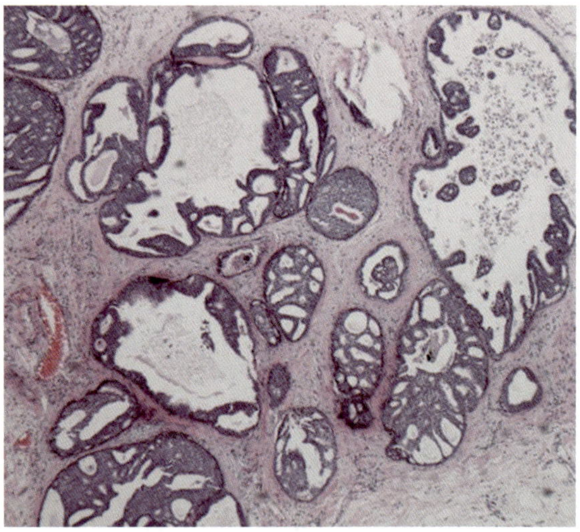

D. 病理切片

图 5-2-22 （A-C）示：左乳晕后、外上局限性密度增浓，结构紊乱，其中见多个增浓的粟粒状小结节影沿大叶分布，散在数个针尖样钙化、准钙化，局部血供较丰富（轴位片未能完全包括病灶）。X 线诊断：左乳非典型增生，不除外恶变。镜下所见（D）：导管上皮呈筛状及微乳头状增生，细胞大小一致，总直径<2mm。病理：左乳导管上皮重度非典型增生

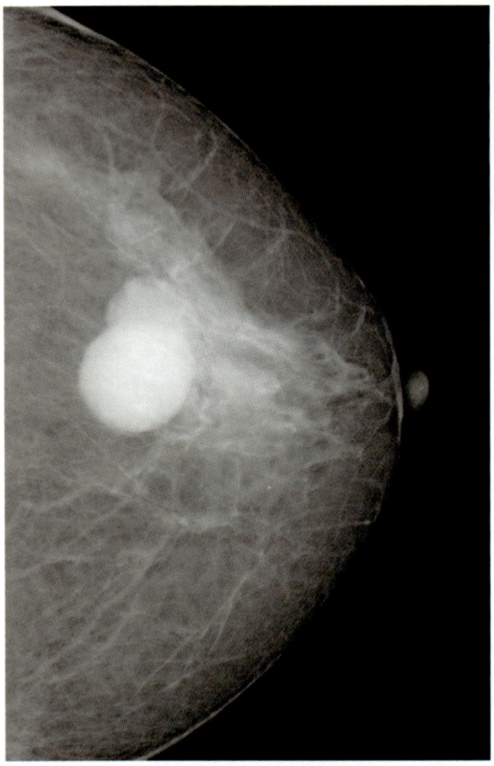

A. 左乳轴位片

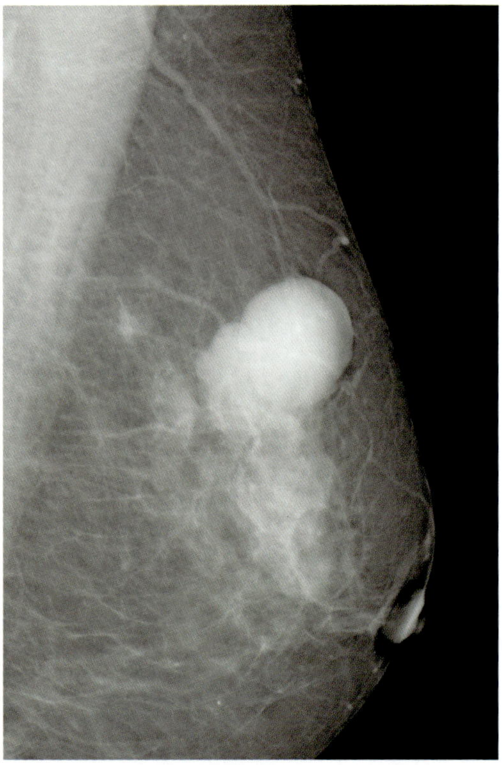

B. 左乳斜位片

图 5-2-23 左乳腺体大部分退化，晕后、外上残留片状腺体组织，结构紊乱，其中外上见一葫芦形高密度块影，大小约 2.7cm×1.6cm，边界大部分清晰光滑，部分稍模糊，其中密度稍欠均匀，局部血供丰富，内未见钙化。X 线诊断：左乳低恶性肿瘤。病理：左乳纤维腺瘤伴上皮重度非典型增生

第六章　乳腺原位癌的 X 线表现

第一节　导 管 内 癌

乳腺导管内癌为导管上皮细胞的恶性增生且局限于导管的基底膜内，不侵犯间质。高发年龄为 35~55 岁。并非所有导管内癌都发展成浸润性导管癌，据研究，大约 30%的导管内癌最终会发展成浸润性癌，但仍有相当一部分导管内癌可一直保持原位，不进展为浸润性导管癌，因此，2003 年 WHO 发表的乳腺肿瘤病理分类中将其划分为“癌前病变”。

导管内癌按组织学分型可分为微乳头型、乳头型、实体型、筛状和粉刺型，粉刺型具有核分级高、多形性和中心腔性坏死等恶性细胞学表现，侵袭性强，更易发展为浸润性导管癌。现在多采用 Van Nuys 分类法，依据核多形性和有无粉刺样坏死来分级：Ⅰ级（高分化），1~2 级核，无粉刺样坏死；Ⅱ级（中分化），1~2 级核伴有粉刺样坏死；Ⅲ级（低分化），3 级核，无论有无粉刺样坏死。核分级数越高则恶性程度越高，预后越差。

（一）临床表现

以往大多数导管内癌是由于肿块或乳头溢血发现的，随着国民生活水平的提高，乳腺普查的开展，越来越多的无症状导管内癌被发现，现在约 80%的导管内癌是由乳腺 X 线发现特征性钙化诊断的。

（二）X 线表现

乳内簇状、沿导管分布的针尖样/线状/杆状/树枝状钙化，伴或不伴有结节，局灶腺体密度增浓，结构紊乱。部分病例无钙化，仅发现局灶结构紊乱区，行导管造影发现对应区导管占位而诊断该病。对于无肿块的钙化病例，术前可行钢丝定位，术后标本再行 X 线摄片并用大头针指示病理取材，以确保病变切除并取材正确。

（三）镜下表现

癌细胞局限于病变导管内，细胞体积大，异型明显，排列极性完全消失，无肌上皮细胞，基底膜完整，无间质浸润。

（四）典型病例

下面是部分典型病例，根据 X 线表现不同，分为以下 4 部分：①主要依据导管造影诊断；②主要依据钙化诊断；③主要表现为肿块；④主要表现为局部增浓，结构紊乱。

1. 主要依据导管造影诊断　见图 6–1–1 至图 6–1–6。

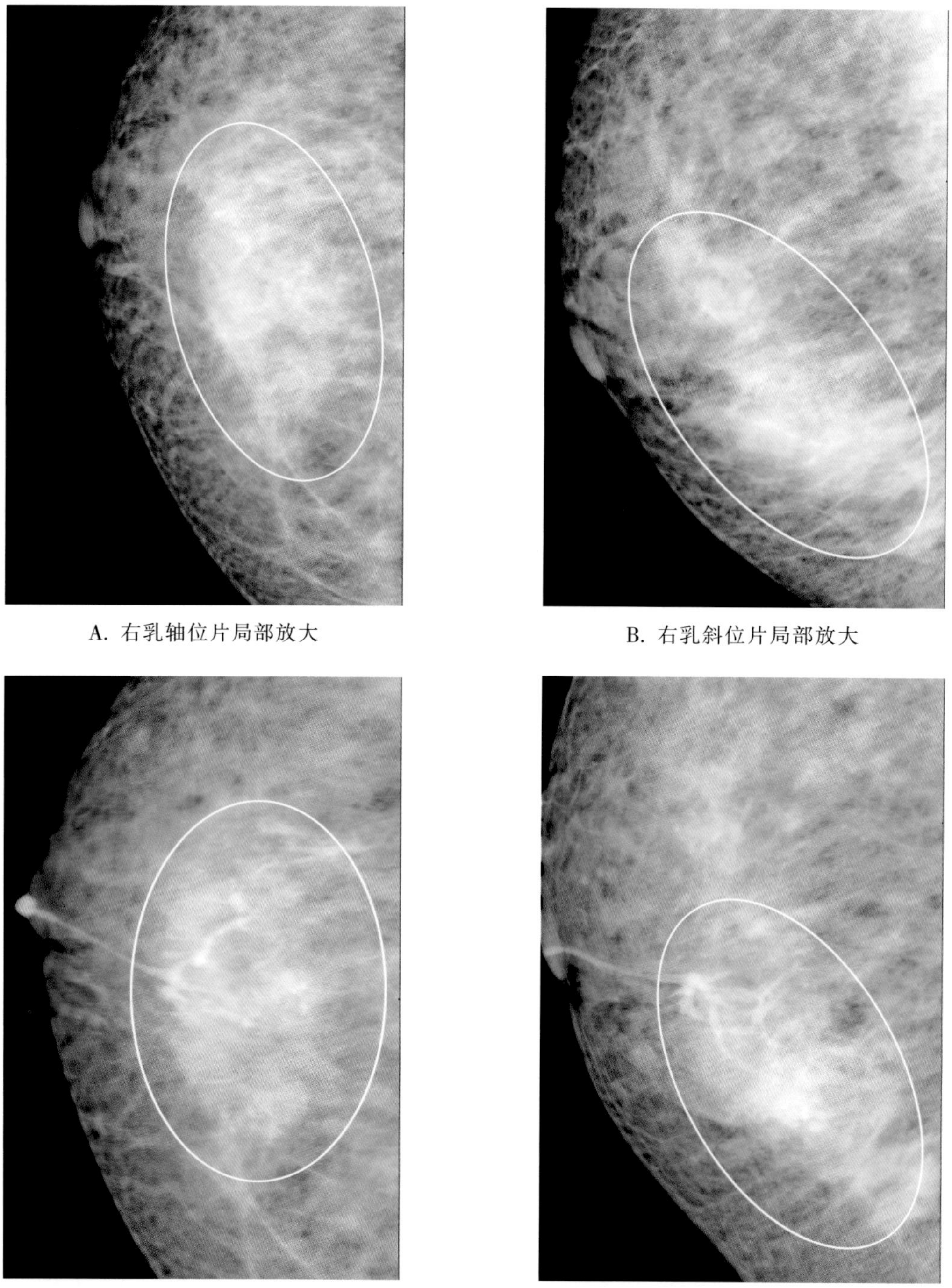

A. 右乳轴位片局部放大

B. 右乳斜位片局部放大

C. 导管造影轴位片

D. 导管造影侧位片

图 6–1–1　平片（A、B）示：右乳晕后、内下局限性密度增浓，结构紊乱，可见杂乱索状影。导管造影（C、D）示：右乳晕后、内下主导管及分支导管扩张，粗细不均，于平片所见病变区分支导管内见不规则充盈缺损、间断显影及鼠尾状狭窄、中断。X 线诊断：右乳导管扩张，管内多发占位，考虑乳头状瘤病恶变。病理：右乳导管内乳头状瘤伴上皮重度非典型增生，部分区域为导管内癌

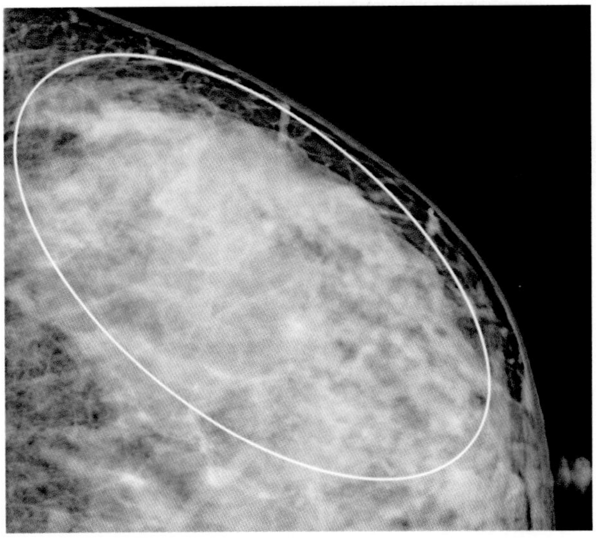

A. 左乳轴位片

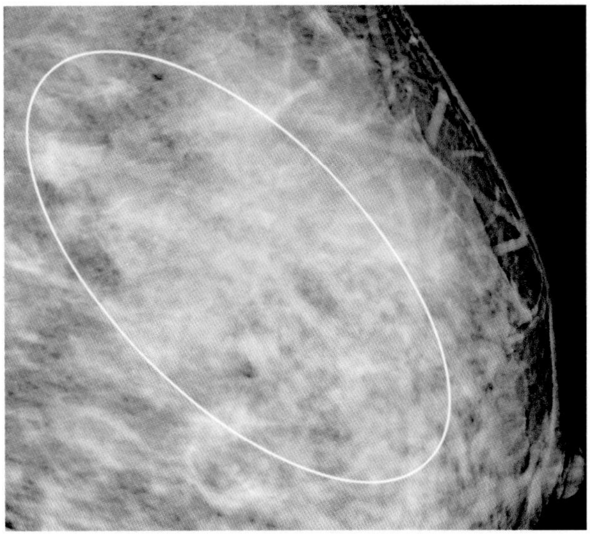

B. 左乳斜位片

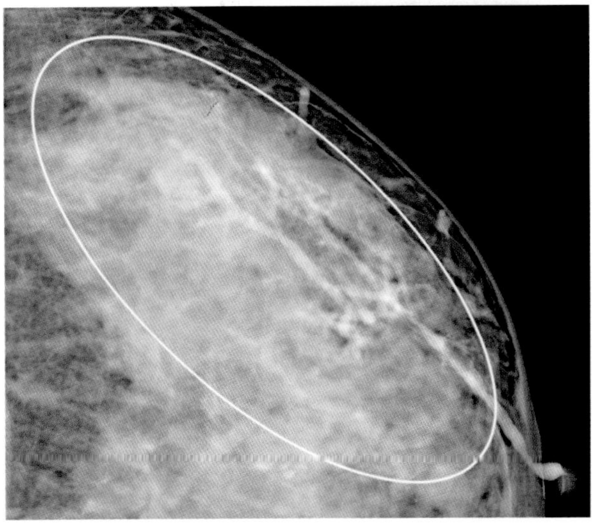

C. 导管造影轴位片

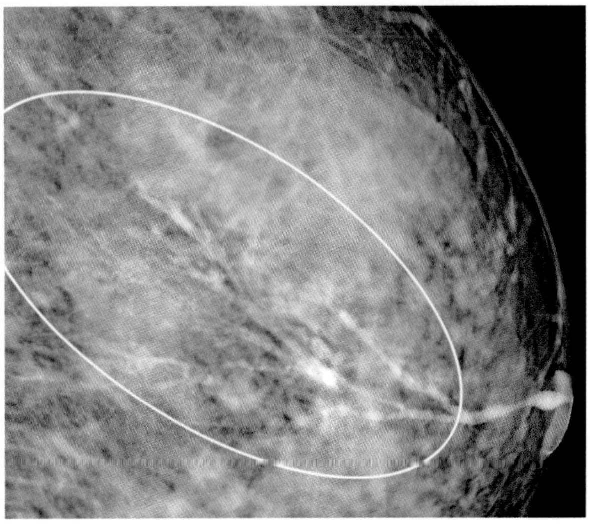

D. 导管造影侧位片

图 6-1-2 平片（A、B）示：左乳晕后、外上局限性密度增浓，结构紊乱，其中见 6~7 个针尖样钙化呈小簇状分布，局部血供丰富。导管造影（C、D）示：左乳外侧、外上主导管及分支导管扩张、僵硬，粗细不均，于平片所见病变区主导管及分支导管见多个类圆形、不规则形充盈缺损、中断及间断显影。X 线诊断：左乳导管扩张，管内多发占位，考虑乳头状瘤恶变。病理：左乳导管内癌伴局部小叶癌化

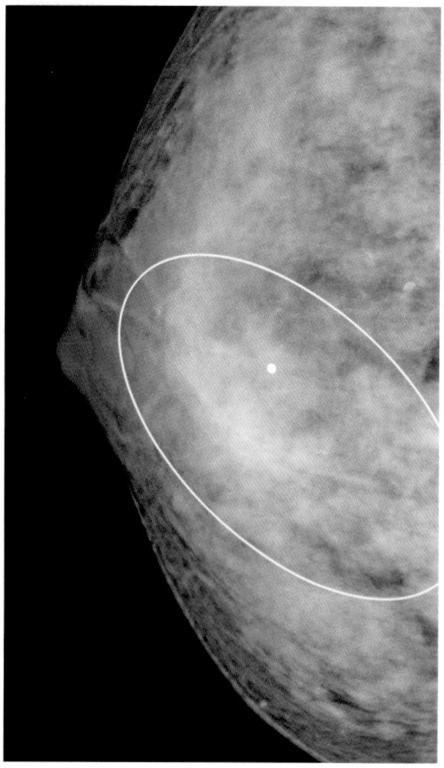

A. 右乳轴位片局部放大

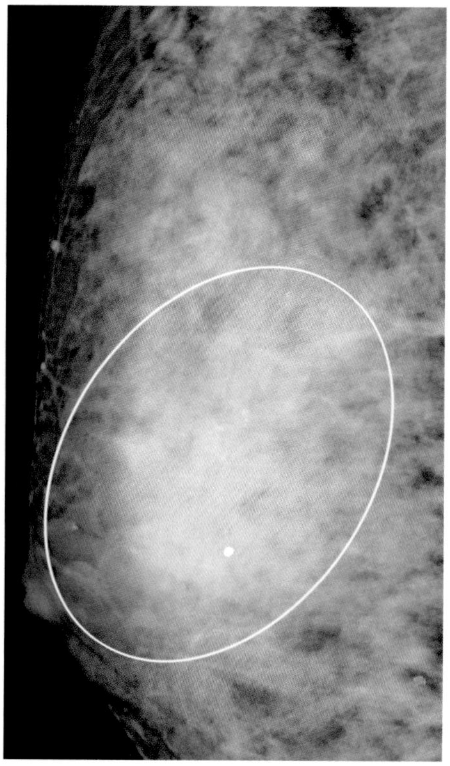

B. 右乳斜位片局部放大

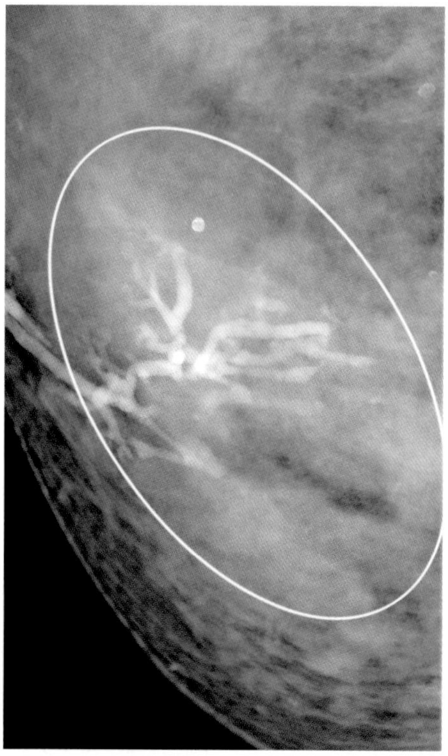

C. 导管造影轴位片局部放大

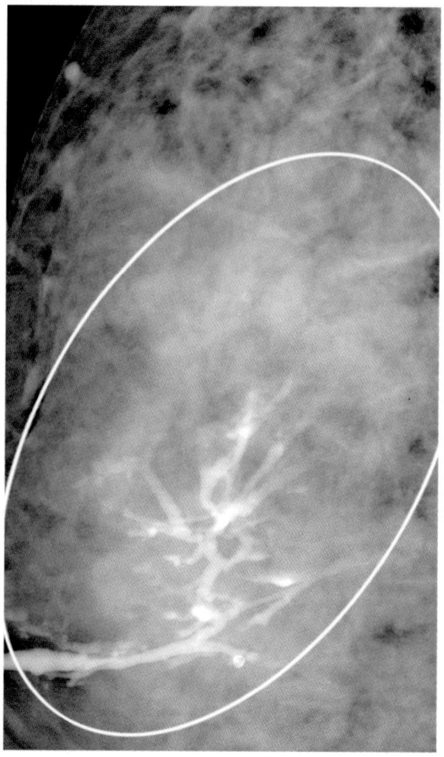

D. 导管造影侧位片局部放大

图 6-1-3 平片（A、B）示：右乳晕后中央区及内上局限性密度增浓不均，结构紊乱，局部血供丰富。导管造影（C、D）示：右乳晕后、内上主导管及分支导管呈柱状扩张，于上述平片病变区分支导管呈间断显影及中断。X 线诊断：右乳导管扩张，管内多发占位，考虑乳头状瘤，不除外部分恶变。病理：右乳导管内癌

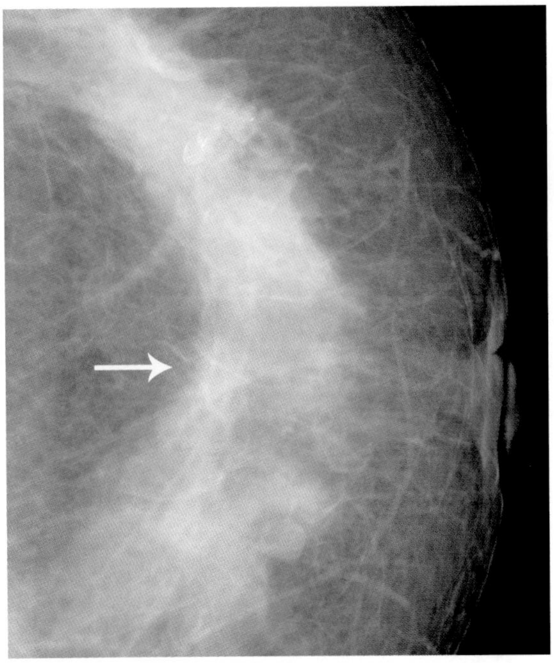

A. 左乳轴位片

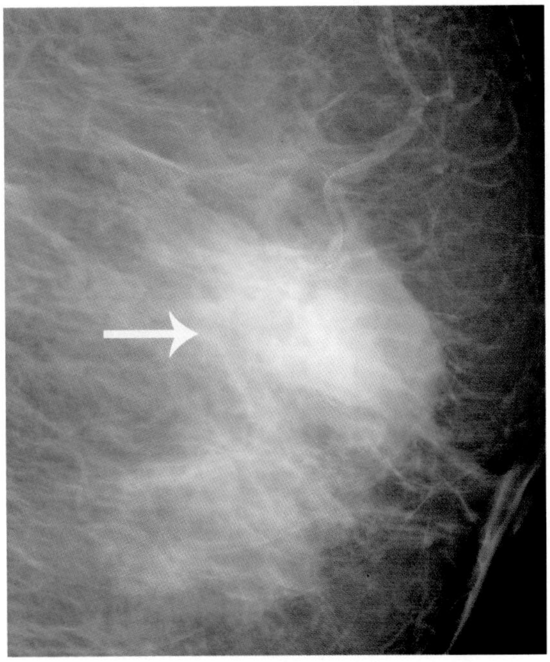

B. 左乳斜位片

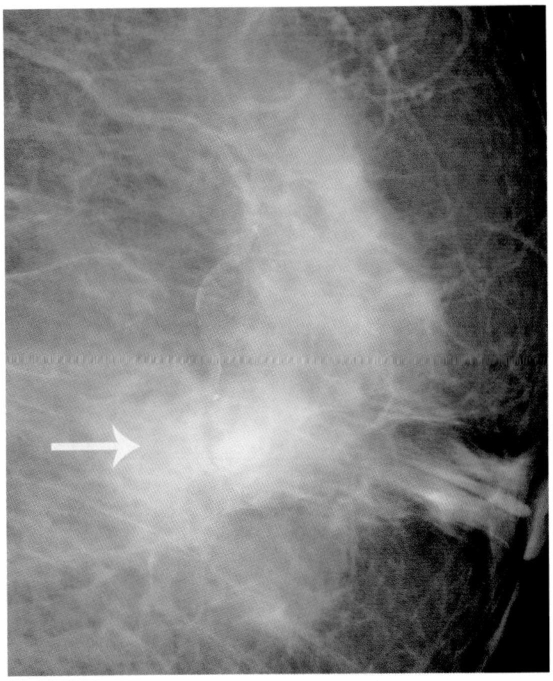

C. 导管造影轴位片

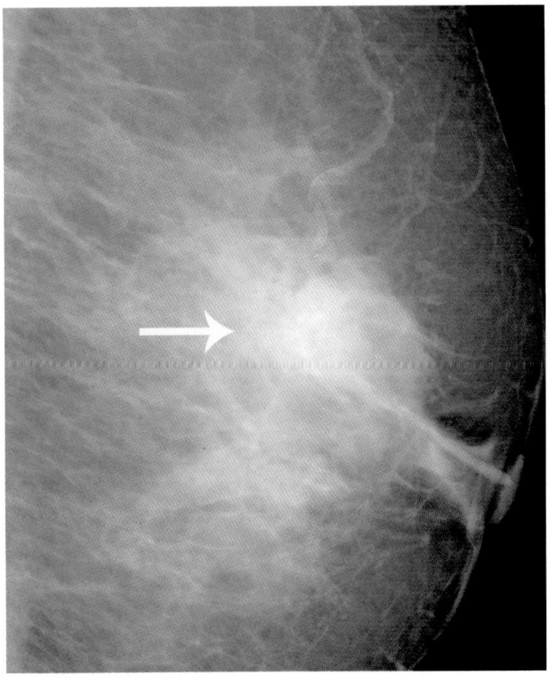

D. 导管造影侧位片

图 6-1-4　平片（A、B）示：左乳腺体部分退化，左乳晕上局限性密度增浓，结构紊乱，可见杂乱索状影聚集，局部血供丰富。导管造影（C、D）示：左乳晕上主导管扩张，于平片所见病变区主导管呈鼠尾状狭窄、中断，以下分支导管未见显影。X 线诊断：左乳导管扩张，管内占位，考虑管内癌。病理：左乳导管内癌

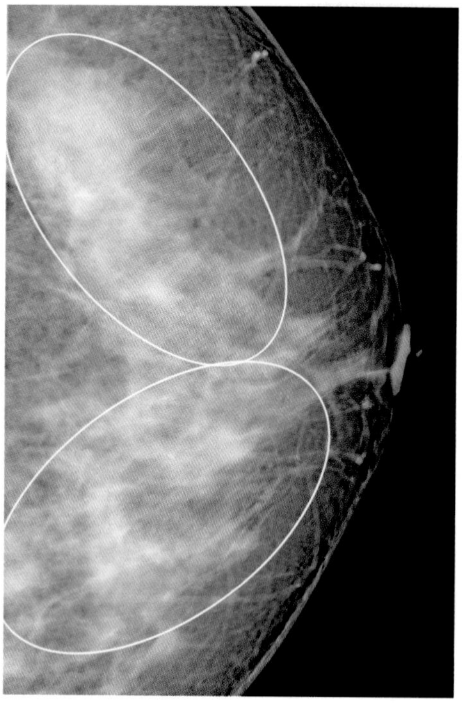

A. 左乳轴位片局部放大

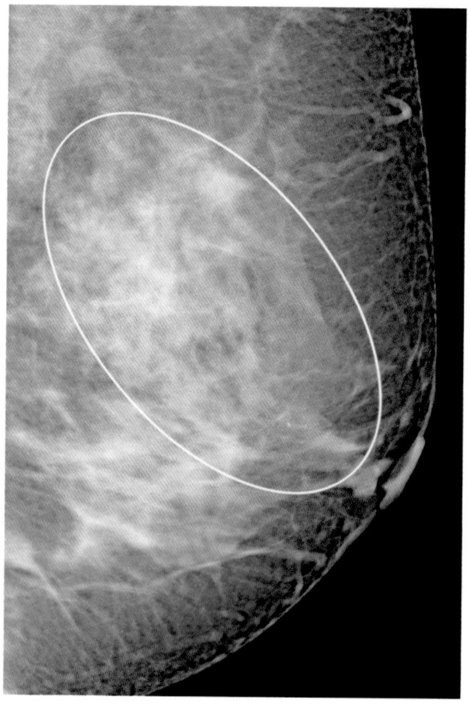

B. 左乳斜位片局部放大

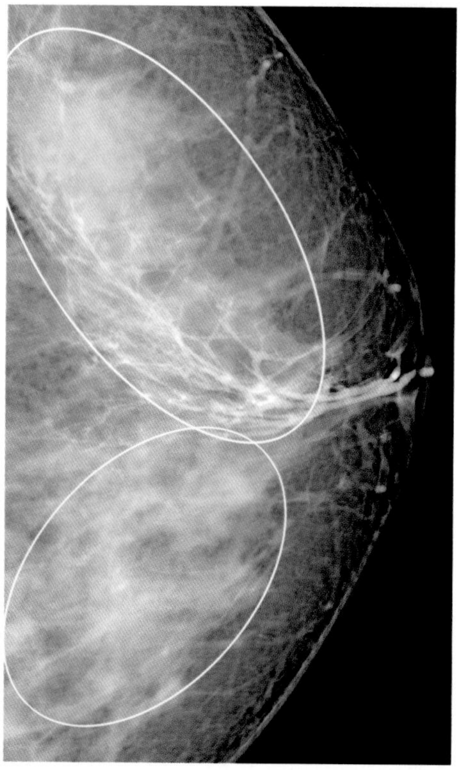

C. 左乳导管造影轴位片局部放大

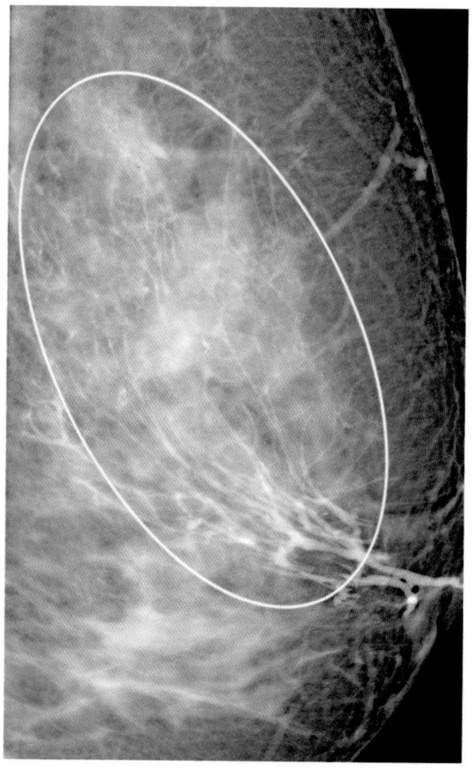

D. 左乳导管造影侧位片局部放大

图 6-1-5　平片（A、B）示：左乳晕后、内上、外上结构紊乱，可见杂乱索状影、增浓的小星状影及多量沿导管走形的针尖样钙化、准钙化。导管造影（C、D）示：左乳晕后及外上主导管及分支导管扩张，于平片所见病变处，分支导管间断显影及中断。X 线诊断：左乳导管扩张，管内多发占位，考虑多灶性管内癌。病理：左乳导管内癌伴神经内分泌分化

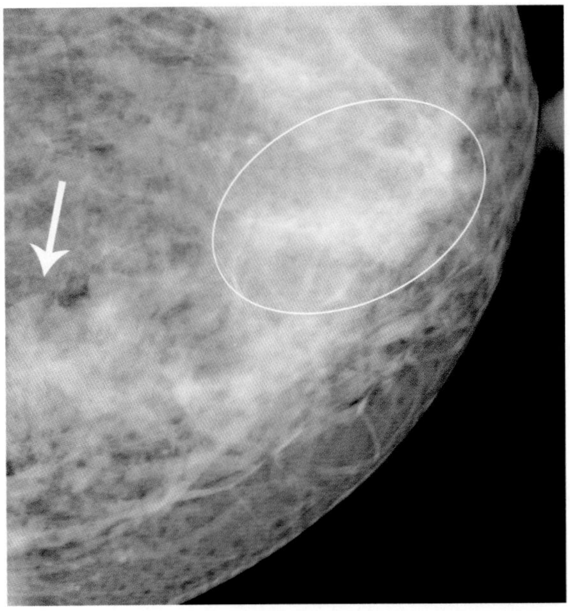

A. 轴位片局部放大

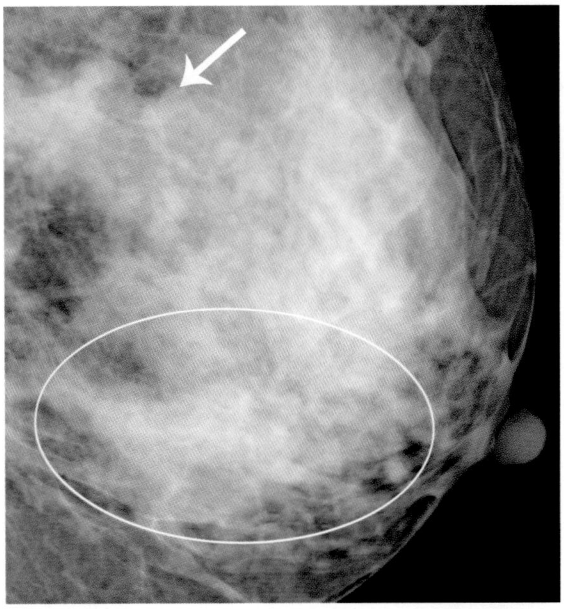

B. 斜位片局部放大

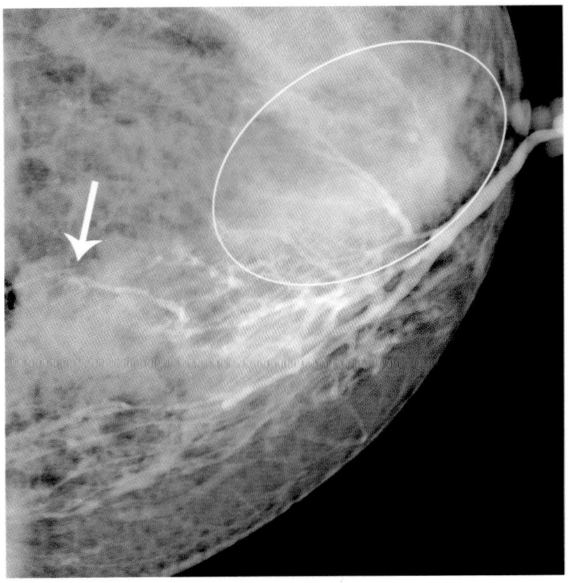

C. 导管造影轴位片

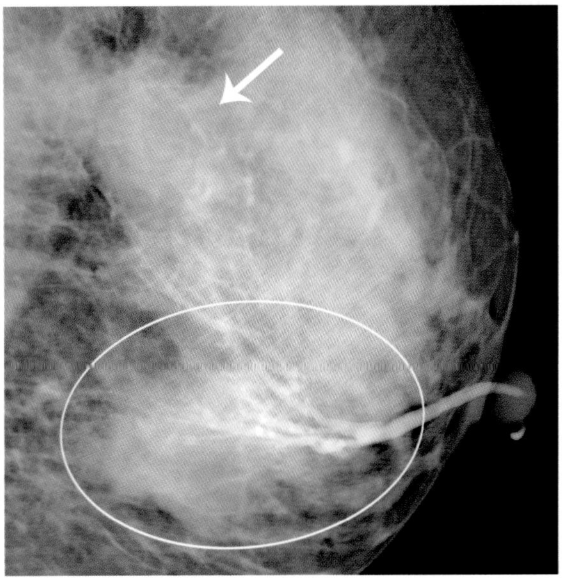

D. 导管造影侧位片

图 6-1-6　平片（A、B）示：左乳晕下局限性结构紊乱，其中可见杂乱、增浓的发丝状影及小星状影，左乳内上见不对称的局限性密度增浓区。导管造影（C、D）示：左乳晕下、内上主导管、分支导管扩张，于上述病变区分支导管中断及间断显影。X 线诊断：左乳导管扩张，管内占位，考虑乳腺癌。病理：左乳导管内癌

2. 主要表现为钙化　见图 6-1-7 至图 6-1-22。

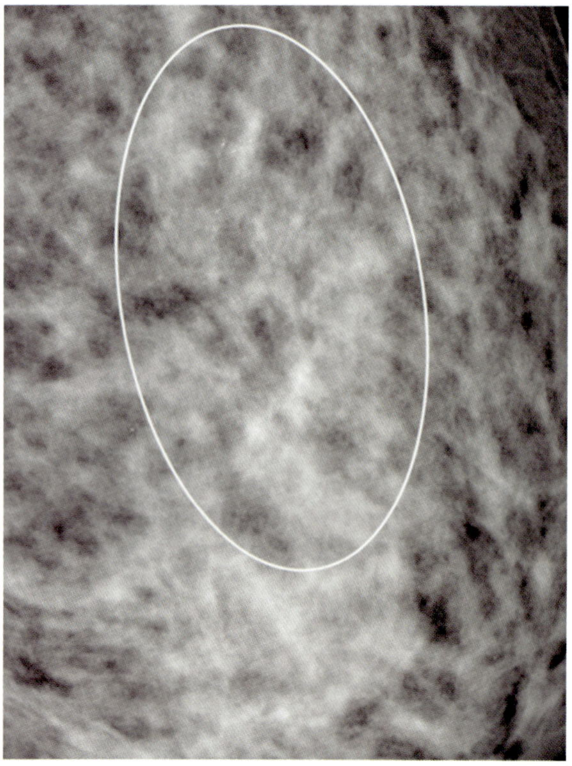

A. 左乳轴位片局部放大

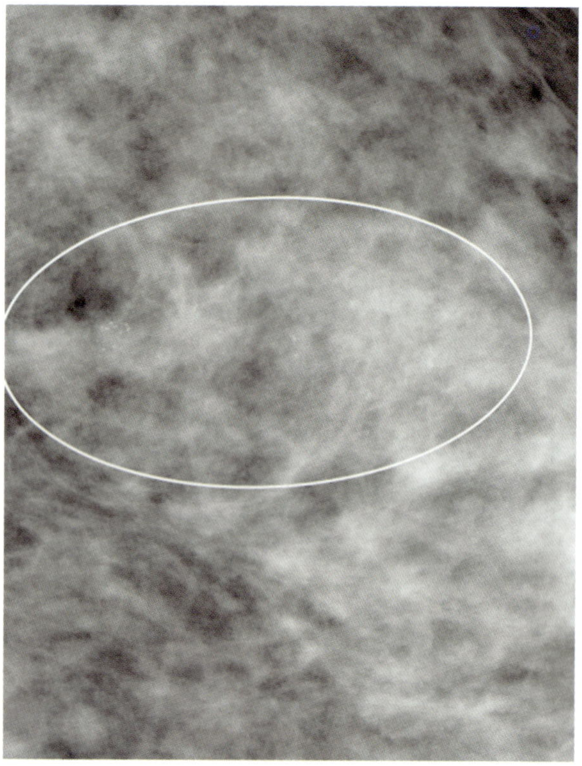

B. 左乳斜位片局部放大

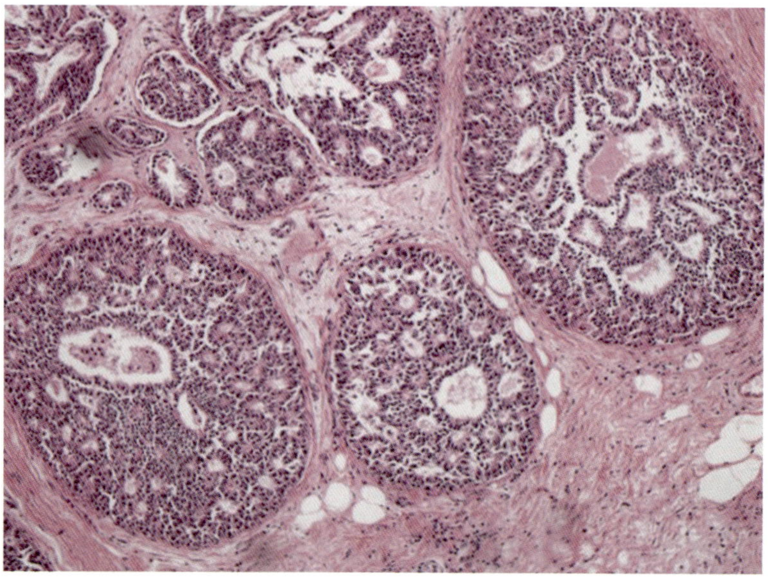

C. 病理切片

图 6-1-7　（A、B）示：左乳外上局部结构稍紊乱，其中见小簇分布的针尖样钙化、数个沿导管分布的针尖样准钙化以及增浓的小星状影。X 线诊断：左乳非典型增生，不除外管内癌。镜下所见（C）：导管上皮呈筛状增生，细胞大小一致，总直径>2mm。病理：左乳低级别导管内癌

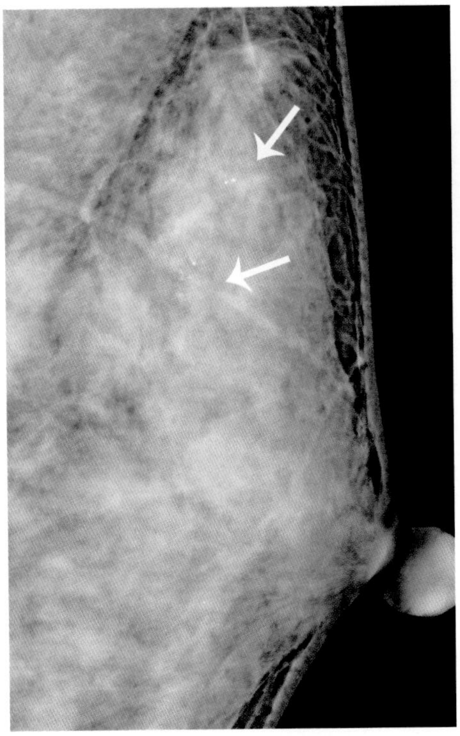

A. 左乳轴位片局部放大

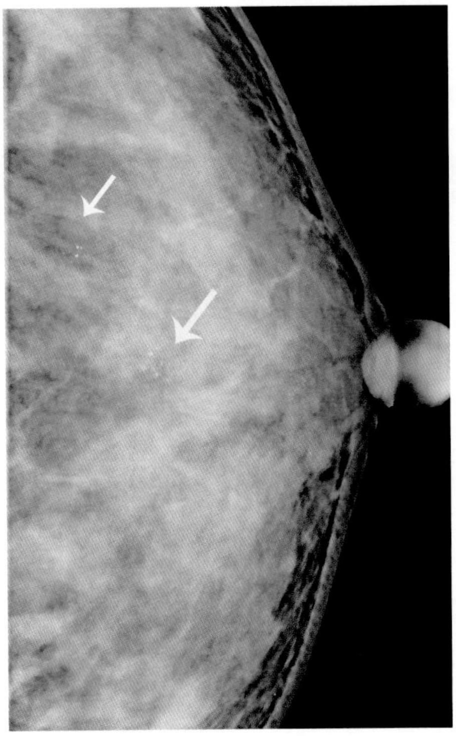

B. 左乳斜位片局部放大

图 6-1-8 左乳上方、外上局部密度稍增浓，结构稍紊乱，其中见 2 个小簇点状、针尖样钙化。X 线诊断：不除外左乳非典型增生。病理：左乳导管内癌

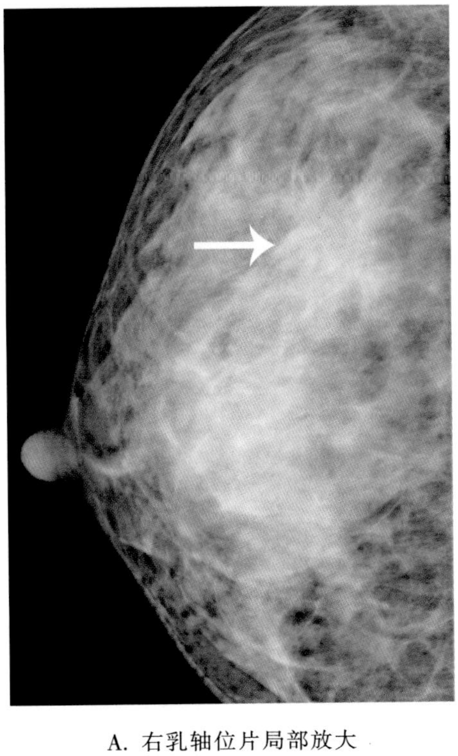

A. 右乳轴位片局部放大

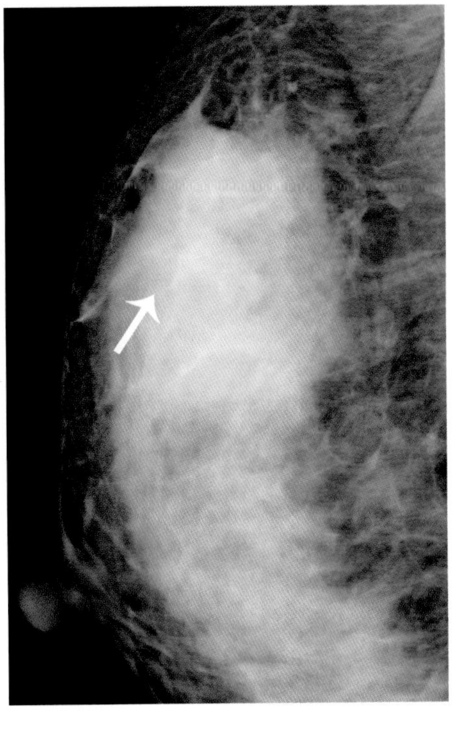

B. 右乳斜位片局部放大

图 6-1-9 右乳外上局限性结构紊乱，可见杂乱索状影聚集，其中见小簇针尖样钙化。X 线诊断：右乳非典型增生，高度怀疑管内癌。病理：右乳导管内癌

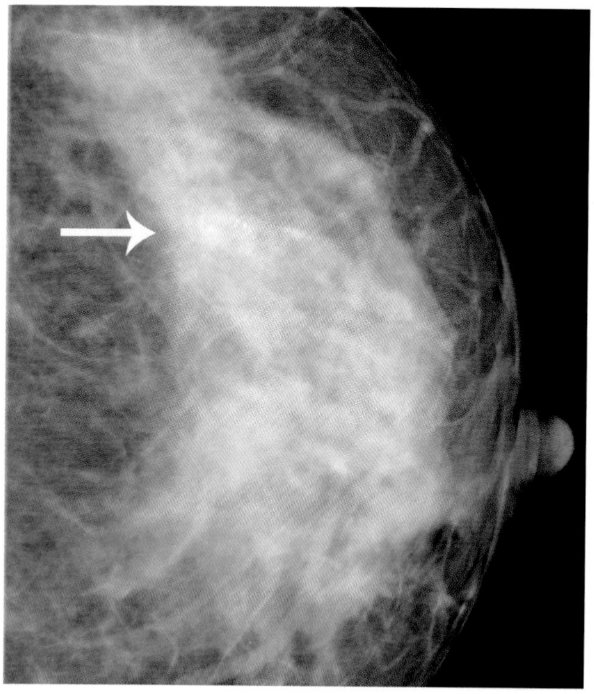

A. 左乳轴位片

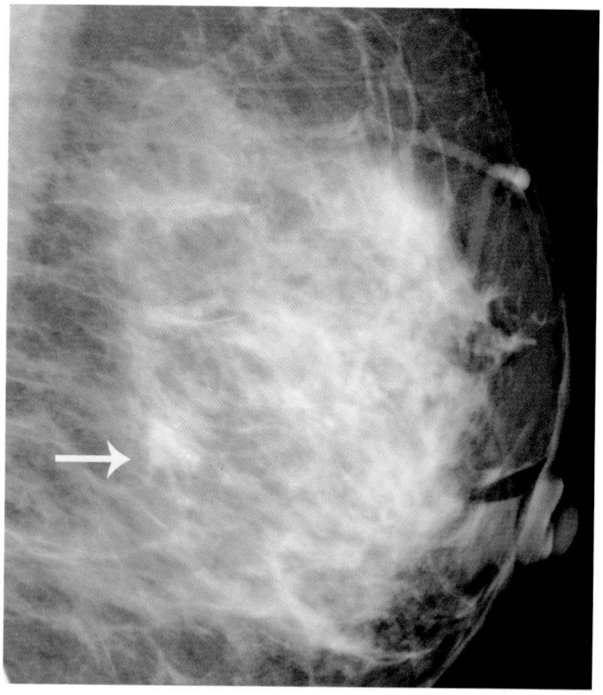

B. 左乳斜位片

图 6–1–10　左乳外侧局部密度增浓，结构紊乱，其中见一 0.5cm×0.7cm 大小高密度小结节影，形态不规则，边缘模糊，其中见小簇点状、针尖样钙化。X 线诊断：高度怀疑左乳小癌。病理：左乳导管内癌

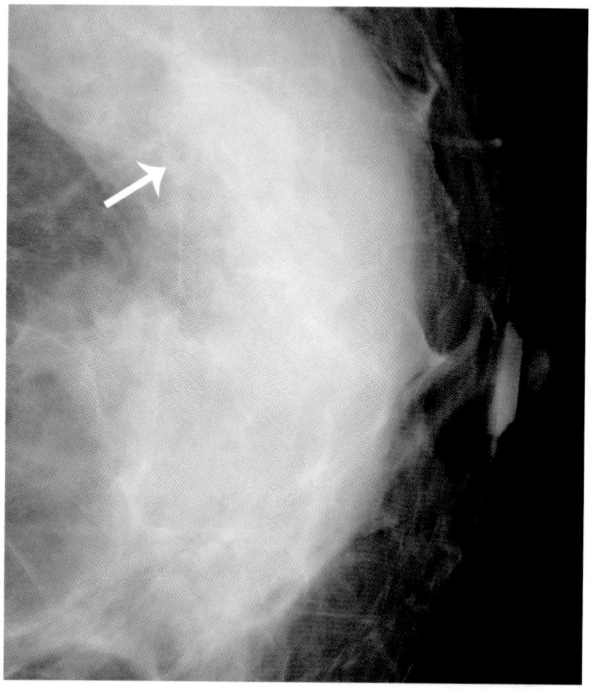

A. 左乳轴位片局部放大

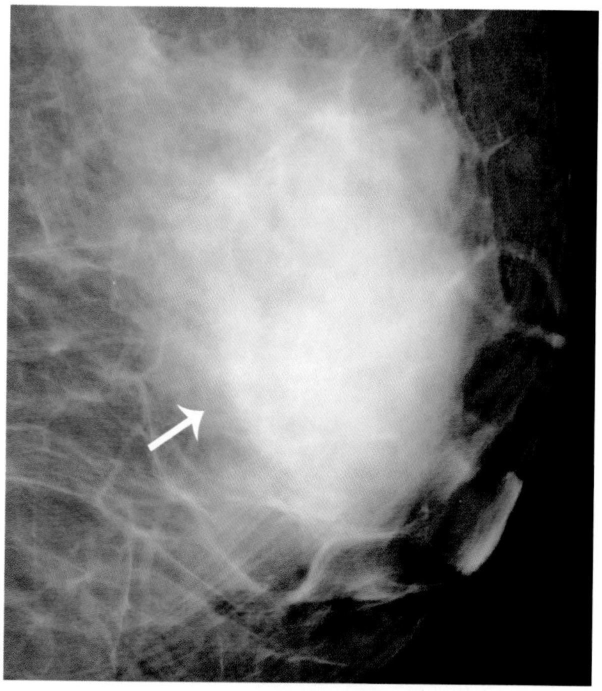

B. 左乳斜位片局部放大

图 6–1–11　左乳外侧局部密度增浓，结构稍紊乱，其中见数个针尖样准钙化及 1 个断针样钙化。X 线诊断：高度怀疑左乳管内癌。病理：左乳导管内癌

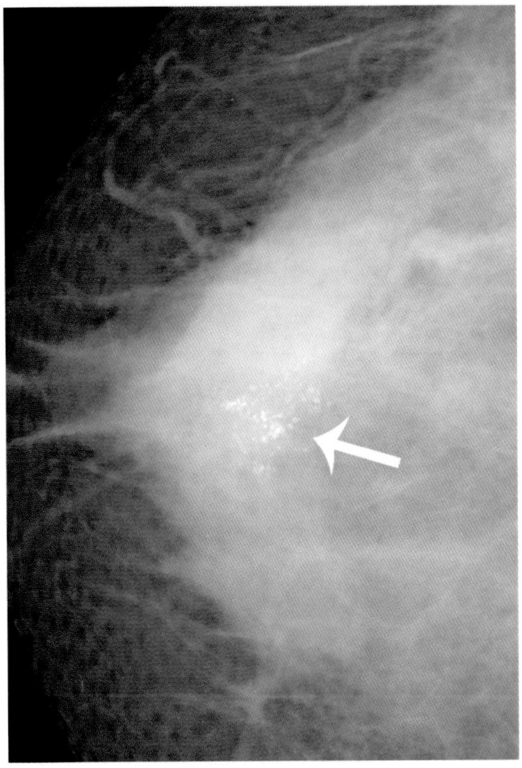

A. 右乳轴位片局部放大

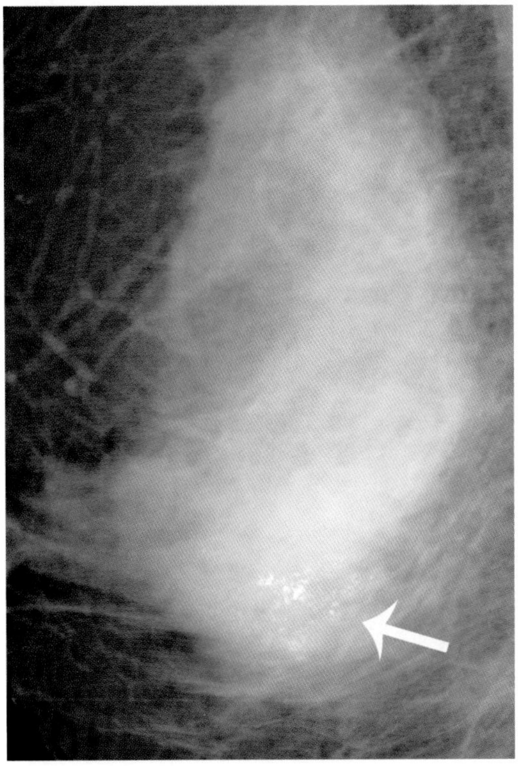

B. 右乳斜位片局部放大

图 6-1-12 右乳晕后中央区偏下方局限性密度增浓，结构稍紊乱，其中见多量簇状分布的多形性钙化。X 线诊断：右乳管内癌。病理：右乳导管内癌

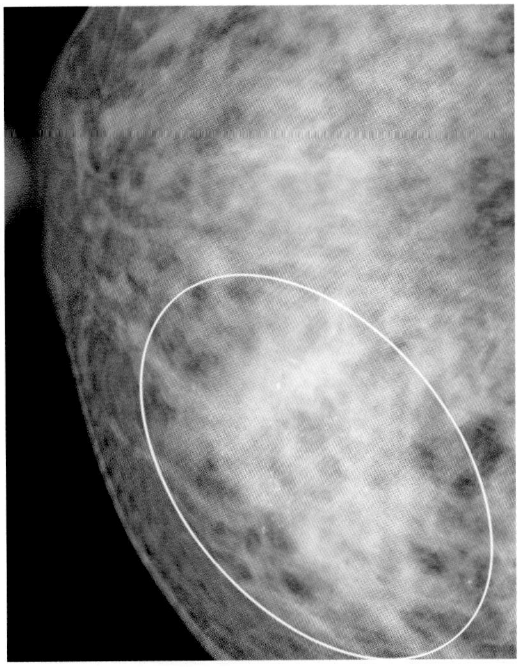

A. 右乳轴位片局部放大

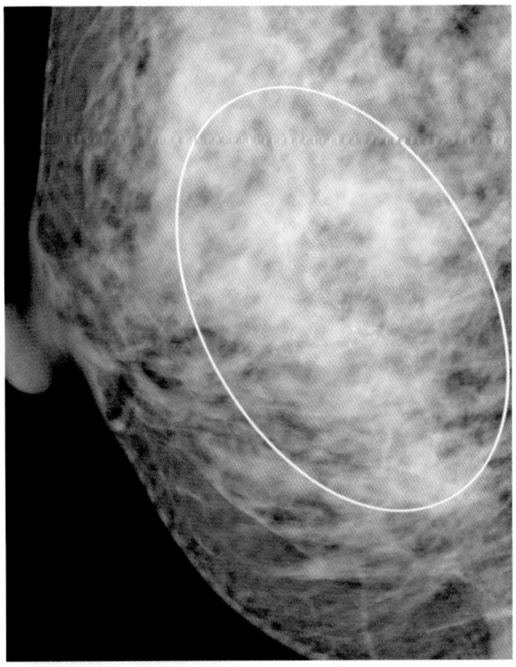

B. 右乳斜位片局部放大

图 6-1-13 右乳内侧局限性密度稍增浓，结构稍紊乱，其中见多个小簇状及沿导管分布的针尖样钙化、准钙化。X 线诊断：右乳管内癌。病理：右乳导管内癌

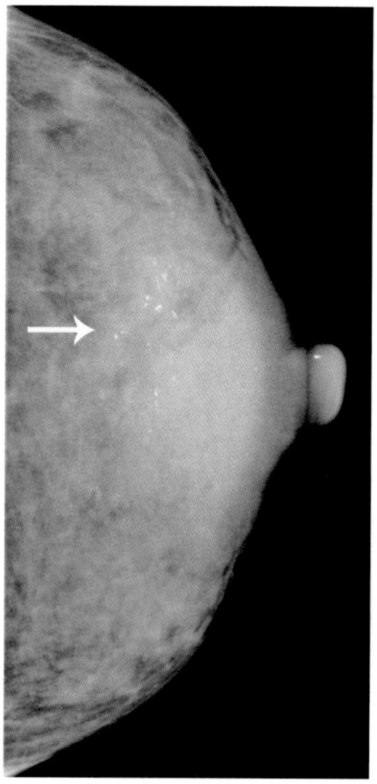

A. 左乳轴位片

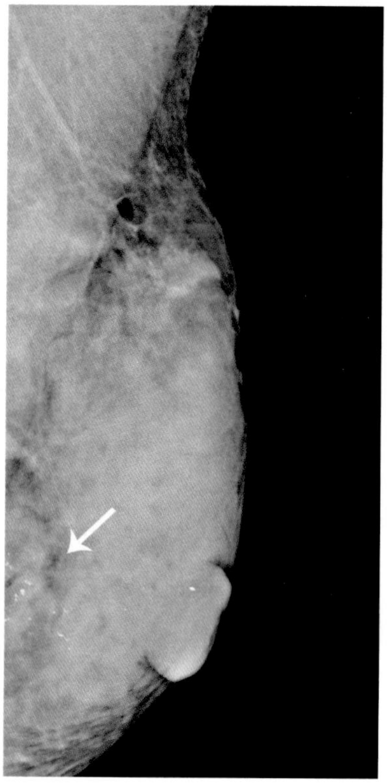

B. 左乳斜位片

图 6-1-14　左乳晕后中央区及晕外侧局限性密度稍增浓，其中见多个小结节影聚集及多个点状、针尖样、线状钙化。X 线诊断：高度怀疑左乳管内癌。病理：左乳导管内癌

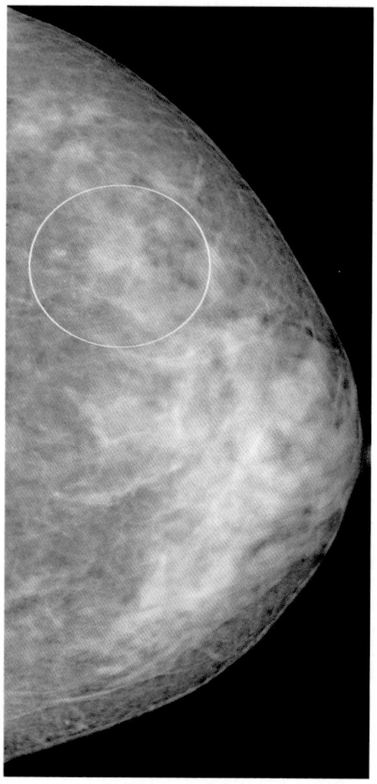

A. 左乳轴位片

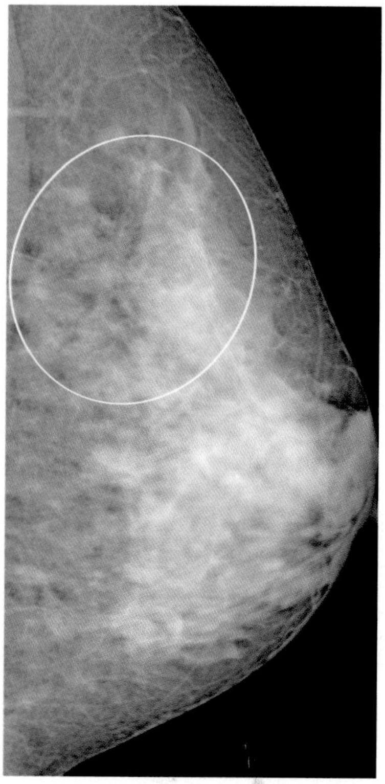

B. 左乳外侧位片

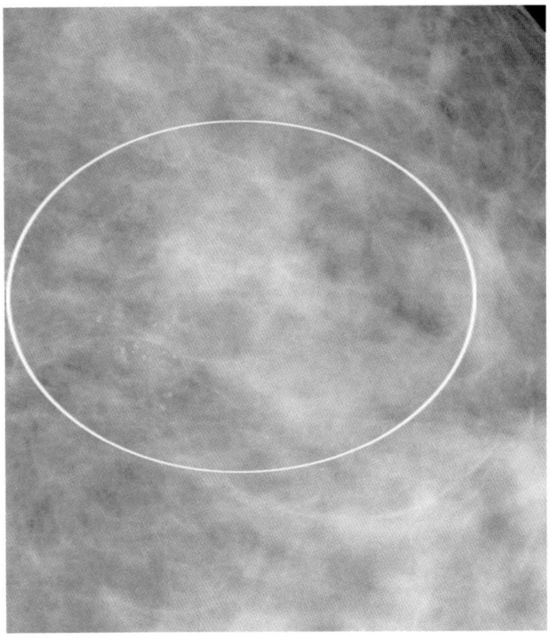

C. 轴位片局部放大

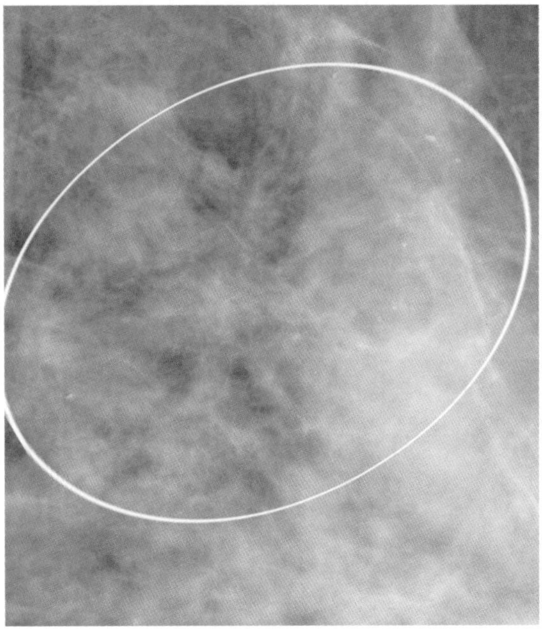

D. 侧位片局部放大

图 6-1-15　(A-D) 示：左乳外上密度稍增浓不均，结构稍紊乱，其中可见小簇分布及沿导管走形的多个针尖样钙化、准钙化，前下缘见向乳头引流的增粗导管影。X 线诊断：高度怀疑多灶性管内癌。病理：左乳导管内癌

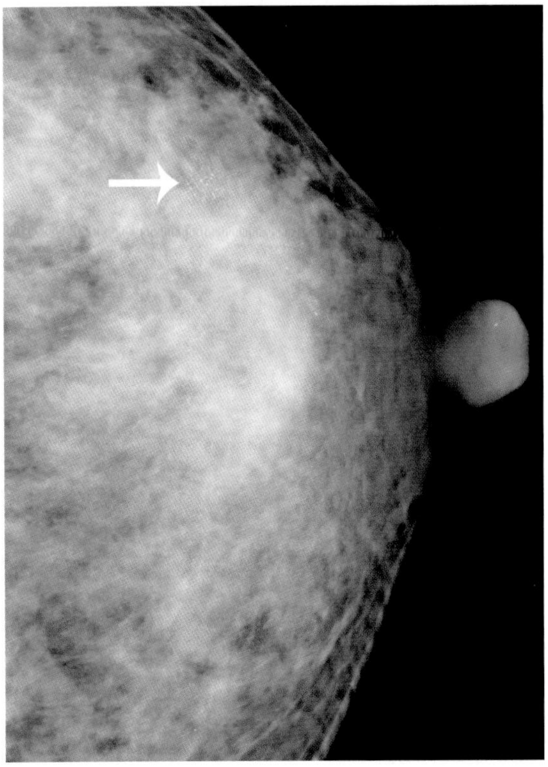

A. 左乳轴位片局部放大

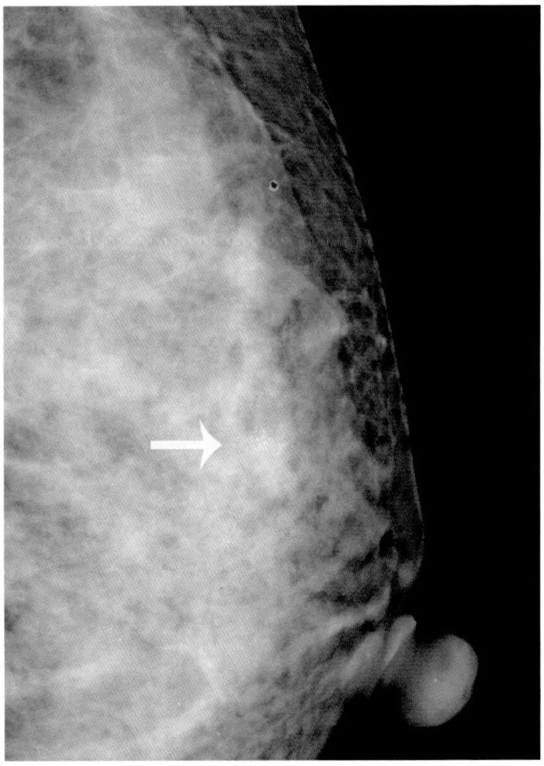

B. 左乳斜位片局部放大

图 6-1-16　左乳外上密度增浓，其中见小簇针尖样钙化。X 线诊断：高度怀疑左乳管内癌。病理：左乳导管内癌

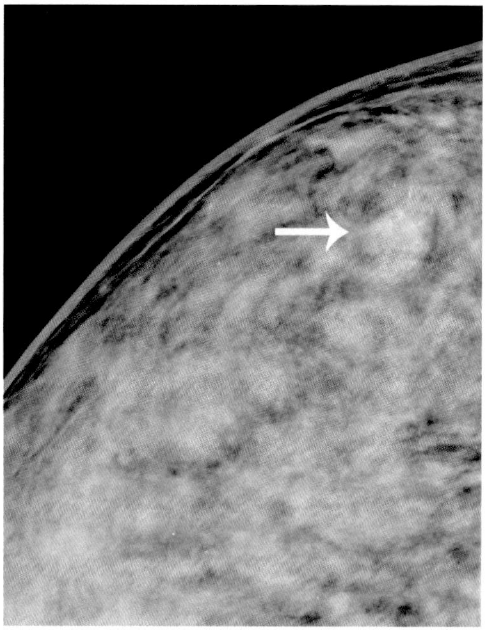

A. 右乳轴位片局部放大

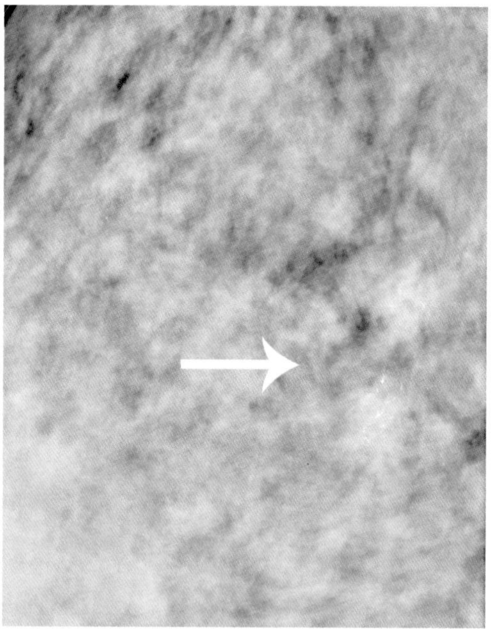

B. 右乳斜位片局部放大

图 6-1-17　右乳外上局限性密度增浓不均，结构稍紊乱，其中见一 0.7cm×0.6cm 大小高密度小结节影，边缘部分模糊，其中及周围见数个针尖样、杆状钙化。X 线诊断：高度怀疑右乳外上小癌。病理：右乳导管内癌

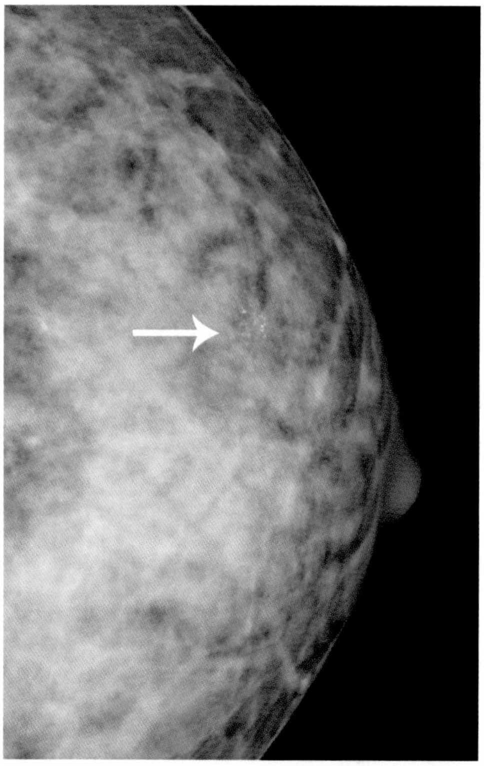

A. 左乳轴位片局部放大

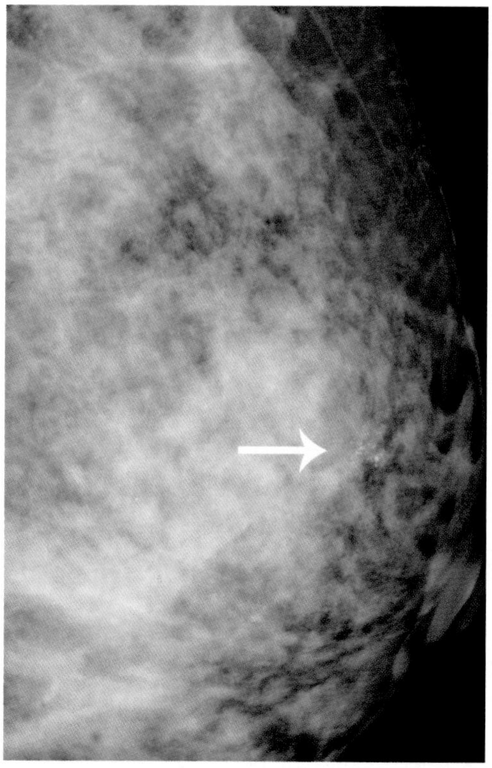

B. 左乳斜位片局部放大

图 6-1-18　左乳晕外上见小簇泥沙样钙化，局部血供稍丰富。
X 线诊断：高度怀疑左乳管内癌。病理：左乳高分化导管内癌

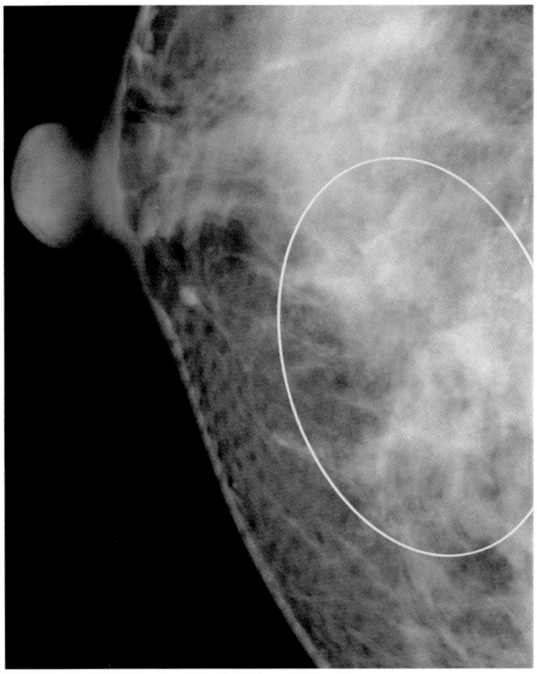

A. 右乳轴位片局部放大

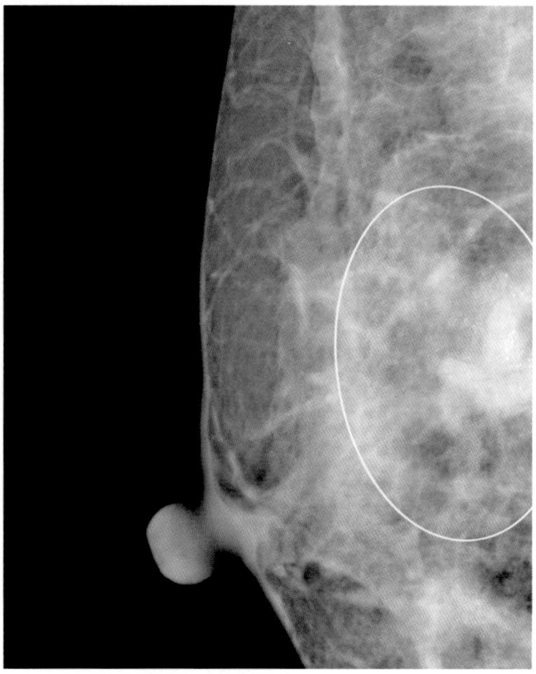

B. 右乳斜位片局部放大

图 6-1-19 右乳内上局限性密度增浓，结构紊乱，其中见多量泥沙样钙化，局部血供丰富。X 线诊断：右乳腺癌。病理：右乳导管内癌

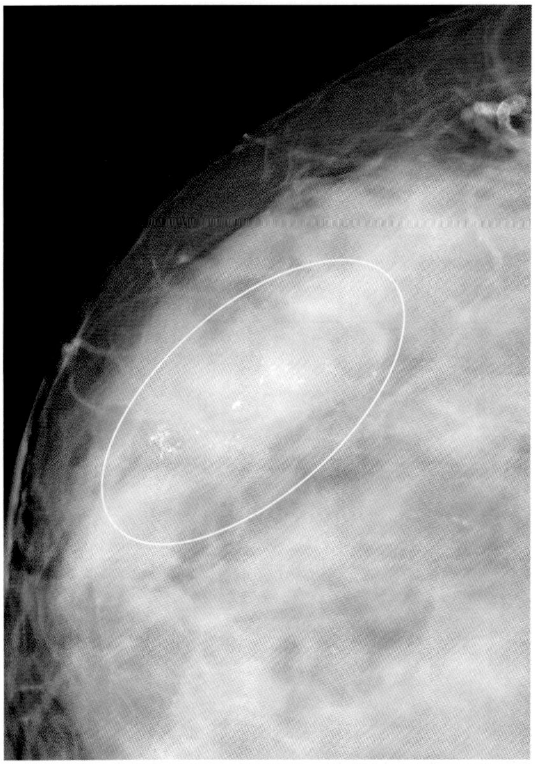

A. 右乳轴位片局部放大

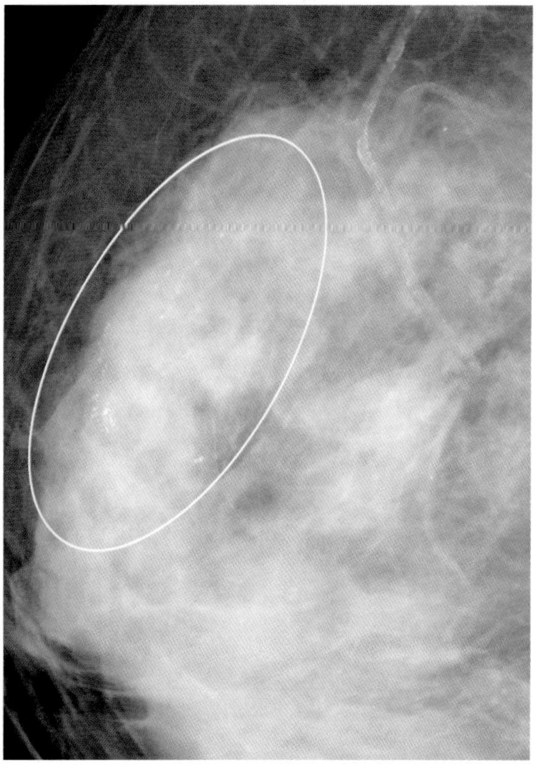

B. 右乳斜位片局部放大

图 6-1-20 右乳外上密度稍增浓不均，其中见多个沿导管走形的针尖样及杆状钙化、准钙化。X 线诊断：右乳管内癌。病理：右乳导管内癌

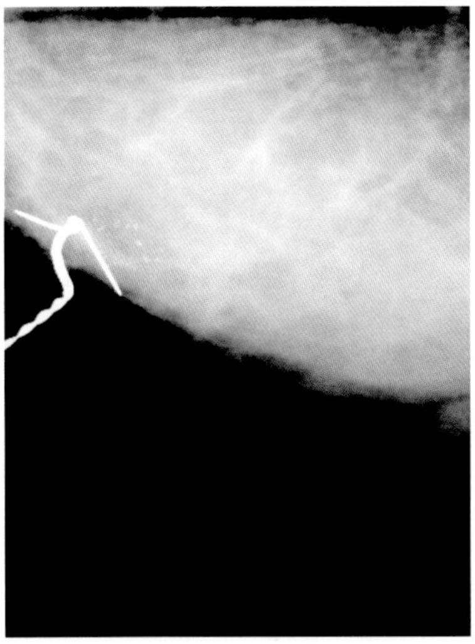

A. 右乳埋线后轴位片

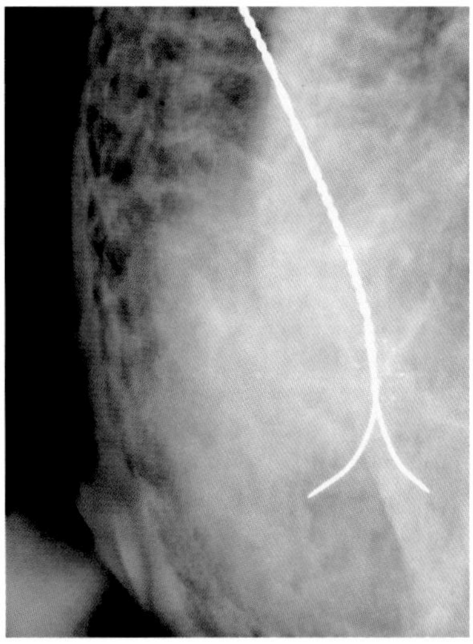

B. 右乳埋线后侧位片

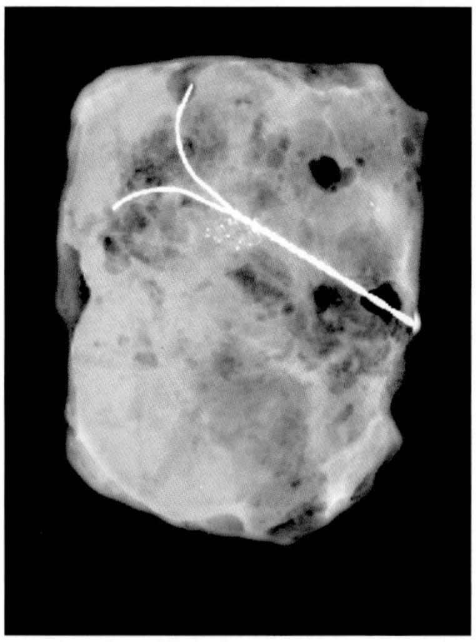

C. 手术切除标本

图 6-1-21　右乳外上见小簇钙化灶。（A、B）示：数字化定位后定位导丝开叉处均位于钙化处。手术标本（C）示：完整切除钙化灶。X 线诊断：右乳管内癌。病理：右乳导管内癌

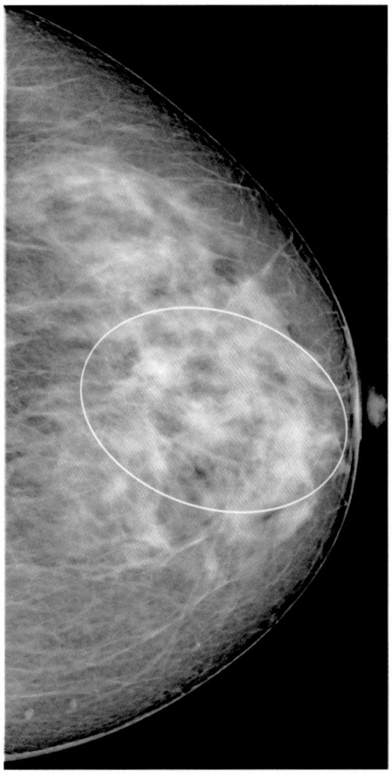

A. 左乳轴位片

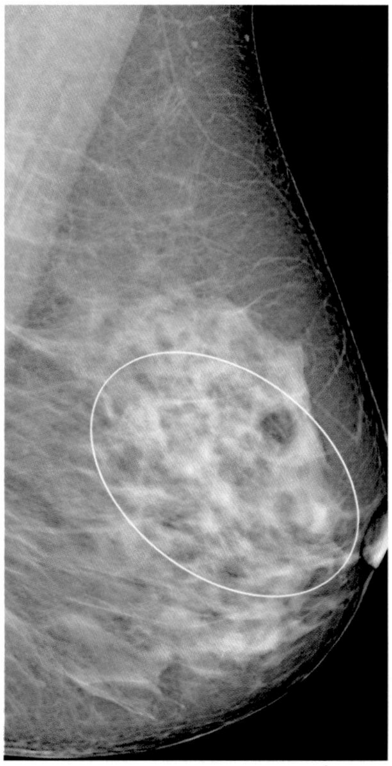

B. 左乳斜位片

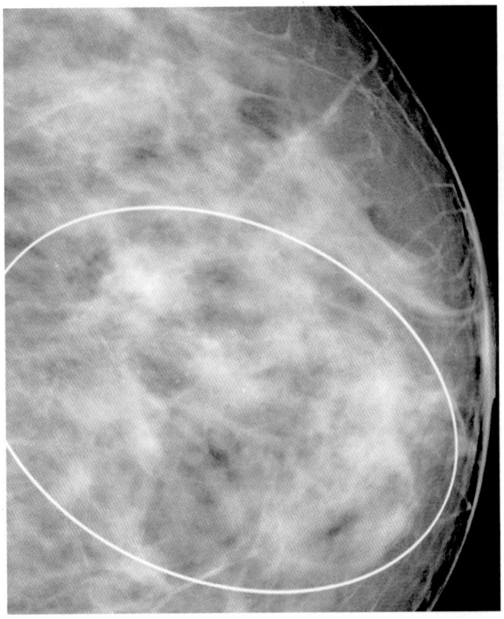

C. 左乳轴位片局部放大

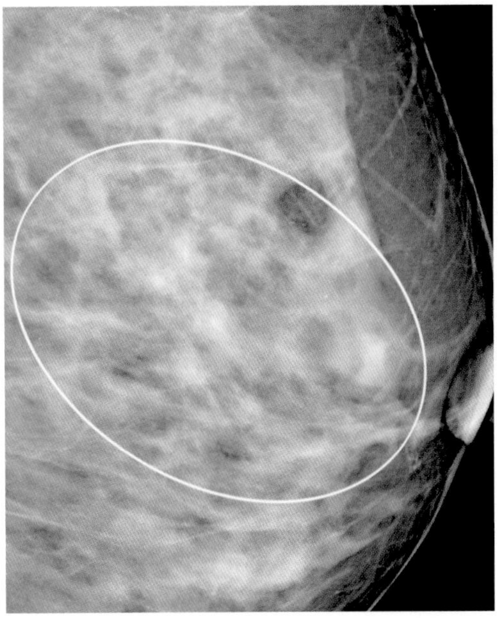

D. 左乳斜位片局部放大

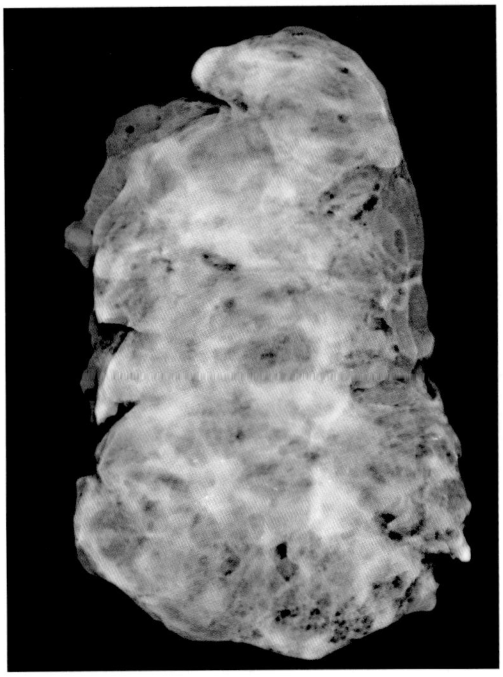

E. 手术切除标本

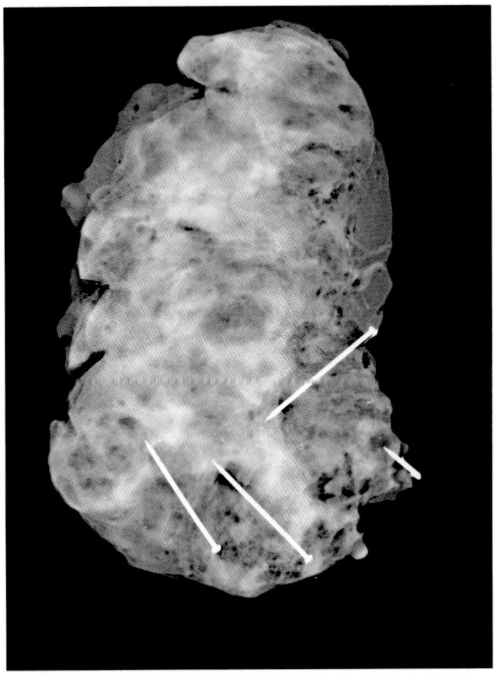

F. 标本大头针定位

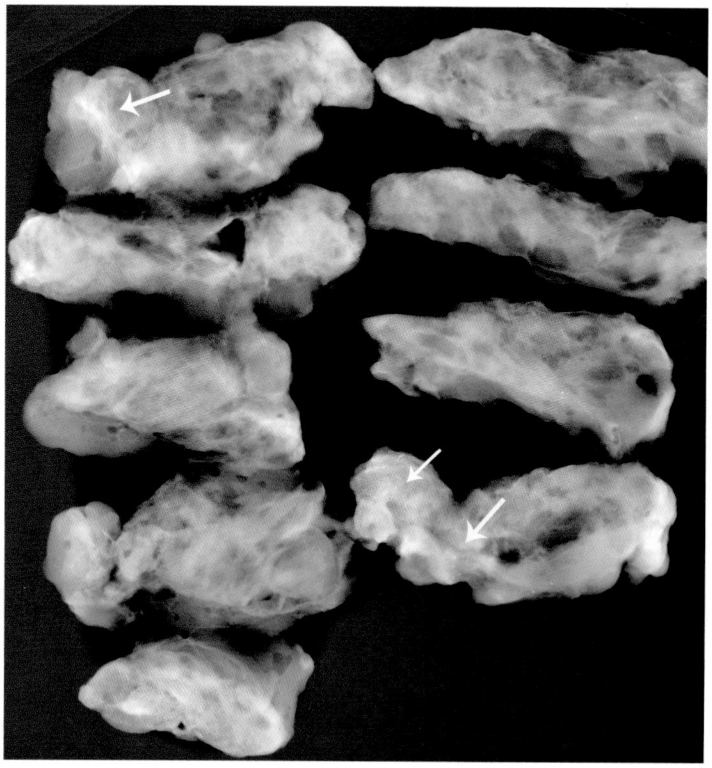

G. 标本连续切片后

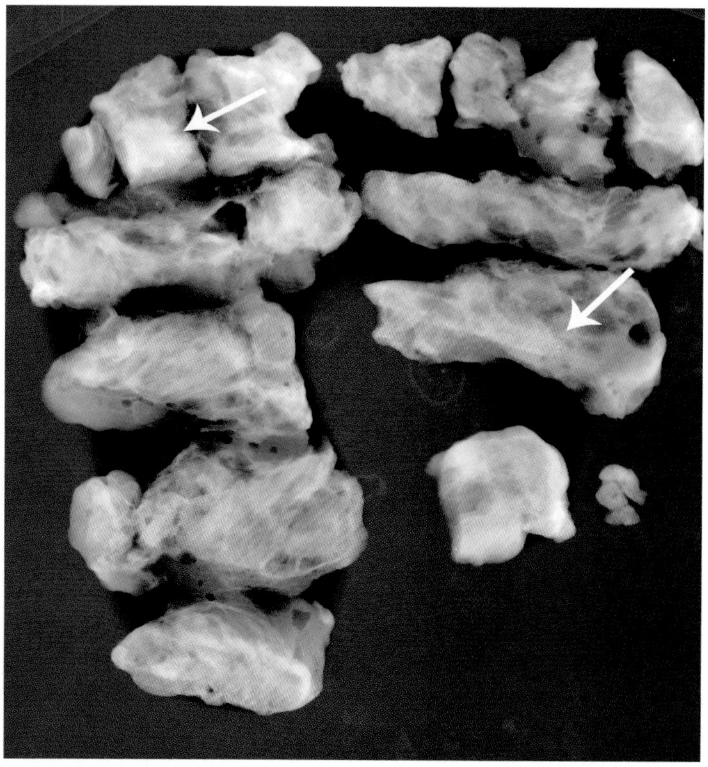

H. 对 G 图所指箭头部分进行第一次取材后，对剩余标本再行摄片

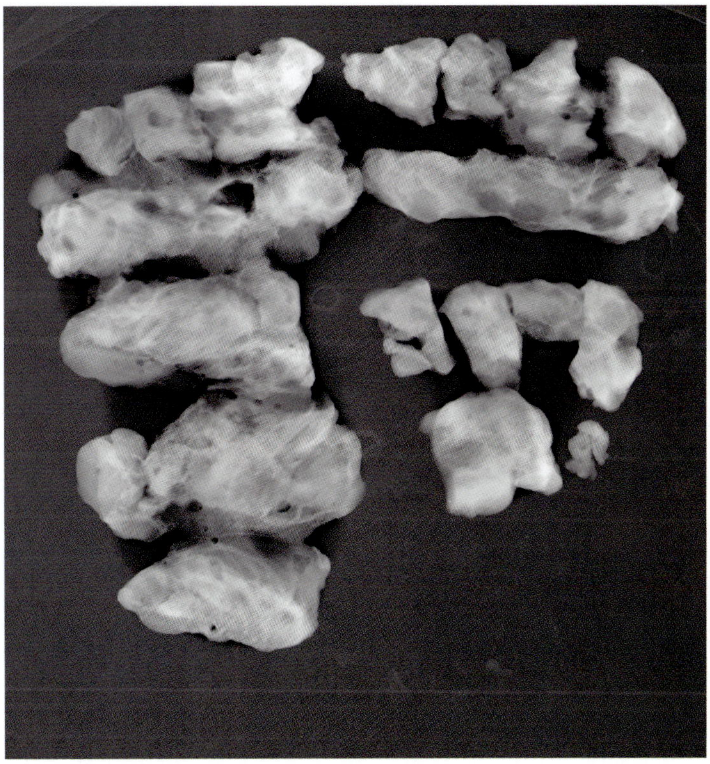

I. 对 H 图所指箭头部分进行第二次取材后，对剩余标本再次摄片

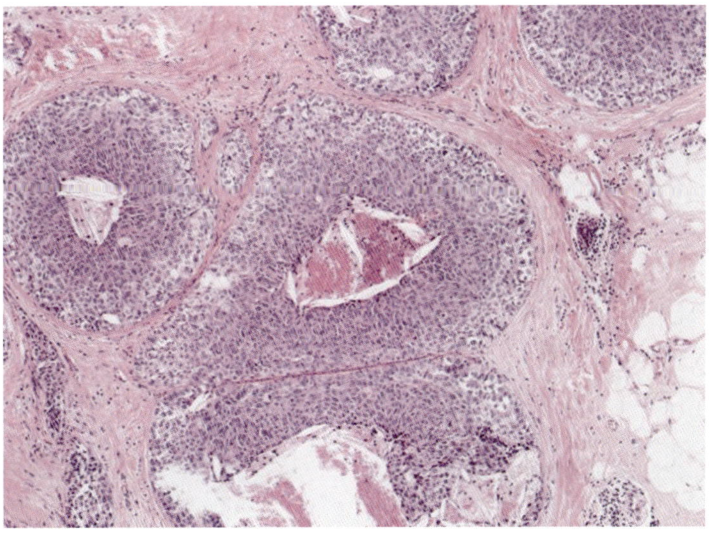

J. 病理切片

图 6-1-22　X 线所见（A、B）：左乳晕后中央区、上方局限性密度增浓不均，结构紊乱，其中见多个增浓的模糊小结节影及沿导管走形的针尖样钙化、准钙化。X 线诊断：左乳非典型增生，高度怀疑多灶性管内癌。（E-I）示：术后标本定位、切片、取材的完整过程。镜下所见（J）：导管上皮呈实性增生，导管上皮异型性较明显，导管中央可见粉刺状坏死。病理：左乳多灶性高分化管内癌

3. 主要表现为肿块型　见图 6–1–23 至图 6–1–27。

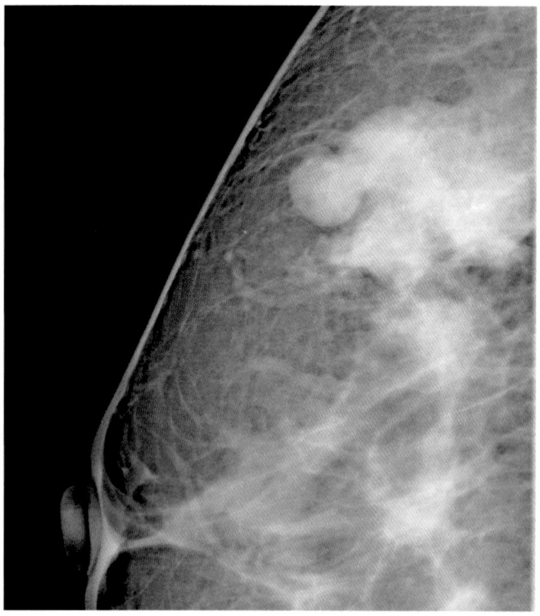

A. 右乳轴位片局部放大

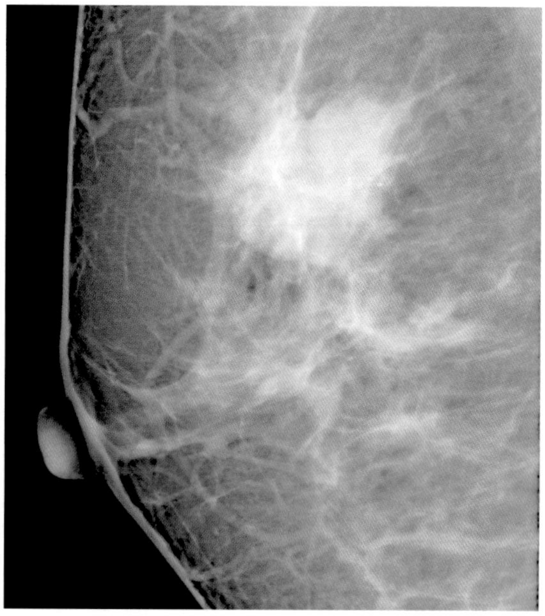

B. 右乳斜位片局部放大

图 6–1–23　右乳外上见一 1.6cm×1.7cm 大小高密度结节影，形态不规则，分叶，边缘部分清晰，部分模糊毛糙，其中见数个针尖样钙化，局部血供丰富，其旁见一 0.6cm×0.6cm 大小类圆形中密度结节影，边缘光滑，内未见钙化。病理：右乳导管内癌，其旁类圆形结节为乳头状瘤

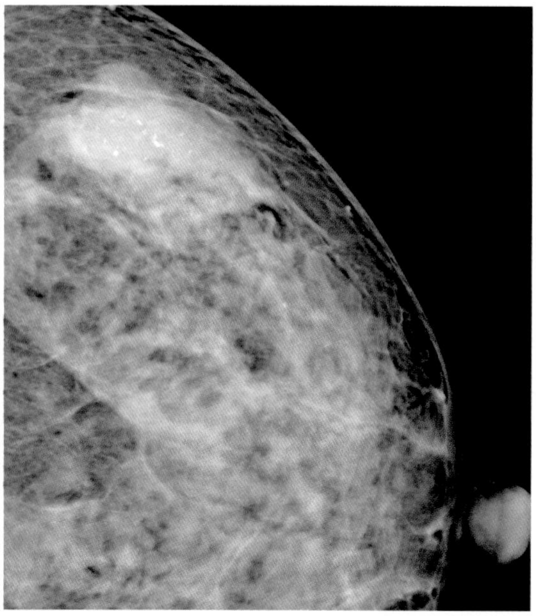

A. 左乳轴位片局部放大

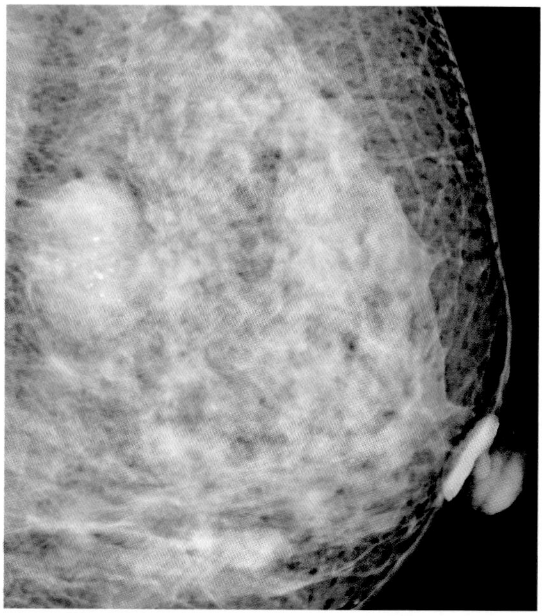

B. 左乳斜位片局部放大

图 6–1–24　左乳外上见一 1.3cm×1.7cm 大小高密度结节影，边缘部分清晰，部分模糊毛糙，其中见多个点状、针尖样钙化成簇分布。X 线诊断：左乳腺癌。病理：左乳导管内癌

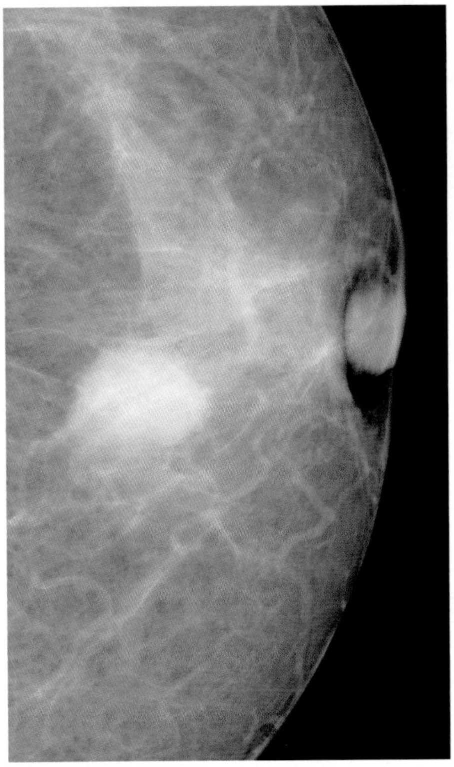

A. 左乳轴位片局部放大

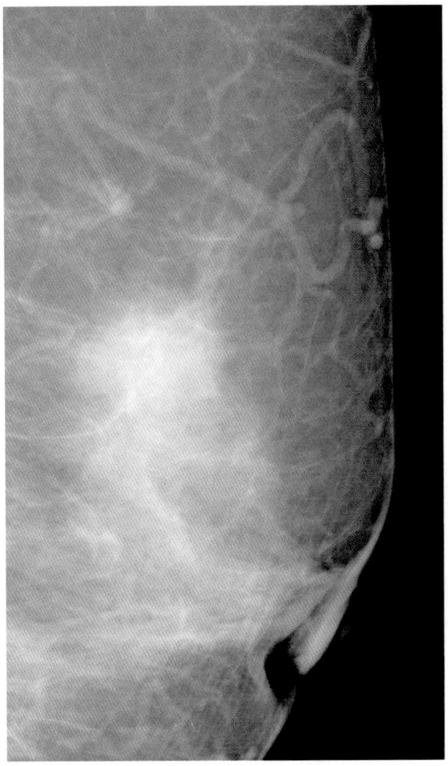

B. 左乳斜位片局部放大

图 6-1-25　左乳内上见一 1.1cm×0.9cm 大小高密度结节影，边缘模糊毛糙，局部血供较丰富，内未见钙化。X 线诊断：左乳残留异型结节恶变。病理：左乳导管内癌

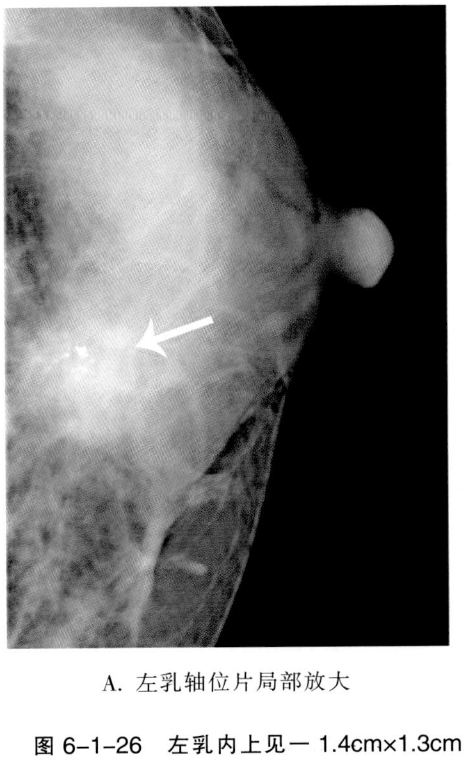

A. 左乳轴位片局部放大

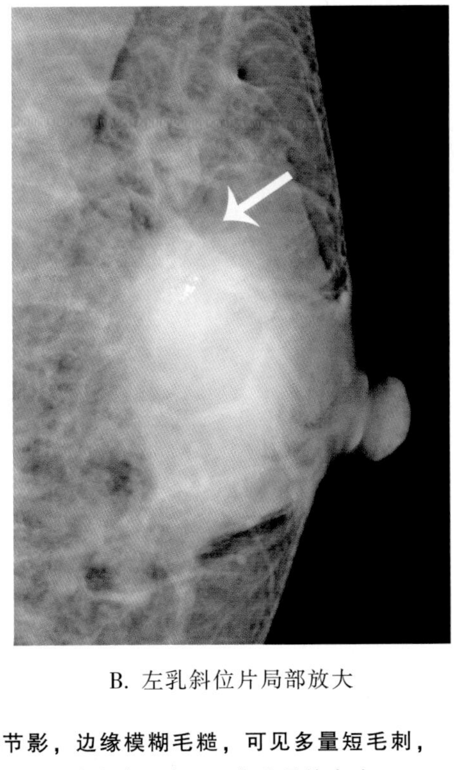

B. 左乳斜位片局部放大

图 6-1-26　左乳内上见一 1.4cm×1.3cm 稍高密度结节影，边缘模糊毛糙，可见多量短毛刺，内见小簇泥沙样及点状钙化，局部血供丰富。X 线诊断：左乳腺癌。病理：左乳导管内癌

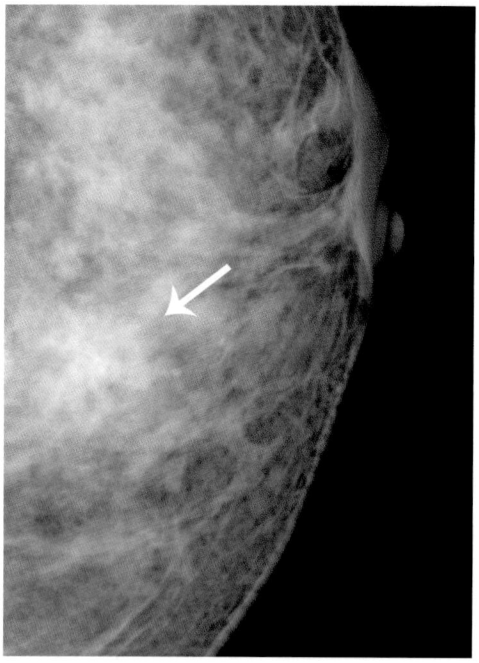

A. 左乳轴位片局部放大

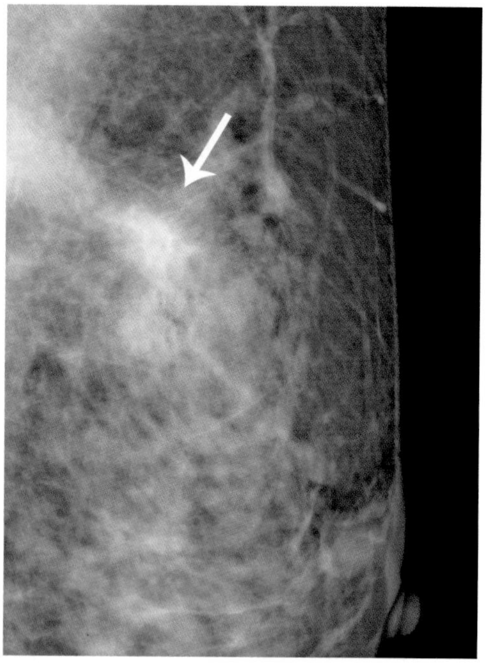

B. 左乳斜位片局部放大

图 6-1-27 左乳内上局部密度增浓，结构紊乱，其中见一 1.0cm×1.1cm 大小稍高密度结节影，边缘模糊毛糙，内未见钙化。X 线诊断：左乳小癌。病理：左乳导管内癌

4. 主要表现为局部增浓，结构紊乱 见图 6-1-28 至图 6-1-32。

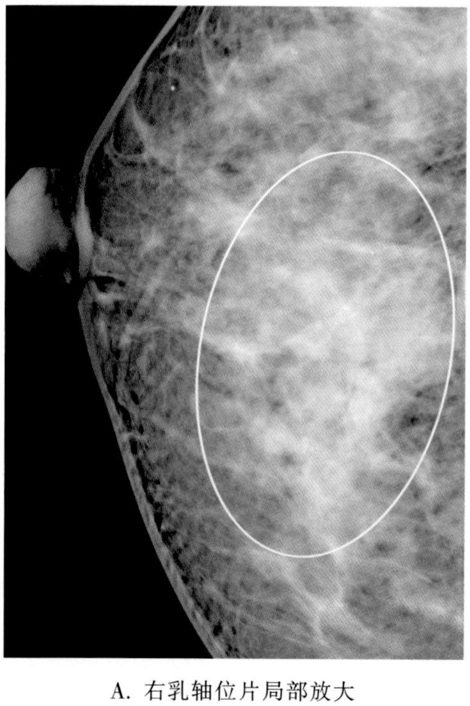

A. 右乳轴位片局部放大

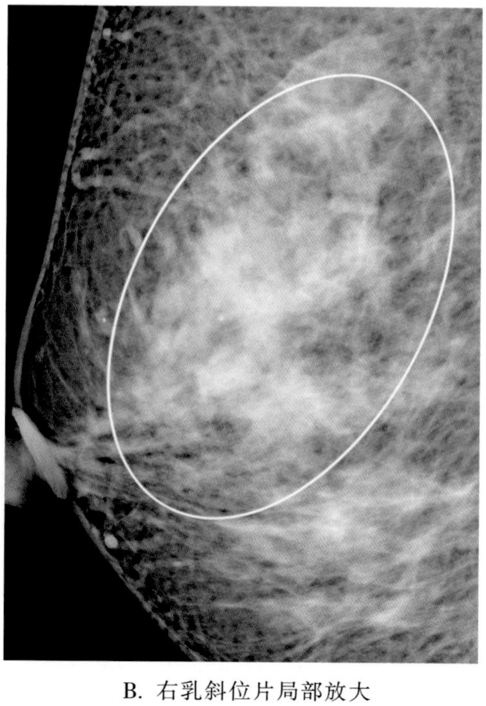

B. 右乳斜位片局部放大

图 6-1-28 右乳晕后中央区及内上见片状密度增浓影，结构紊乱，晕后可见增粗大导管影，局部血供丰富，其中见 1 个针尖样钙化。X 线诊断：高度怀疑右乳腺癌。病理：右乳导管内癌

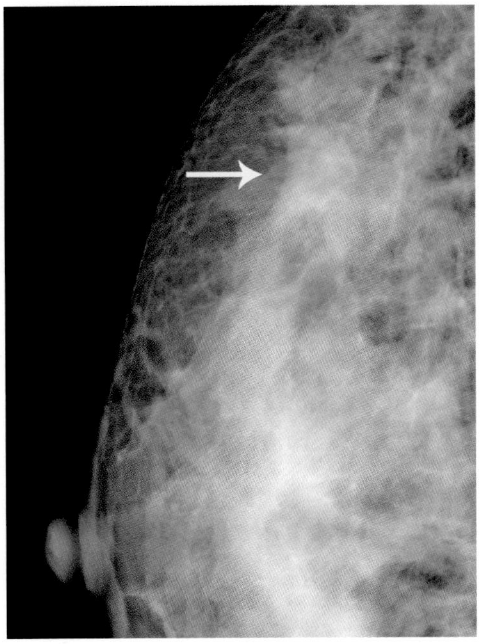

A. 右乳轴位片局部放大

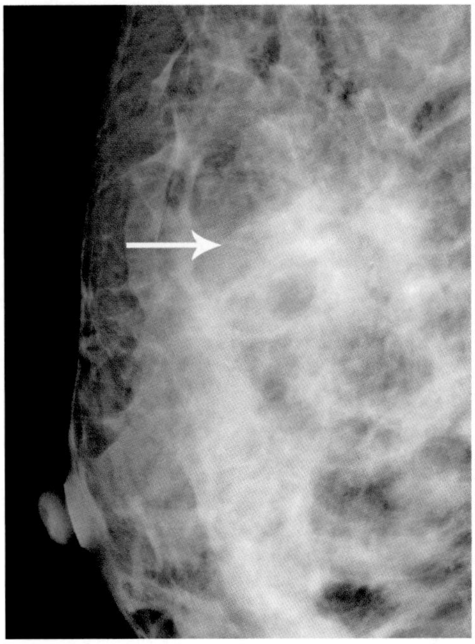

B. 右乳斜位片局部放大

图 6-1-29　（A、B）示：右乳外上局限性密度稍增浓不均，结构紊乱，可见杂乱索状影聚集，其中见 1~2 个针尖样钙化，轴位片示腺体前缘稍僵硬，斜位片见周围低密度水肿环。X 线诊断：右乳腺癌。病理：右乳导管内癌

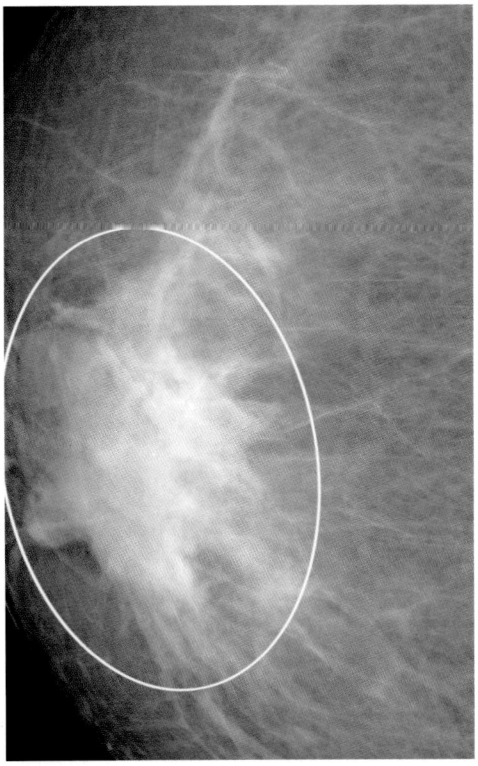

A. 右乳轴位片局部放大

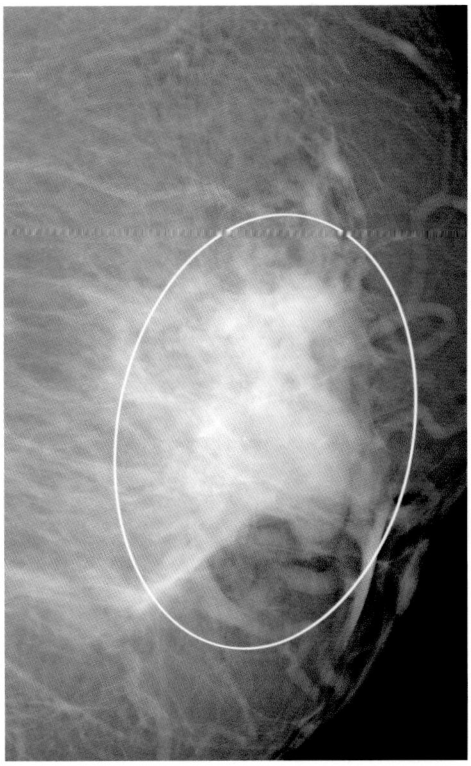

B. 右乳斜位片局部放大

图 6-1-30　右乳腺体大部分退化，右乳晕后残留增浓的腺体影，结构紊乱，可见杂乱索状影，其中见 1~2 个针尖样钙化，局部血供丰富，右乳头轻度固定内陷。X 线诊断：右乳腺癌。病理：右乳导管内癌

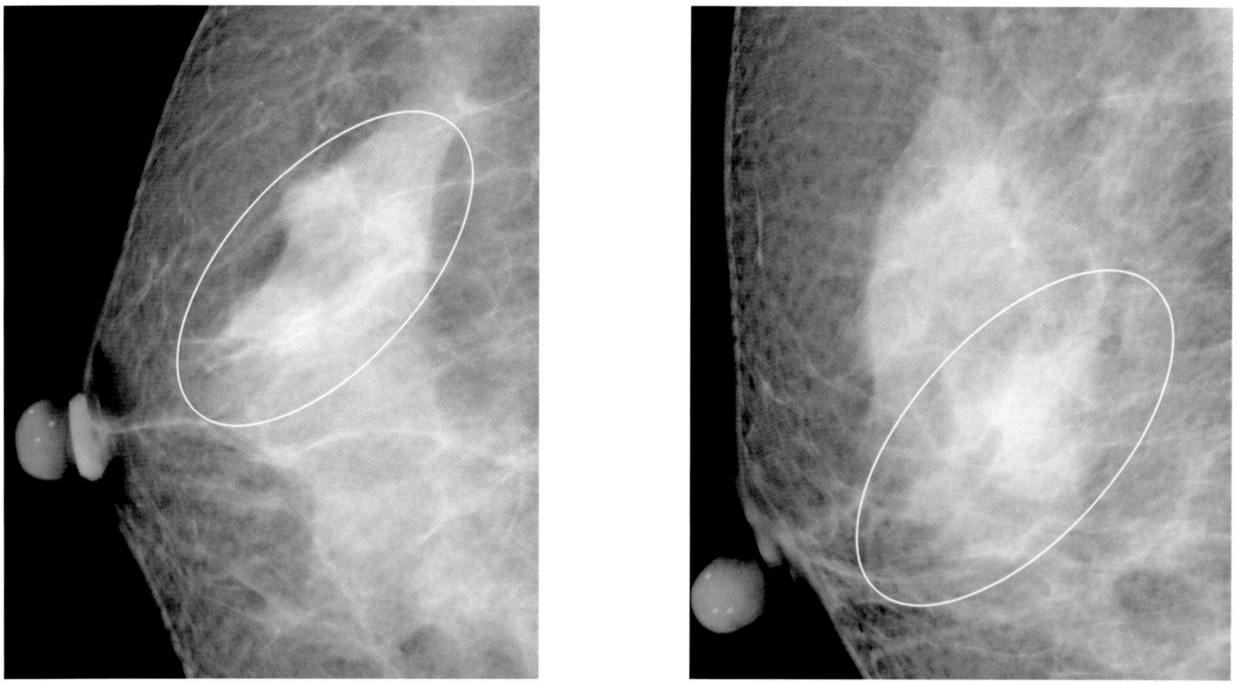

A. 右乳轴位片局部放大　　B. 右乳外侧位片局部放大

图 6-1-31　右乳晕后、外上见片状增浓腺体影，边界不清，结构紊乱，可见杂乱增浓的索状影，晕后可见增粗大导管影。X 线诊断：右乳非典型增生，不除外部分恶变。病理：右乳导管内癌

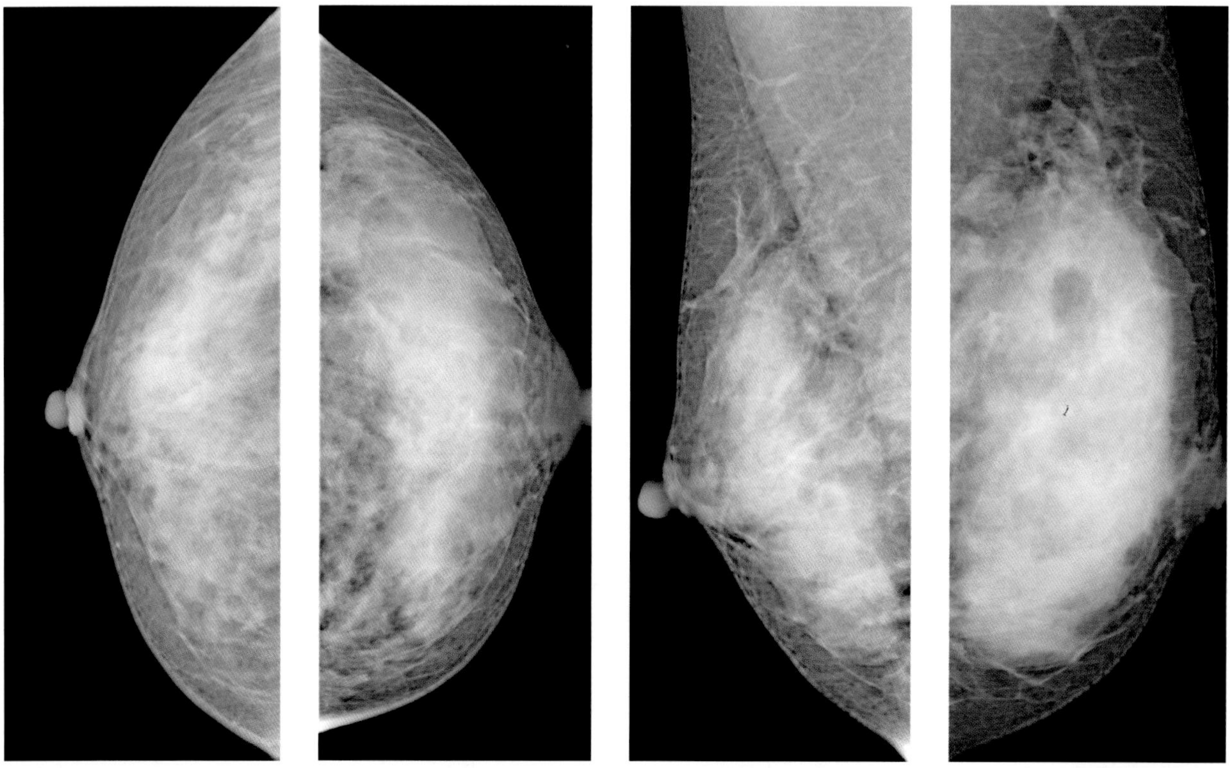

A. 右乳轴位片　　B. 左乳轴位片　　C. 右乳斜位片　　D. 左乳斜位片

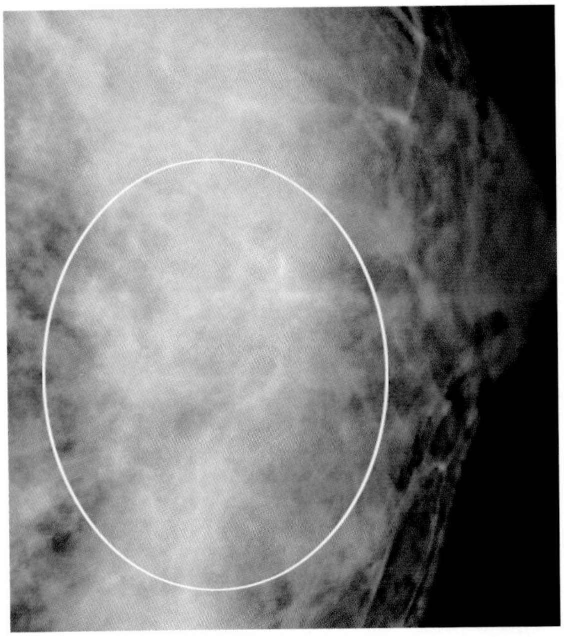

E. 左乳轴位片局部放大

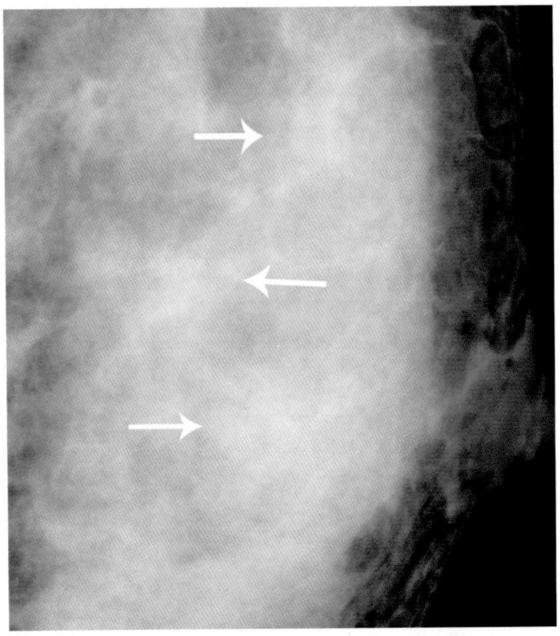

F. 左乳斜位片局部放大

图 6-1-32　(A-D) 示：对比双侧乳腺，左乳腺体较右侧明显饱满，左乳晕后中央区及上方密度稍增浓不均，结构紊乱，其中可见稍高密度小结节影及小星状影。X 线诊断：左乳非典型增生，不除外部分恶变。病理：左乳低分化管内癌

第二节　小叶原位癌

小叶原位癌 (LCIS) 是指局限于小叶内末梢导管基底膜内的恶性增生，不侵犯间质。发病率很低，国内天津肿瘤医院总结约占 0.13%，笔者所在医院为 0.2%。其生物学行为与导管原位癌不同，具有癌变率低、癌变周期长、双侧乳房多个象限发病的特点，因此判断它是癌前病变还是乳腺癌一直存在争论。很多学者认为，小叶原位癌与小叶非典型增生从病理结构上没有区别，只是后者细胞增生的数量和范围少于前者，因此均应归为小叶瘤变，2003 年 WHO 乳腺肿瘤分类支持了这一观点。本病好发于绝经前妇女，高发年龄为 43~47 岁。

(一) 临床表现

触及小结节或腺体局部增厚，部分可无明显症状，多为体检发现。

(二) X 线表现

1. 小簇状或散在分布的针尖样钙化。

2. 局限性结构紊乱。

3. 中密度/稍高密度小星状影或小结节影。

(三) 镜下表现

乳腺小叶扩大，小叶内末梢导管增多、普遍增粗，充满疏松聚集的癌细胞，管腔消失，不见肌

上皮细胞。癌细胞体积较小或中等，形状大小较一致，胞浆淡染，胞核染色质细致、分布均匀，核分裂少见。

（四）典型病例

见图 6-2-1、图 6-2-2。

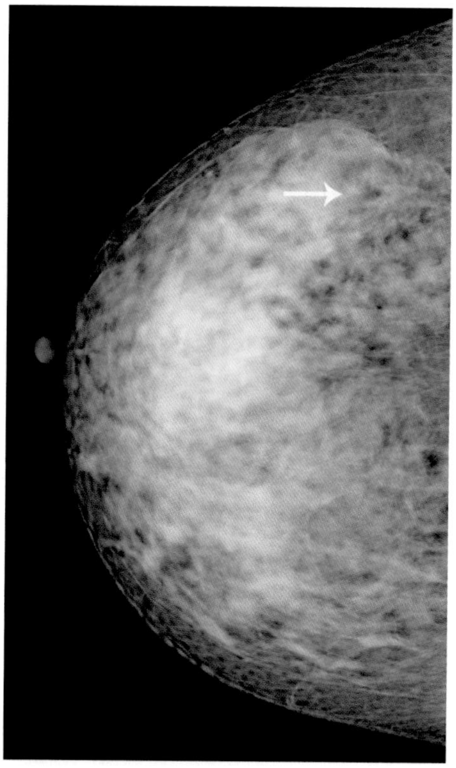

A. 右乳轴位片

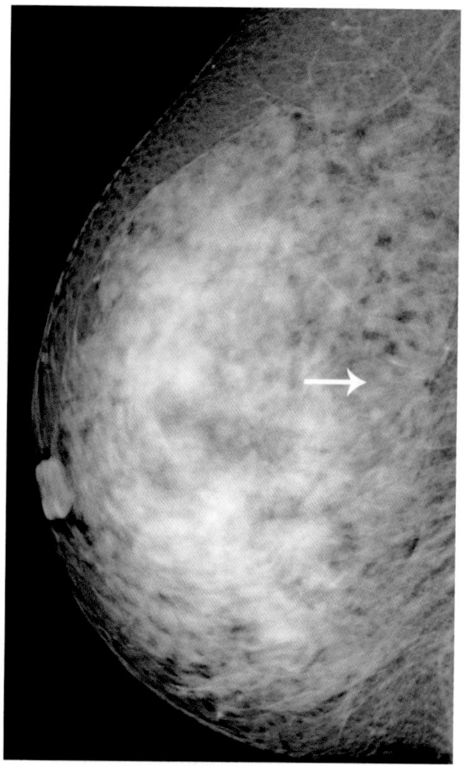

B. 右乳外侧位片

图 6-2-1 右乳外上腺体后缘局限性结构紊乱，可见杂乱、僵硬的索状影聚集，斜位片见腺体后缘僵硬、回缩呈“帐篷”征。X 线诊断：右乳外上非典型增生。病理：右乳小叶原位癌

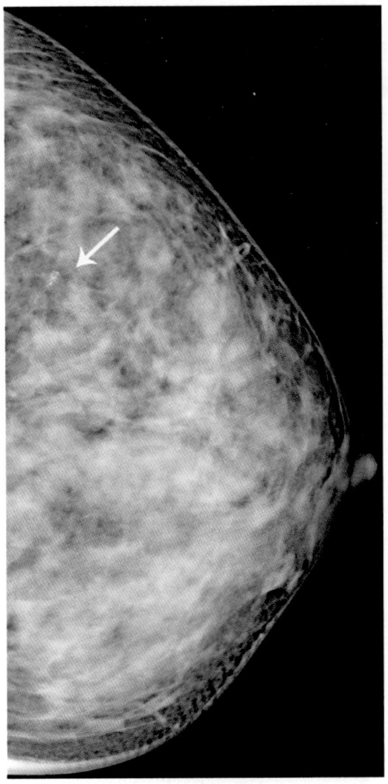

A. 左乳轴位片

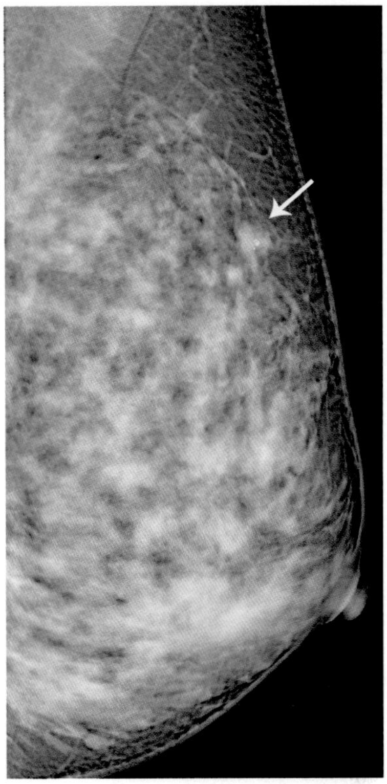

B. 左乳斜位片

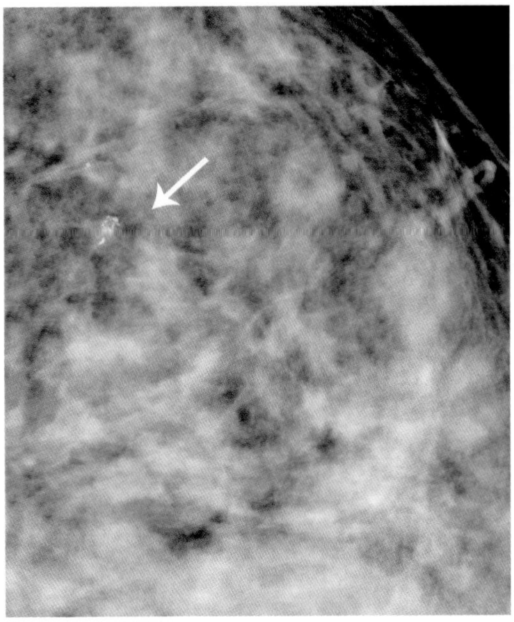

C. 轴位片局部放大

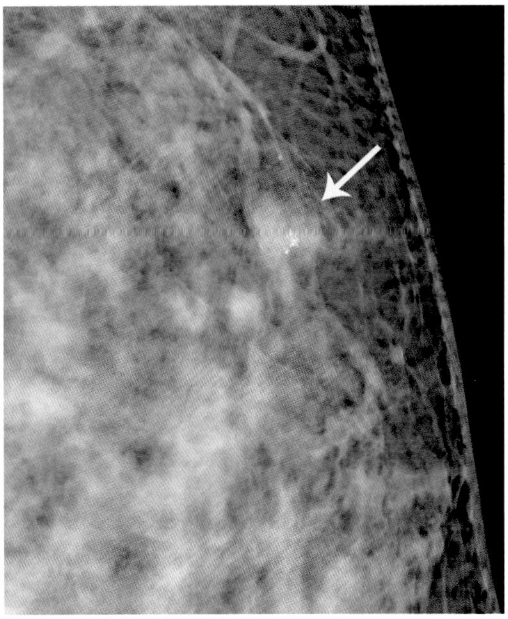

D. 斜位片局部放大

图 6-2-2　左乳晕后中央区及外上结构稍紊乱，可见多个模糊小结节影，其中左乳外上见小簇点状钙化。X 线诊断：左乳外上腺瘤样增生，建议定期复查。病理：左乳小叶原位癌

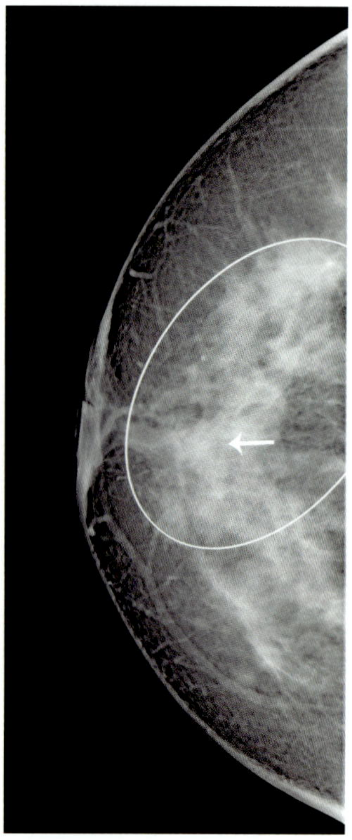

A. 右乳轴位片

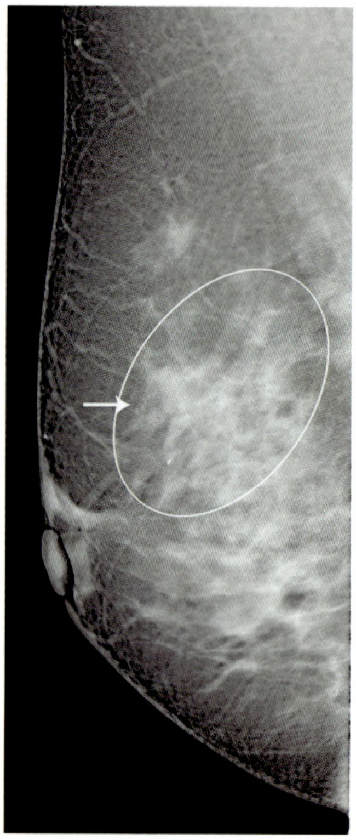

B. 右乳斜位片

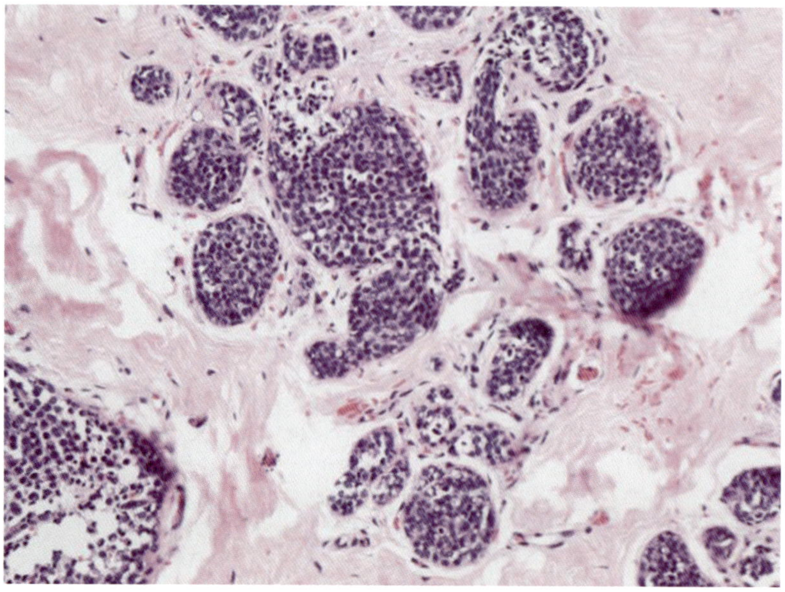

C. 病理切片

图 6-2-3 （A、B）示：右乳正上方及外上局限性密度增浓，结构紊乱，可见杂乱的发丝状影及索状影聚集，其中见小簇针尖样钙化（箭头所指）及散在数个针尖样钙化，局部血供丰富。X 线诊断：右乳腺癌。镜下所见（C）：小灶小叶腺泡膨大，并充满大小一致的圆形细胞，个别细胞呈印戒样。病理：右乳腺增生伴高级别小叶内瘤变（即小叶原位癌）

第七章　浸润性乳腺癌的 X 线表现

浸润性乳腺癌根据其不同组织学表现分为多种类型，其中浸润性导管癌是最常见的一种，大约占所有乳腺癌的 75%，其 X 线表现不尽相同，但又有其共性，主要分为直接征象及间接征象。

（一）直接征象

1. 肿块　是乳腺癌最常见的 X 线征象，主要特征为：

（1）密度高而不均：密度高是因为一般癌细胞核仁较大，含染色质多，DNA 含量高所致；密度不均则是因为癌中心常有出血坏死，部分也可表现为相对低密度，因肿瘤以胶原纤维为主，癌细胞相对较少。

（2）形态常为圆形、分叶状、不规则形或星形：因癌细胞的生长常沿着无阻力的地方生长，如导管、间质淋巴管、血管。

（3）边缘毛糙，常有长短不一的毛刺：形成原因是癌周围的纤维组织增生及癌细胞向四周扩散所致，但部分低恶性肿瘤因其恶性程度较低，生长方式接近良性肿瘤，因此也常常表现为边缘光滑，如乳头状癌、髓样癌等。

2. 钙化　是癌细胞坏死、脱屑和钙盐沉着、含铁血黄素沉积的结果，也有人认为是癌细胞引起乳腺组织的异常代谢产物。钙化在 X 线诊断中有着非常重要的地位，特别是管内癌的诊断常常仅根据特征性的钙化而发现。钙化可伴随肿块或单独出现，常见的恶性钙化有：小簇分布的钙化、沿导管分布的钙化、树枝状钙化、泥沙样钙化、精盐样钙化及多形性钙化。

（二）间接征象

1. 血供丰富　因为癌细胞生长代谢活跃，常需要较正常组织丰富的血液供应，X 线表现为同侧血管增粗或瘤周小血管增多。

2. 水肿环　机体对癌细胞的活性结缔组织反应，主要成分为成纤维细胞、淋巴细胞、浆细胞、巨噬细胞。

3. 皮肤增厚、凹陷　为癌性淋巴管炎引起水肿、充血及纤维组织的收缩而致。

4. 乳头回缩、漏斗征　癌细胞侵犯晕后大导管，引起纤维组织增生形成三角形致密影为漏斗征，纤维组织收缩则引起乳头内陷。

5. 牛角征　癌细胞浸润悬韧带导致其增厚所致。

6. 间桥征　癌细胞沿导管向乳头蔓延所致。

（三）典型病例

见图 7–1 至图 7–23。

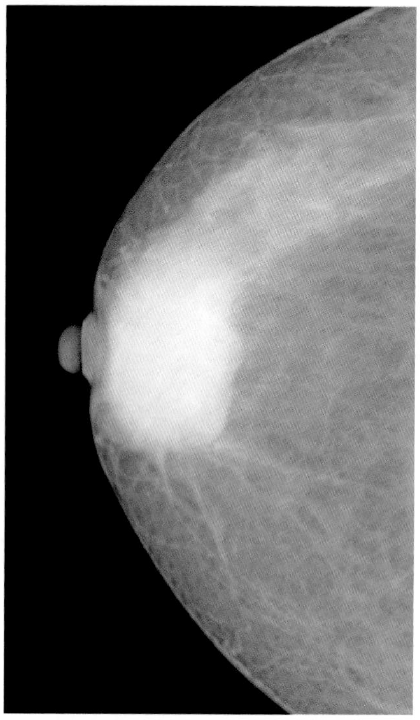

图 7–1　椭圆形高密度肿块，轻度分叶

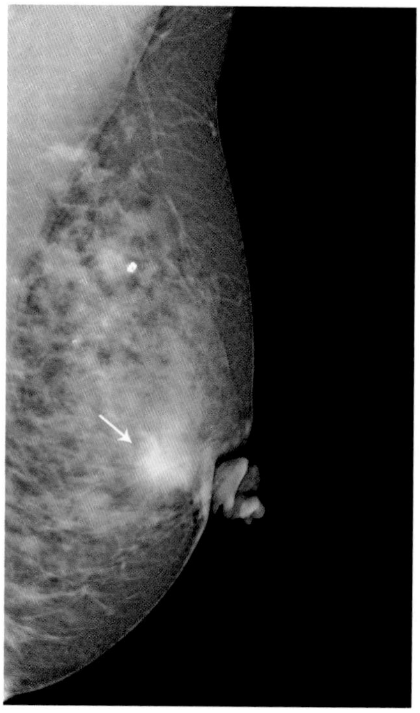

图 7–2　星形肿块，稍高密度

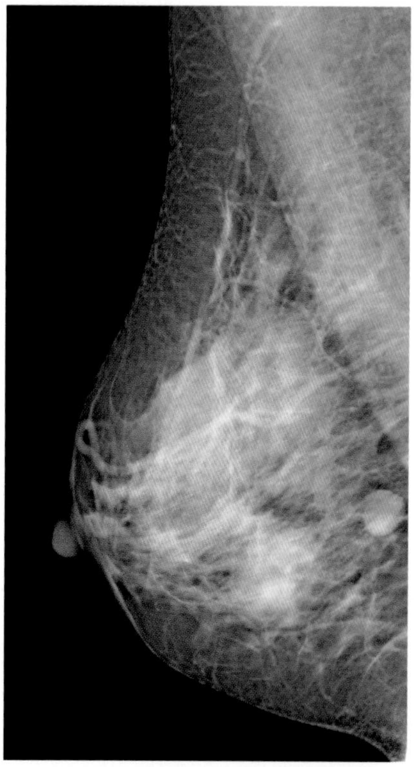

图 7–3　类圆形肿块，中密度，边缘光滑

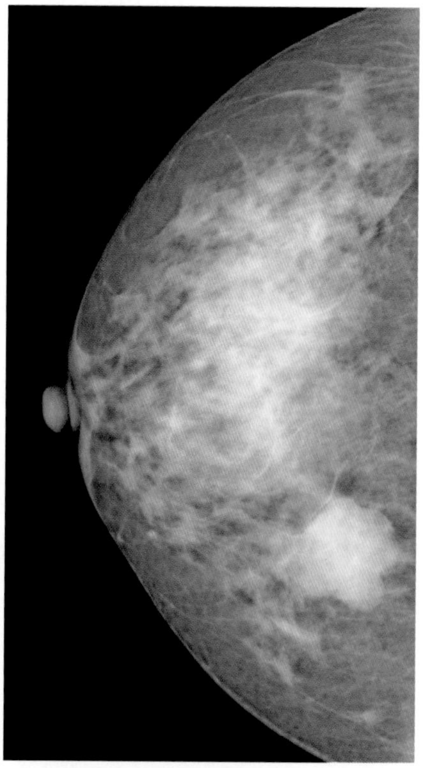

图 7–4　花瓣形肿块，中密度

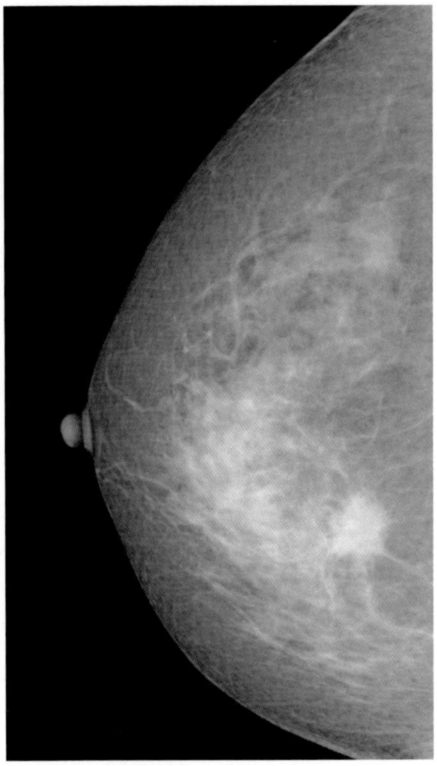

图 7–5　稍高密度肿块，边缘见多量毛刺

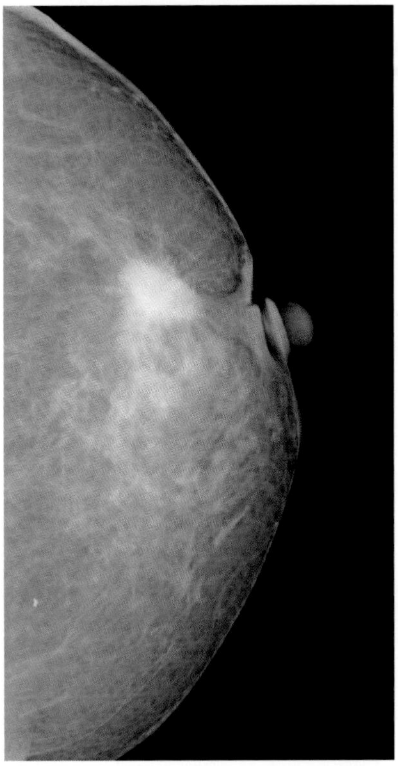

图 7–6　高密度肿块，边缘多量毛刺

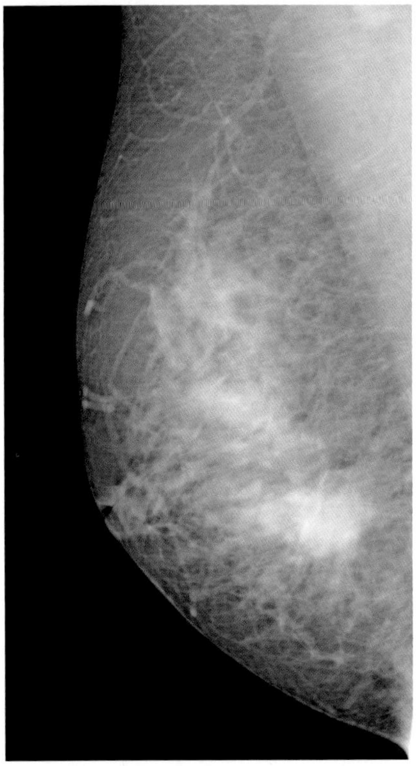

图 7–7　不规则形肿块，边缘模糊毛糙

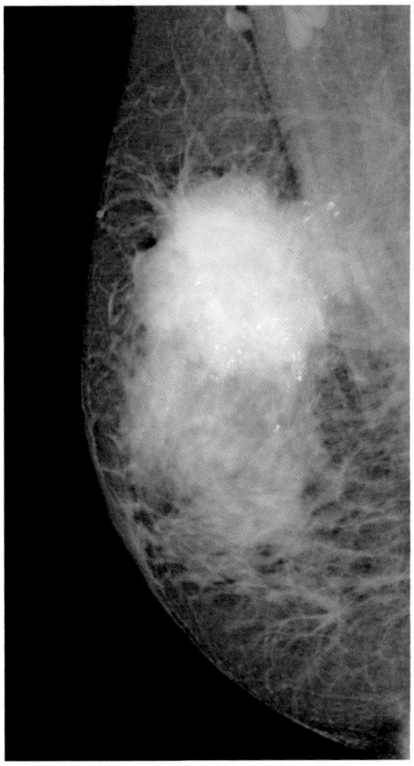

图 7–8　分叶状肿块，高密度，多量针尖样钙化

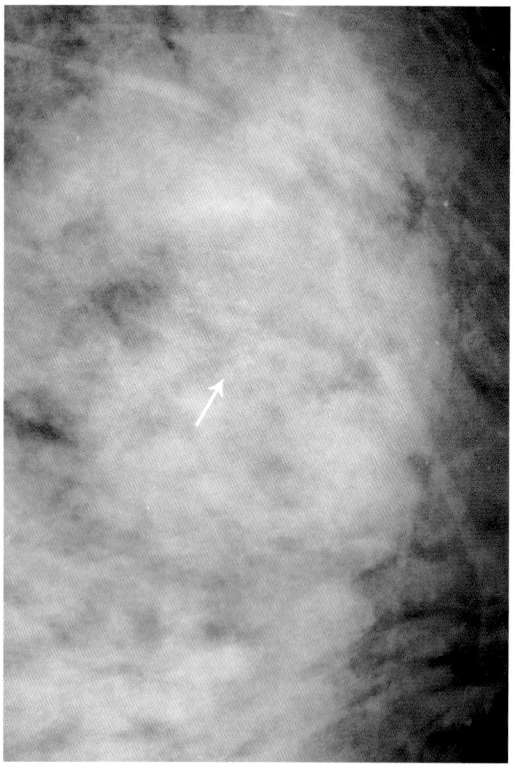

图 7-9 泥沙样钙化

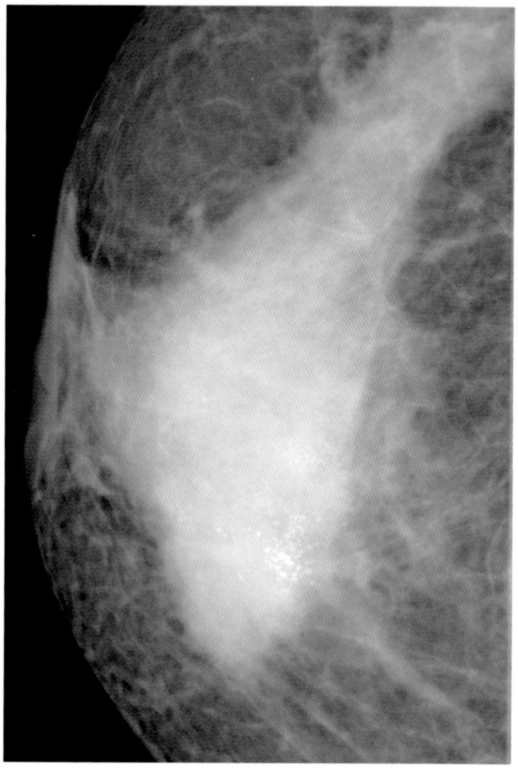

图 7-10 精盐样钙化

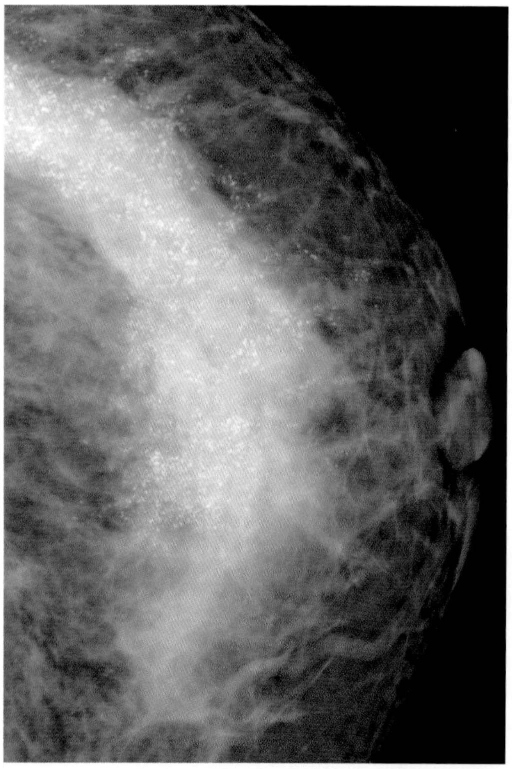

图 7-11 精盐样钙化（大量）

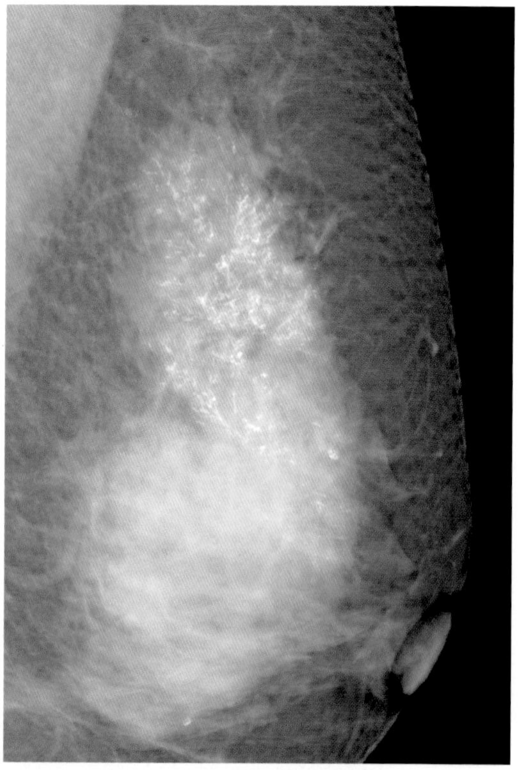

图 7-12 树枝状钙化

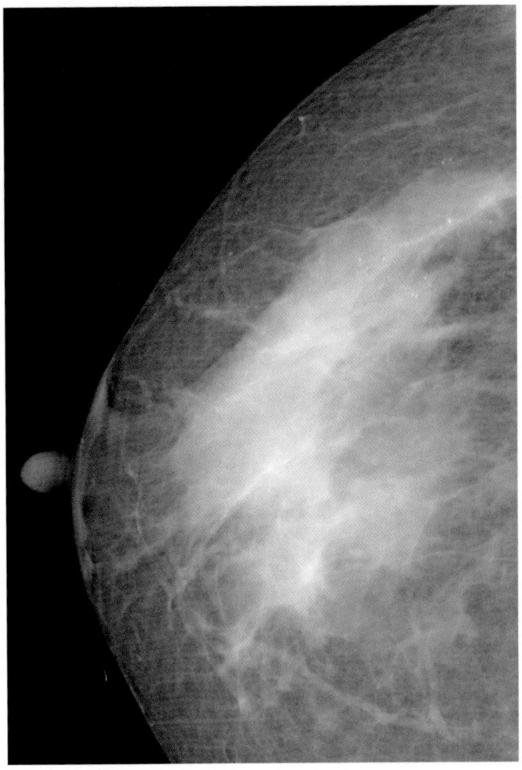

图 7–13　多个沿导管走形的针尖样钙化

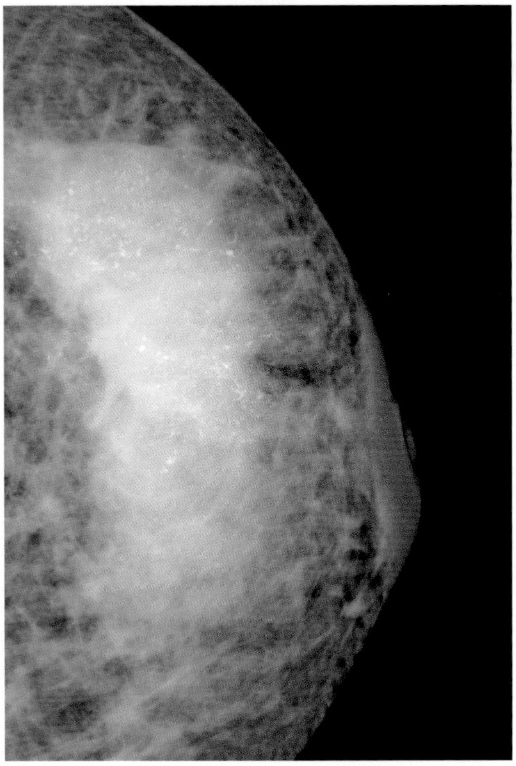

图 7–14　多形性钙化

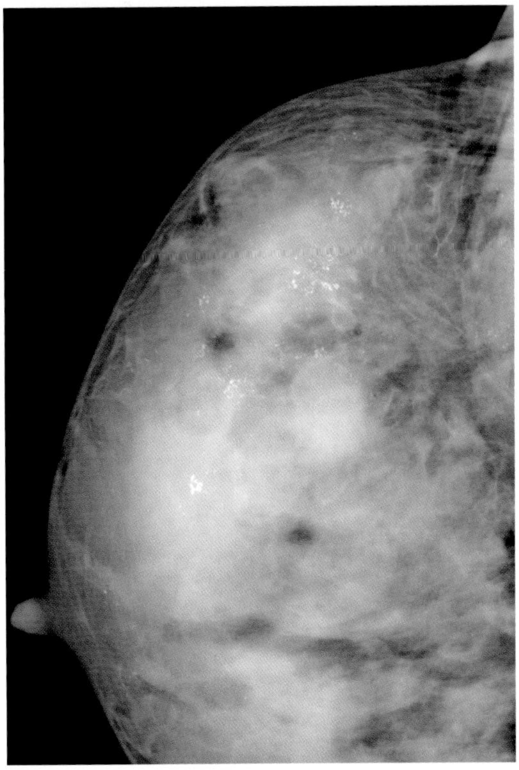

图 7–15　多簇针尖样钙化

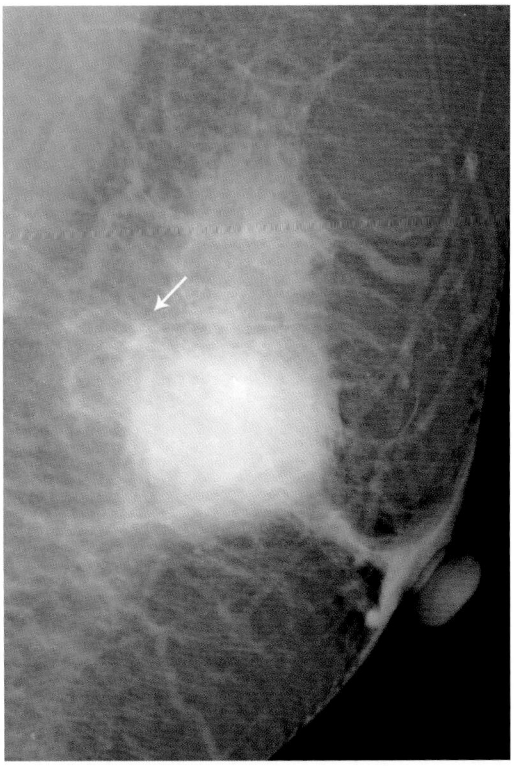

图 7–16　瘤周见多条迂曲的血管，提示血供丰富

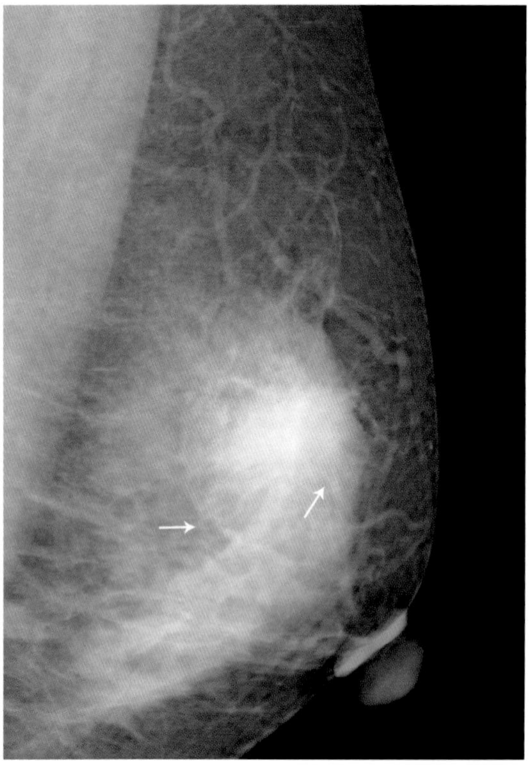

图 7-17　瘤周见多条血管环绕，提示血供丰富

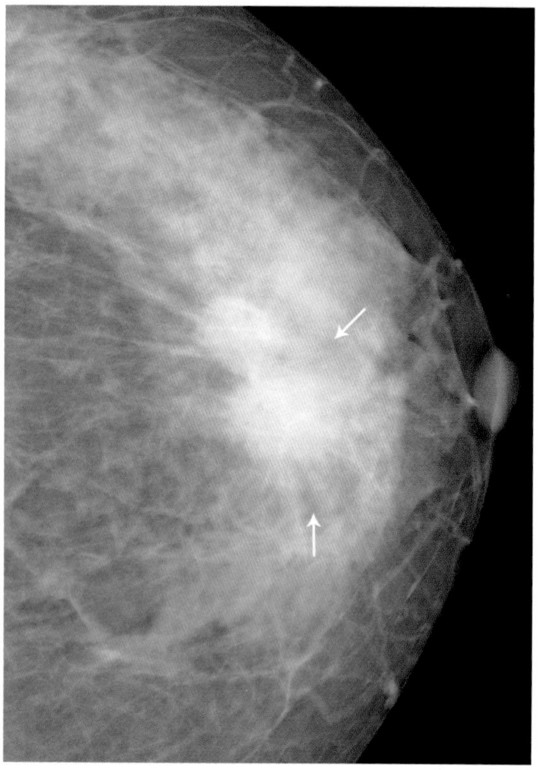

图 7-18　瘤周见环形低密度影，为水肿环

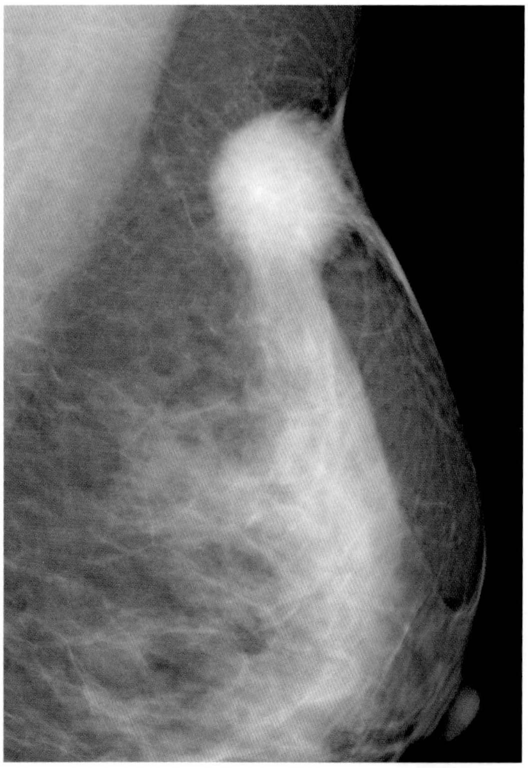

图 7-19　肿瘤对应皮肤增厚、凹陷

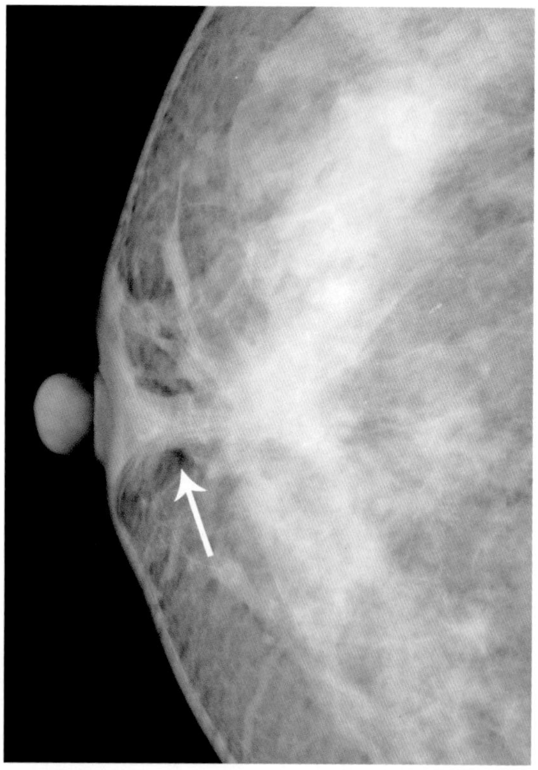

图 7-20　漏斗征

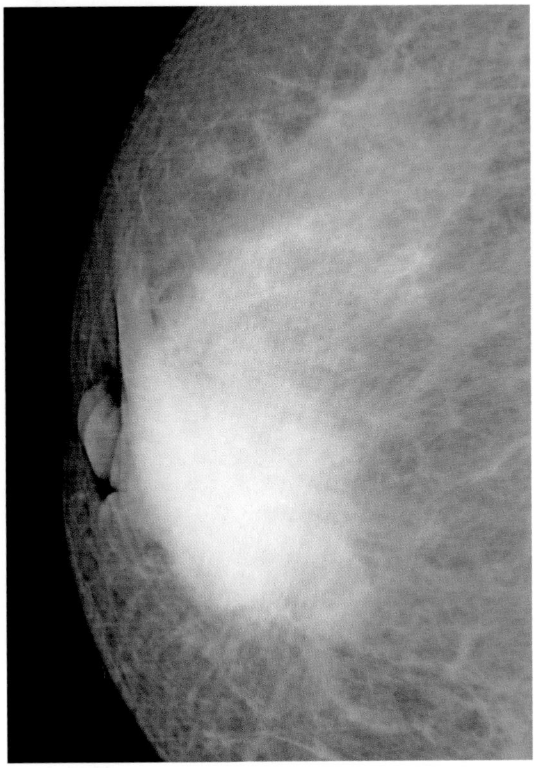

图 7-21　乳晕区皮肤增厚，乳头内陷

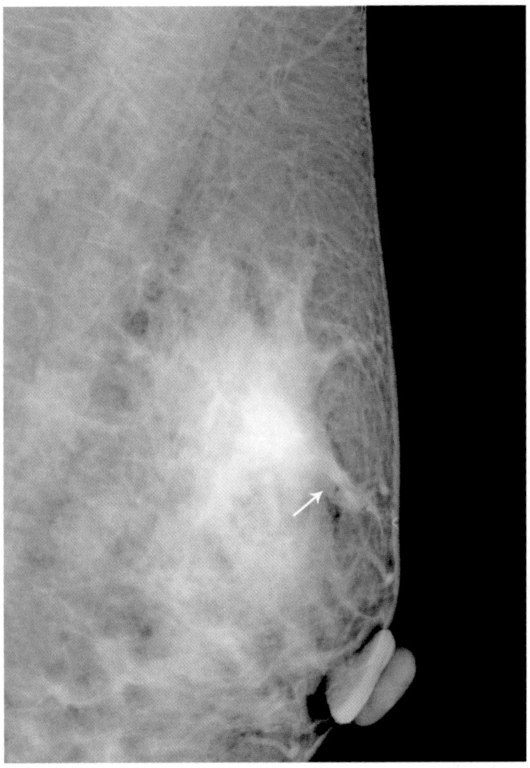

图 7-22　牛角征

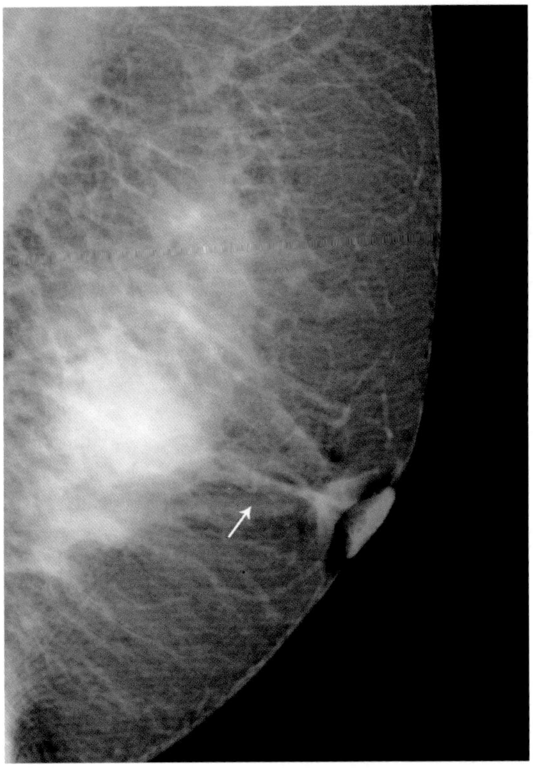

图 7-23　间桥征

第八章 特殊类型乳腺癌的 X 线表现

第一节 派 杰 病

派杰病是较少见的特殊类型乳腺癌，临床常表现为乳头、乳晕皮肤的湿疹样改变，故又称湿疹样癌，占所有乳腺癌的 2.5%~3%，男女均可发病，好发年龄为 35~60 岁。该病发病机制目前尚不明确，主要有两种理论：一种认为 Paget 细胞来源于乳腺导管，通过导管蔓延至乳头上皮，依据是大多数 Paget 病病灶中 Paget 细胞与乳腺癌细胞免疫型相同，并且常伴有导管内癌或浸润性导管癌；另一种理论则认为 Paget 细胞来源于乳头开口处的扁平上皮细胞，依据是有少数 Paget 病患者无潜在乳腺癌发生，而且在显微镜下有与一般乳腺癌不同的形态。笔者所在医院所见病例中多属于前一种情况。

（一）临床表现

早期主要表现为乳头、乳晕部位反复的瘙痒、脱屑及渗出，临床常未能触及乳内肿块，容易与乳腺湿疹混淆。

（二）X 线表现

1. 乳头、乳晕区皮肤增厚　是由于癌细胞浸润皮肤，导致淋巴管阻塞、扩张引起。

2. 钙化　乳头、乳晕区或乳晕后沿导管分布的针尖样、杆状钙化是本病的特征性改变，当合并乳头、乳晕湿疹样变时，则基本可诊断为本病。

3. 局限性的结构紊乱，密度增浓不均　由于癌细胞浸润及其周围的结缔组织反应引起。

4. 晕后导管增粗　由于癌细胞浸润导管，引起其扩张所致。

(三) 鉴别诊断

主要与湿疹鉴别，后者发病以青年人多见，且多为双侧发病，而派杰病则以中老年为多，且为单侧多见；湿疹皮损较轻，常由乳晕区发展至乳头，糖皮质激素治疗有效；而派杰病皮损较重，可致乳头毁损，皮损常由乳头发展至乳晕区，边缘陡峭，糖皮质激素治疗无效。

（四）镜下表现

表皮内有单个或呈巢状排列的 Paget 细胞，胞体大，圆形或椭圆形，胞质丰富而淡染，甚至空泡状，胞核大，核仁明显，核分裂易见，与周围表皮细胞分界清楚。

（五）典型病例

见图 8–1–1 至图 8–1–4。

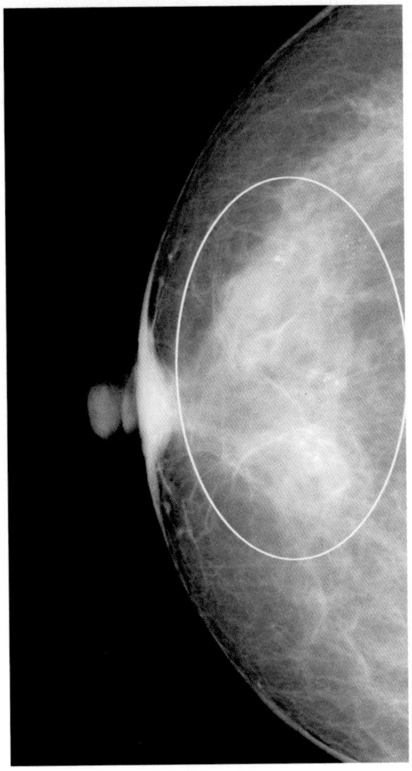

A. 右乳轴位片

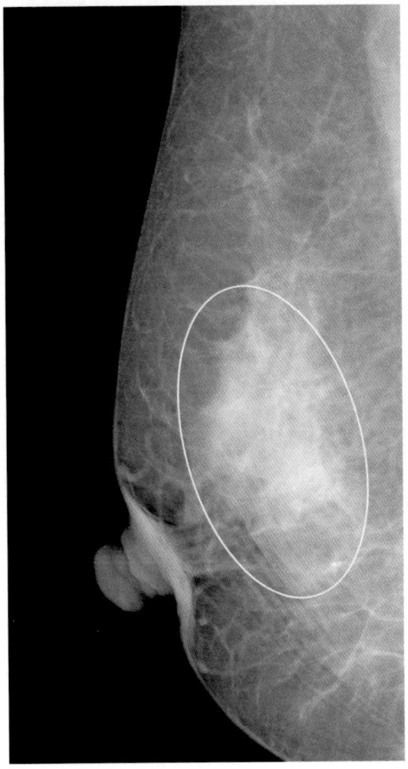

B. 右乳斜位片

图 8–1–1　右乳晕后中央区、内上及外上腺体密度增浓、结构紊乱，其中见小簇状及沿导管分布的针尖样钙化、准钙化，对应乳晕区皮肤增厚，晕后可见漏斗征。查体：右乳头糜烂、渗液。X 线诊断：右乳派杰病。病理：右乳头派杰病伴乳内导管内癌

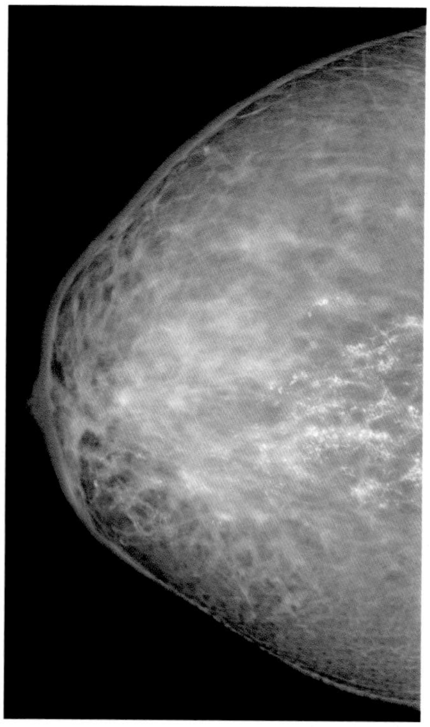

A. 右乳轴位片

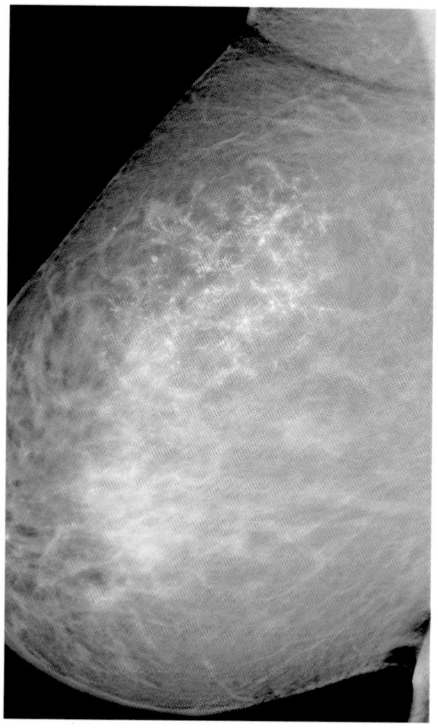

B. 右乳斜位片

图 8-1-2　右乳晕后下方及上区密度增浓，其中见多量沿导管分布的杆状钙化，对应乳晕区皮肤增厚，右乳头糜烂消失。X 线诊断：右乳派杰病。病理：右乳头派杰病伴右乳头下方浸润性导管癌、右乳上方导管内癌

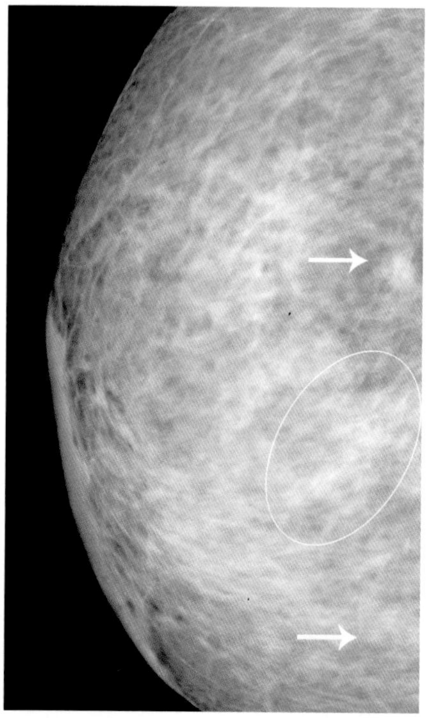

A. 右乳轴位片

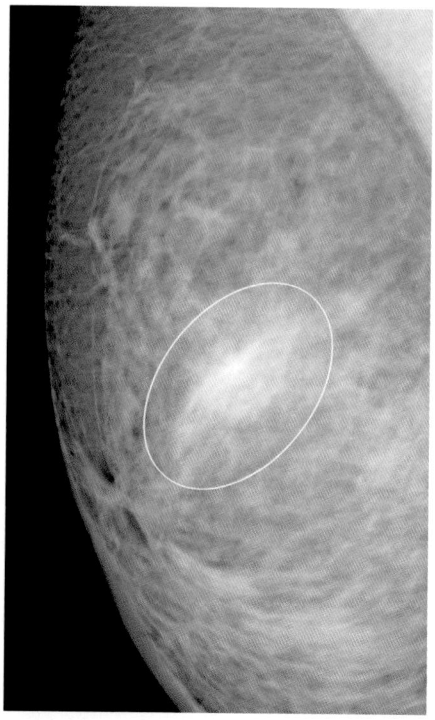

B. 右乳斜位片

图 8-1-3　右乳上方、内上、外上密度增浓，结构紊乱，散在数个针尖样钙化、准钙化，部分沿导管分布，对应乳晕区及周围皮肤增厚，右乳头糜烂消失。X 线诊断：右乳派杰病。病理：右乳头 Paget 病伴多灶导管内癌

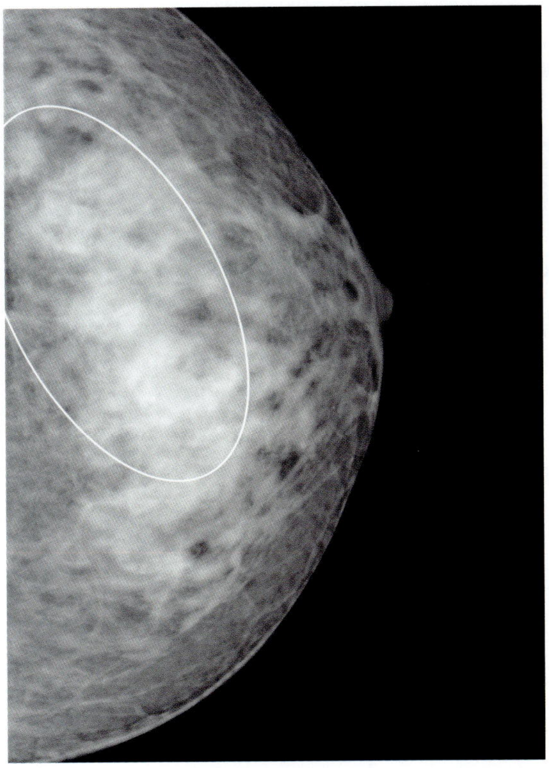

A. 左乳轴位片

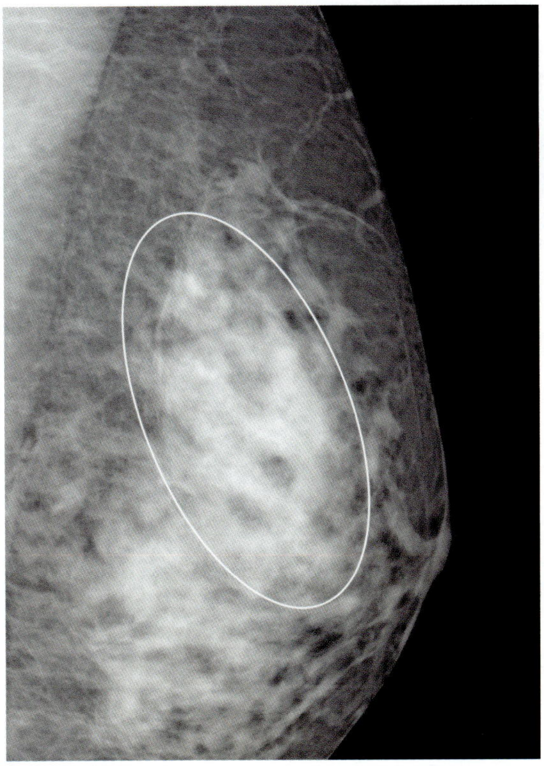

B. 左乳斜位片

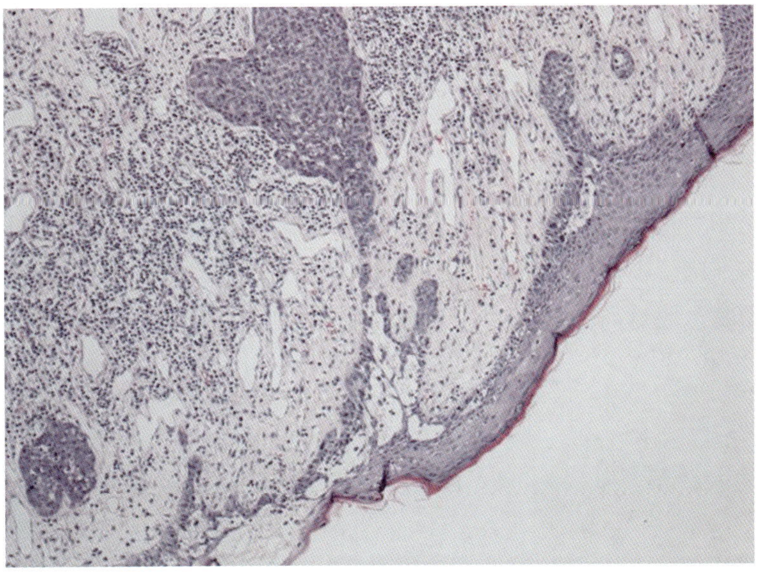

C. 病理切片

图 8-1-4　（A、B）示：左乳晕后中央区上方、内上及外上密度增浓，结构紊乱，可见多个稍高密度模糊小结节影及杂乱发丝状影。X 线诊断：高度怀疑左乳派杰病。镜下所见（C）：异型腺上皮细胞浸润乳头被覆鳞状上皮，核分裂象易见。诊断：左乳头派杰病

第二节　乳 头 状 癌

原发性乳头状癌为少见的特殊类型乳腺癌，国内外报道占所有乳腺癌的 0.9%~2.8%，笔者所在医院为 1.8%，好发于绝经后的中老年妇女。WHO (2003) 乳腺肿瘤组织学分类将乳头状癌分为导管内乳头状癌、浸润性乳头状癌、浸润性微乳头状癌，囊内乳头状癌归为导管内乳头状癌的一种亚型。

（一）临床表现

导管内乳头状癌及浸润性乳头状癌常发生于乳晕区的大导管，少数亦可见于中、小导管，临床常表现为乳头溢血及乳晕区肿块，预后好。

（二）X 线表现

1. 平片常表现为　①稍高密度结节，边界大部分清晰，部分稍毛糙；②结构紊乱；③部分平片无明显阳性征象。

2. 导管造影　可见导管扩张，管壁僵硬、毛糙，管内多发不规则充盈缺损及间断显影，部分呈鼠尾状狭窄，在平片结构紊乱或结节区导管间断或中断显影。

3. 空气造影　囊壁可增厚，囊内见不规则宽基底充盈缺损。

（三）镜下表现

以典型的乳头状结构为主，乳头大小不等，其中央常具有纤维血管轴心，表面被覆单层或多层异型上皮细胞，极性紊乱，常见核分裂，≥90%的乳头完全缺乏肌上皮细胞层，若癌组织局限于扩张的导管内或囊腔内者，属于导管内或囊内乳头状癌；突破导管基底膜伴有间质浸润时则为浸润性乳头状癌。

浸润性微乳头状癌与前两者不同，临床多以发现乳腺肿块而就诊，且常伴有腋窝淋巴结肿大，预后差。镜下可见癌细胞呈中空的微乳头状或腺管状排列，乳头结构缺乏纤维血管轴心，癌巢与间质由于周围组织收缩形成明显的空隙，核呈中度异型性，核分裂少见，无坏死。X 线表现与一般乳腺癌无明显差异。

（四）典型病例

见图 8–2–1 至图 8–2–4。

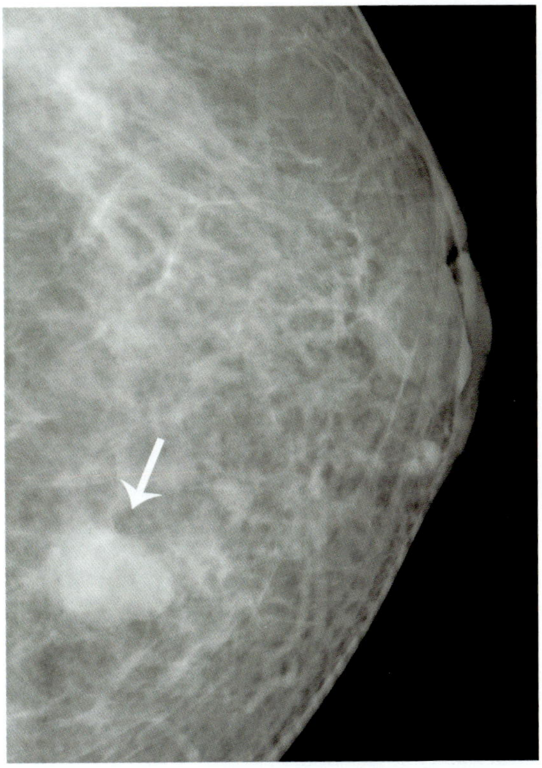

A. 左乳轴位片

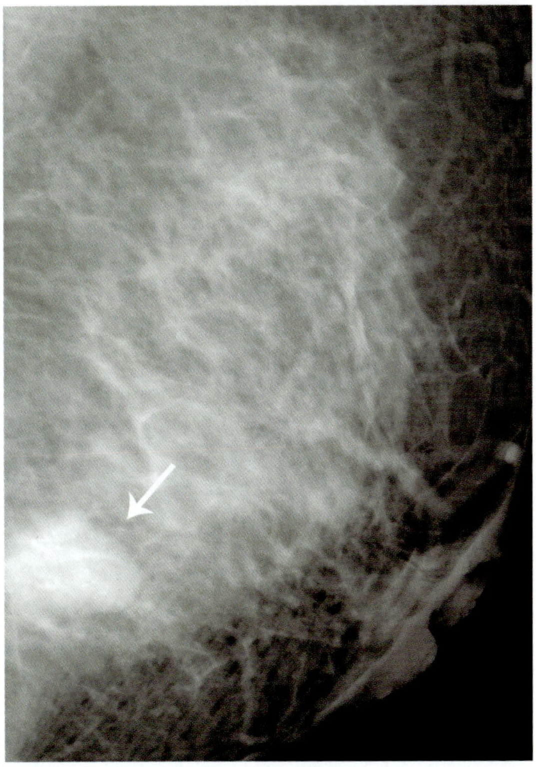

B. 左乳斜位片

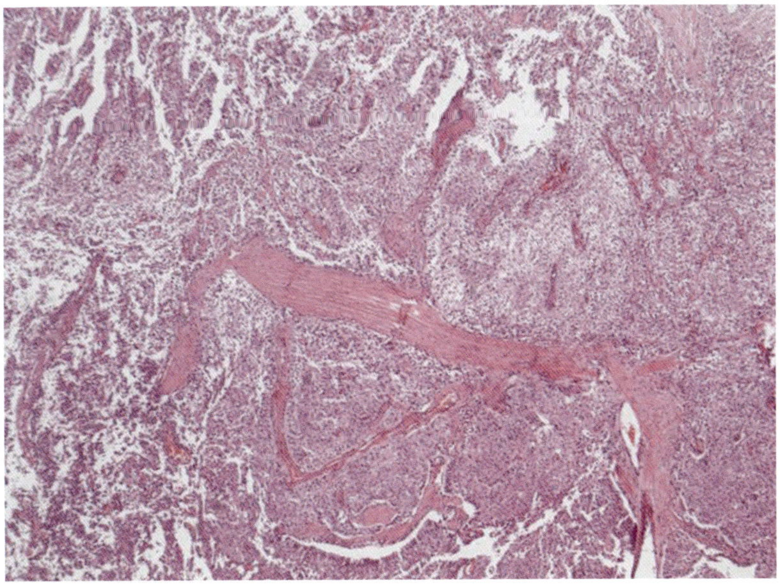

C. 病理切片

图 8-2-1　(A、B) 示：左乳内下见一 1.5cm×1.1cm 大小稍高密度结节影，边界大部分清晰，部分稍毛糙，内未见钙化。乳头无溢血。X 线诊断：左乳低恶性肿瘤。镜下所见 (C)：肿瘤细胞呈乳头状排列，并呈浸润性生长。病理：左乳浸润性乳头状癌

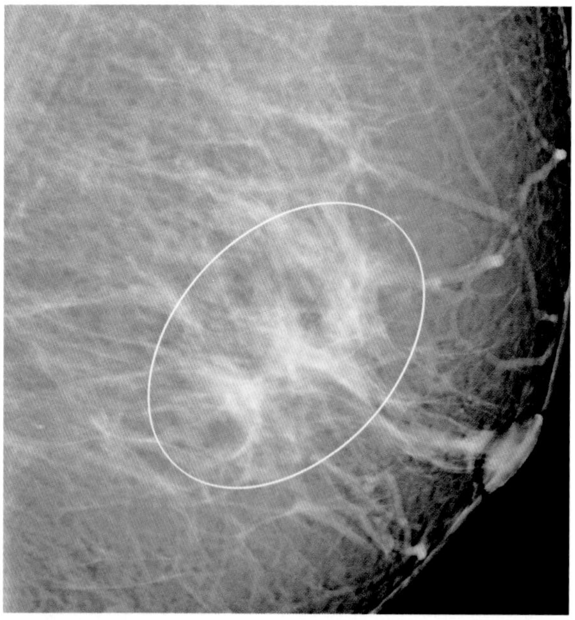

A. 左乳斜位片

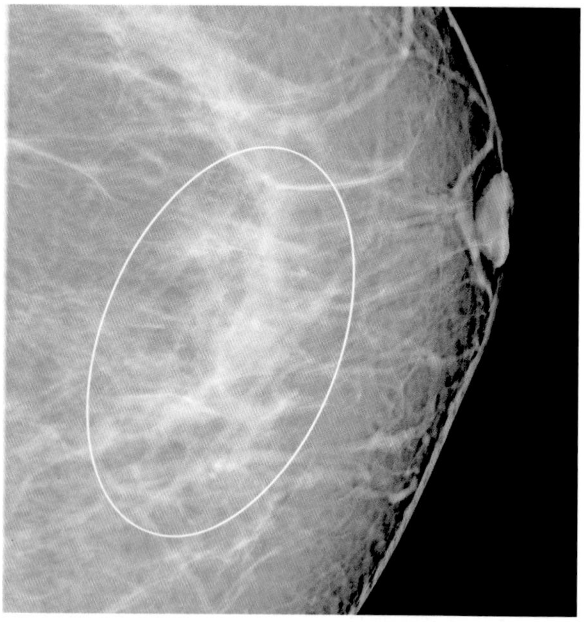

B. 左乳轴位片

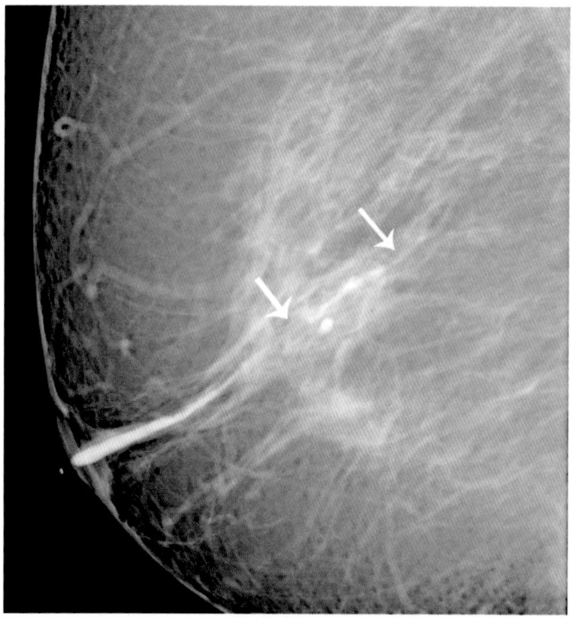

C. 左乳导管造影内侧位

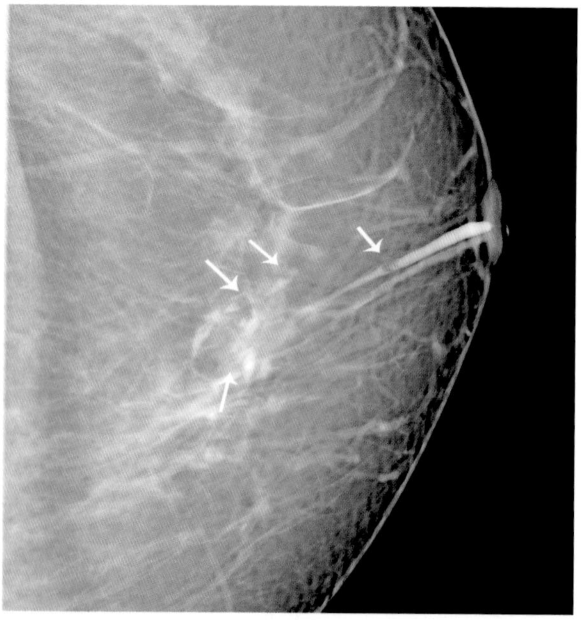

D. 左乳导管造影轴位片

图 8-2-2 平片（A、B）示：左乳晕内上局部密度稍增浓，结构紊乱，未见明确肿块及钙化。导管造影（C、D）示：左乳内上主导管及分支导管扩张，其中见多个不规则充盈缺损，分支导管僵硬，管壁毛糙，于平片所见结构紊乱区呈间断显影。X 线诊断：左乳导管扩张，管内多发占位，考虑乳头状瘤病。病理：左乳导管内乳头状癌

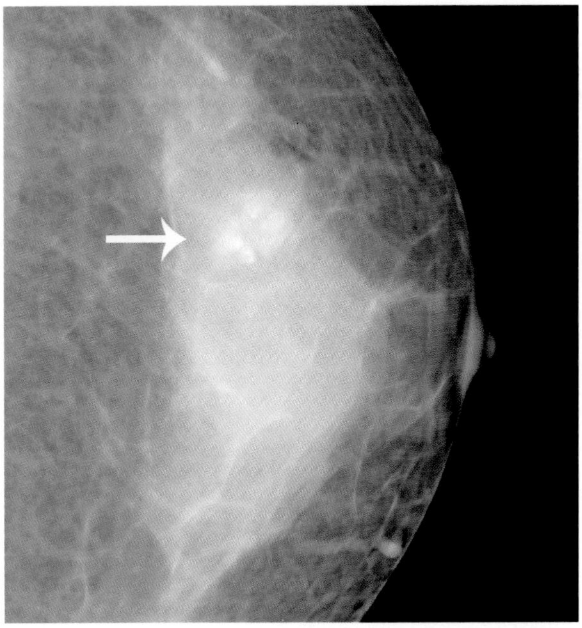

A. 左乳轴位片

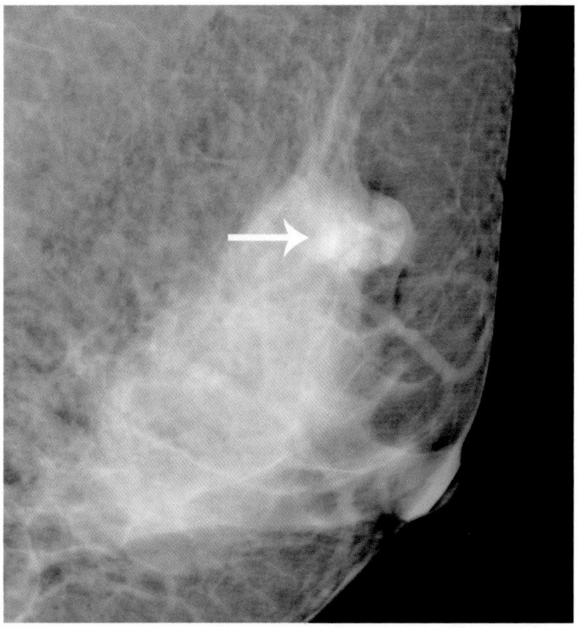

B. 左乳斜位片

图 8-2-3　左乳外上见一 1.2cm×0.7cm 大小高密度结节影，分叶呈花瓣状，部分边界尚清，局部血供丰富。X 线诊断：左乳腺癌。病理：左乳浸润性微乳头状癌

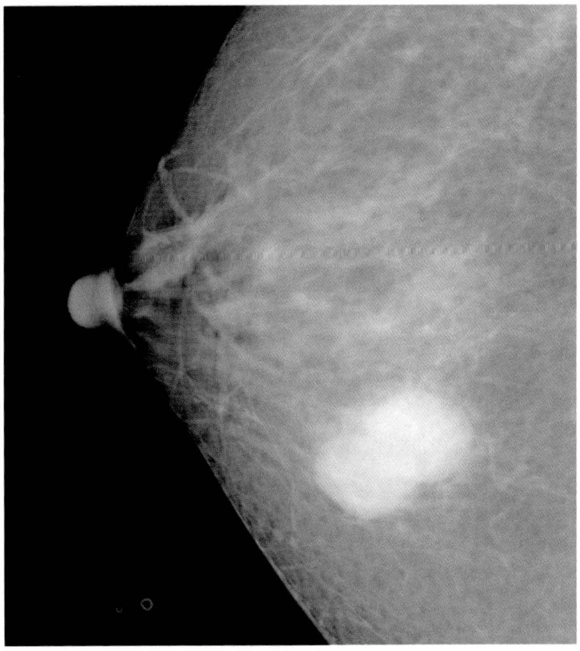

A. 右乳轴位片

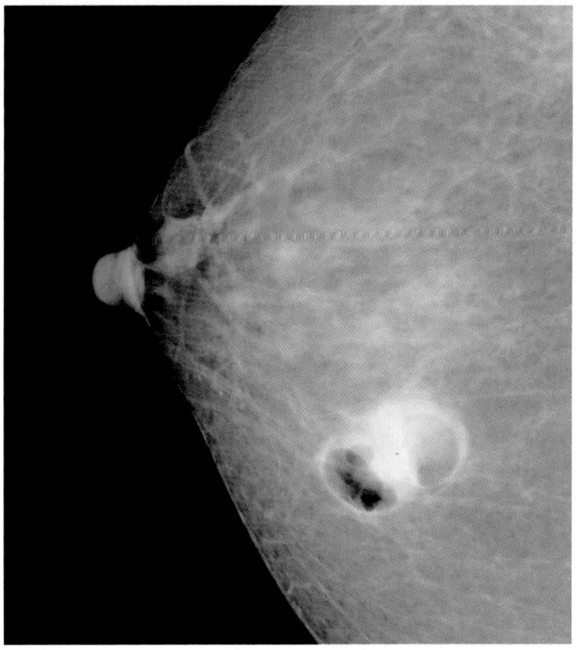

B. 右乳轴位片空气造影

图 8-2-4　右乳内下见一 2.1cm×1.2cm 大小哑铃状高密度结节影，边界尚清，内未见钙化，穿刺抽出 2mL 暗红色液体，注入 1mL 过滤空气，行右乳轴位摄片，显示囊内不规则占位。X 线诊断：左乳囊内占位，考虑乳头状瘤恶变。病理：左乳囊内乳头状癌

第三节 黏 液 癌

黏液癌是一种较少见的特殊类型乳腺癌，病理特点是在癌组织中有大量细胞外黏液，癌细胞常漂浮于黏液之中。发病率较低，仅占所有乳腺癌的 1%~6%，笔者所在医院为 2.26%。好发年龄较浸润性导管癌大，一般绝经后 40~60 岁为发病高峰，平均年龄 55.3 岁，在 35 岁以下妇女中发生率<1%。相对于其他病理类型的乳腺癌，黏液癌有着较好的预后，其原因可能与以下因素有关：①黏液癌的细胞外基质来自于癌细胞崩解，其线粒体受损，因此肿瘤的侵袭性降低，生长缓慢。②与癌细胞结构有关，有作者提出肿瘤分泌的细胞外基质中含有黏固作用的物质，癌细胞存在桥粒连接及细胞指状突起，癌细胞不易分离，因此不易造成远处转移和扩散。

根据是否含有其他类型肿瘤成分，分为单纯型和混合型黏液癌，前者全部为黏液癌成分，后者含部分其他浸润性癌成分，最常见为浸润性导管癌。单纯型黏液癌预后明显好于混合型，较少有侵袭行为，10 年生存率较高，且黏液含量越多，术后复发和腋淋巴结转移也越少。混合型黏液癌预后介于单纯型与非特殊型浸润癌之间，且其中含不同成分、比例浸润性癌的预后不同，因此各种成分所占比例应注明。

（一）临床表现

好发于老年妇女，病程较长，多位发于外上象限，触诊常境界清楚、活动，质地中等或较软，局部无红肿疼痛，易误诊为纤维腺瘤，体积大时可有皮肤粘连和胸壁固定。若为混合型则生长相对较快，边界欠清，活动度欠佳，质地偏硬。

（二）X 线表现

单纯型一般为膨胀性生长的圆形、类圆形、中/稍低/稍高密度肿块，边界大多清晰光滑，小分叶边缘为单纯型黏液癌最常见的一种征象，尤其多黏液成分的黏液癌占的比例较高，表现为边界比较清晰但有超过 3 个的连续小分叶，边缘模糊为少见征象，边缘浸润常见于混合型和少黏液量单纯型黏液癌；肿块伴钙化不是黏液癌的典型表现，部分钙化与黏液本身有关，常表现为点状、不规则钙化。混合型肿块一般较单纯型密度偏高，边缘模糊、毛糙，其中可见针尖样钙化，部分表现与浸润性导管癌类似。本病 X 线表现常易误诊为良性肿瘤，有时需结合细针穿刺，若穿刺质软，且抽出果冻样物，则提示该病可能。文献亦显示黏液癌 X 线表现与病理分型间有一定的相关性，并从病理改变上得到了解释，边缘清晰是单纯型黏液癌比较特殊的征象。

（三）鉴别诊断

1. 纤维腺瘤　患者年龄较轻，一般为青春期女性，老年人少见，X 线表现为边界清晰的圆形/椭圆形中密度肿块，分叶少见，伴或不伴粗大钙化，穿刺质硬，抽出物非常少。

2. 髓样癌　患者年龄较轻，一般为育龄期妇女，X 线所见肿块密度偏高，分叶少见，穿刺常抽出多量细胞成分。

（四）镜下表现

黏液由纤维组织分隔成黏液湖，癌细胞形成的腺管、小乳头或小巢漂浮在黏液中。上皮细胞有一定程度的异型性，大的黏液空泡挤压胞核呈不同程度偏位，偶见印戒细胞形成。

（五）典型病例

见图 8-3-1 至图 8-3-5。

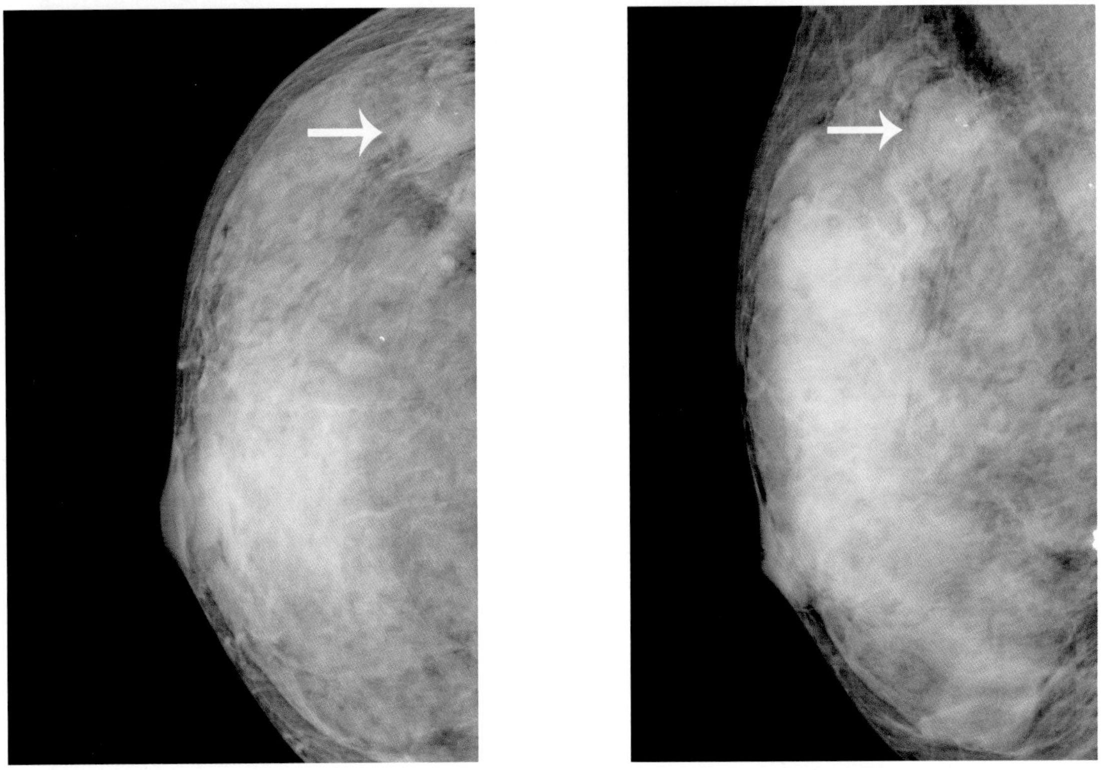

A. 右乳轴位片　　B. 右乳斜位片

图 8-3-1　右乳外上见一 1.2cm×1.1cm 大小中等密度结节影，边界部分清晰，部分模糊，其中见数个小点状钙化。X 线诊断：右乳外上供血丰富的纤维腺瘤，不除外低恶性肿瘤。病理：右乳混合型黏液癌，其中黏液癌占 50%，导管内癌占 45%，浸润性导管癌占 5%

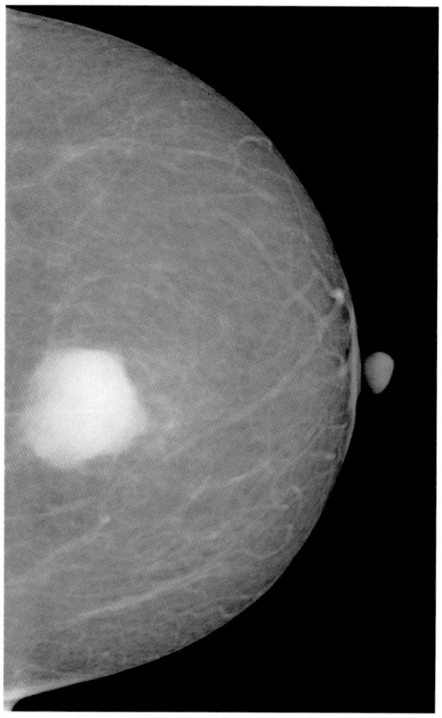

A. 左乳轴位片

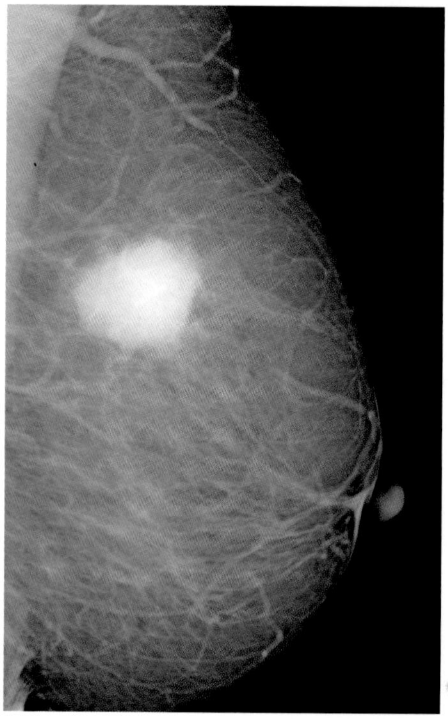

B. 左乳斜位片

图 8-3-2　左乳腺体大部分退化，上方见一 2.4cm×2.5cm 大小稍高密度肿块，轻度分叶，边界大部分清晰，部分稍模糊毛糙，内未见钙化。X 线诊断：左乳低恶性肿瘤。病理：左乳单纯型黏液癌

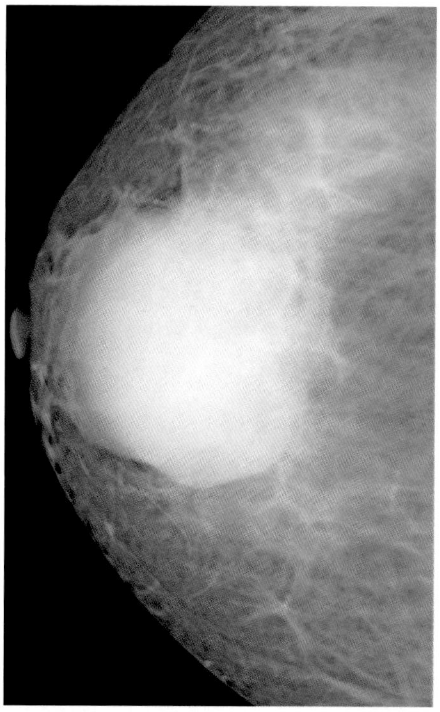

A. 右乳轴位片

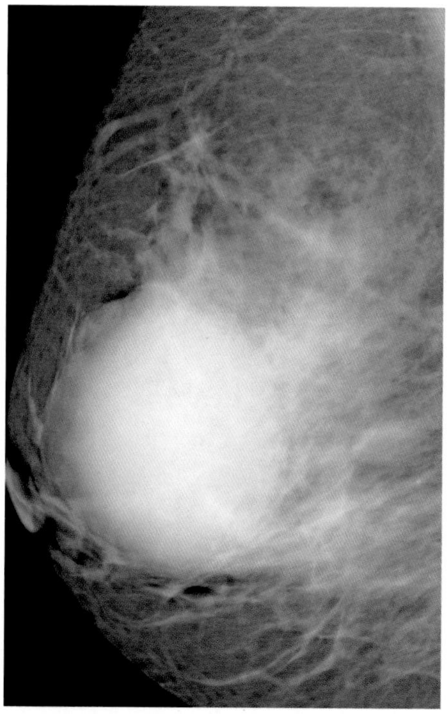

B. 右乳斜位片

图 8-3-3　右乳晕后见一 4.3cm×3.9cm 大小高密度块影，轻度分叶，大部分边界清晰光滑，局部血供丰富，内未见钙化。X 线诊断：右乳纤维腺瘤，不除外低恶性肿瘤。病理：右乳单纯型黏液癌

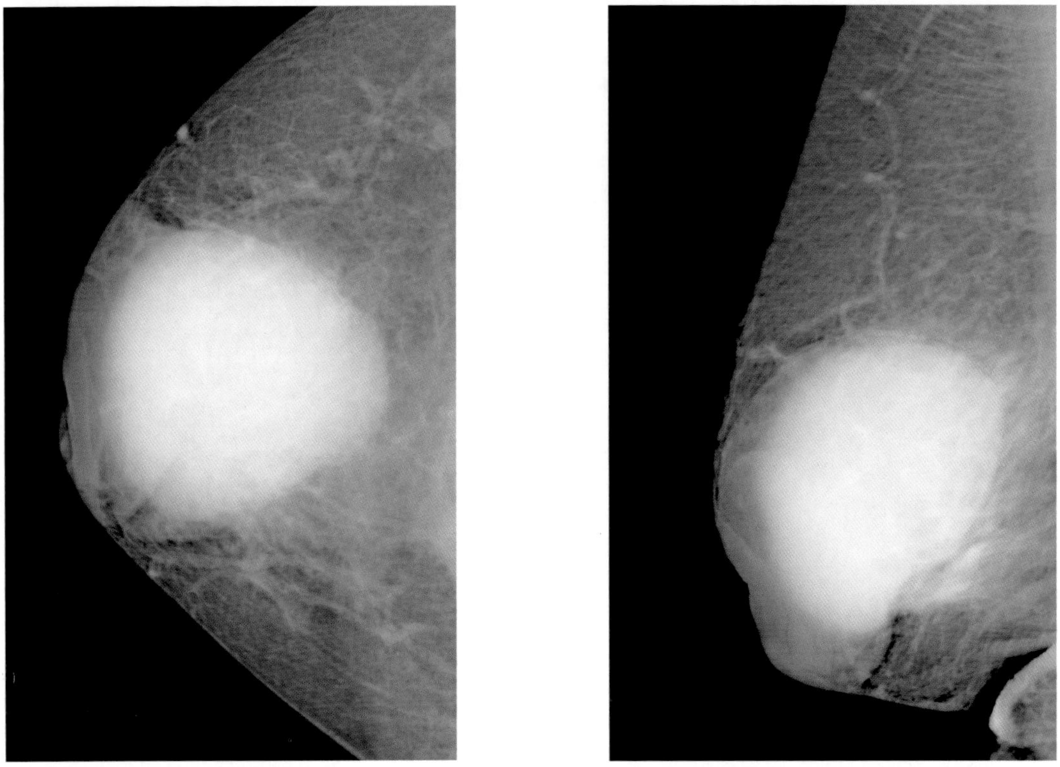

A. 右乳轴位片

B. 右乳斜位片

图 8-3-4 右乳晕后见一 5.4cm×6.3cm 大小稍高密度块影，分叶，边界清晰光滑，局部血供丰富，内未见钙化。X 线诊断：右乳低恶性肿瘤。病理：右乳单纯型黏液癌

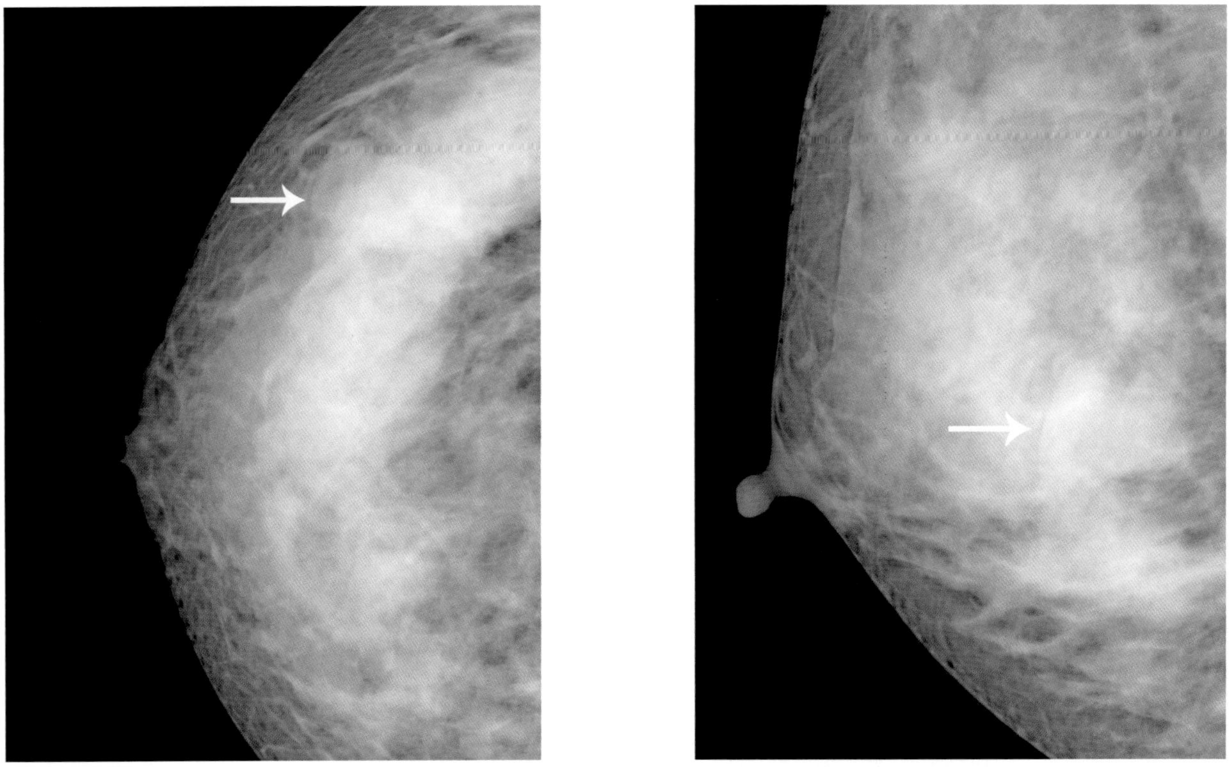

A. 右乳轴位片

B. 右乳斜位片

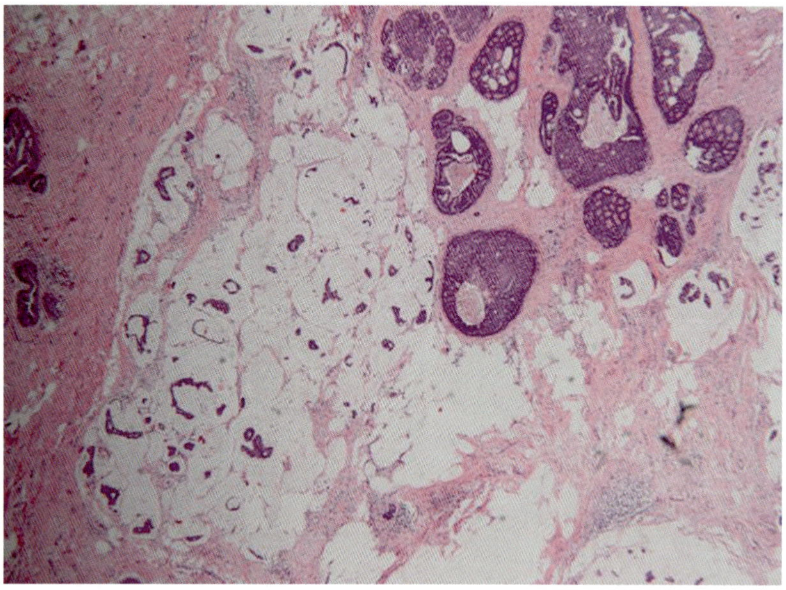

C. 病理切片

图 8-3-5 (A、B) 示：右乳外侧结构紊乱，可见一 2.1cm×1.4cm 大小中密度块影，部分边界清晰，局部血供稍丰富，内未见钙化。X 线诊断：右乳外侧纤维腺瘤，不除外低恶性肿瘤。镜下所见（C）：大片黏液湖中漂浮轻度异型的肿瘤细胞，黏液癌周围可见导管内癌成分。病理：右乳单纯型黏液癌

第四节 髓 样 癌

髓样癌为较少见的特殊类型乳腺癌，在病理巨检上多以边界清晰常见，又称实质性边界清晰癌，预后较好。文献报道本病易发生于年轻妇女，占 35 岁以下年轻妇女乳腺癌的 11%，笔者所在医院所见病例好发年龄与一般乳腺癌无明显差异，发病率占所有乳腺癌的 0.9%。根据不同的组织学特点分为典型髓样癌及非典型髓样癌。典型髓样癌的组织学特点：①合体细胞样生长方式（>75%）；②缺乏腺样结构；③弥散性淋巴浆细胞浸润，中等到显著；④核多形性，中等到显著；⑤组织学上有完整的界限。非典型髓样癌的诊断标准为：肿瘤有显著的合体细胞特征和上述②、③项特点。

（一）临床表现

一般为偶然发现乳内无痛性肿块，边界清晰，表面光滑，质地偏硬，活动度尚可。细针穿刺可抽出多量细胞成分。

（二）X 线表现

因髓样癌癌细胞成分多，排列紧密，纤维间质少，因此 X 线所见常为圆形/椭圆形高密度肿块，边界大部分清晰，部分可模糊、毛糙、有毛刺，小分叶，钙化少见，密度较淡，相对弥散地分布在肿块中，不典型髓样癌与典型髓样癌 X 线表现类似，无法辨别。

（三）鉴别诊断

1. 叶状肿瘤　分叶较髓样癌大，肿块进展较快，且常有纤维腺瘤手术后复发史，触诊常有波

动感。

2. 黏液癌　年龄偏大，一般为老年女性，肿块密度较髓样癌低，穿刺常抽出果冻样物。

3. 纤维腺瘤　年龄较轻，一般为青春期女性，肿块密度较髓样癌低，一般为中密度，边界清晰光滑，肿块生长缓慢。

（四）典型病例

见图 8-4-1 至图 8-4-3。

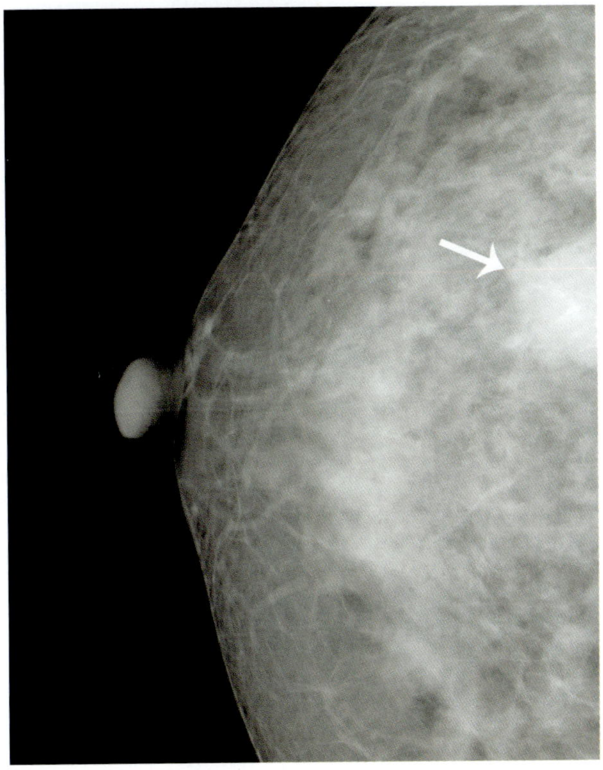

A. 右乳轴位片

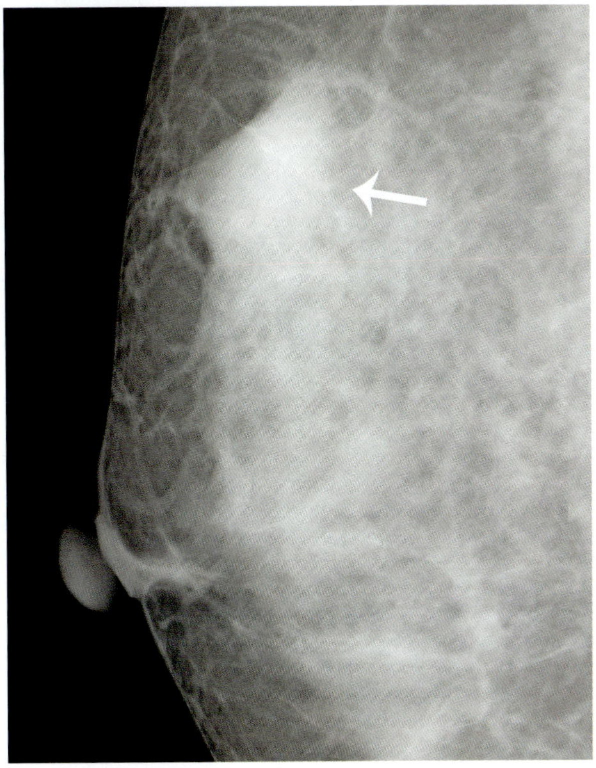

B. 右乳斜位片

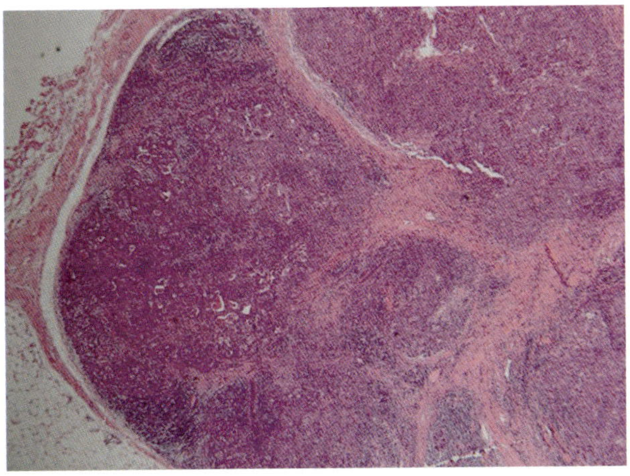

C. 低倍镜

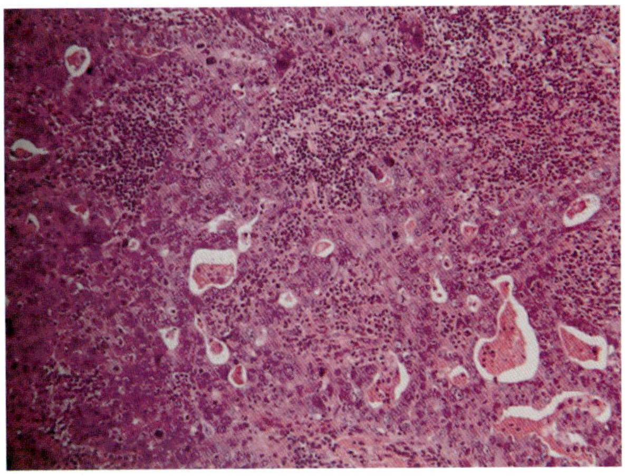

D. 高倍镜

图 8-4-1　（A、B）示：右乳外上见一 1.8cm×1.2cm 大小高密度结节影，形态欠规则，边界大部分清晰，部分稍模糊，局部血运稍丰富。X 线诊断：右乳外上肿块，不除外低恶性肿瘤，建议病理检查。镜下所见（C、D）：肿瘤边界清楚，肿瘤细胞异型性明显，细胞核呈 3 级改变，肿瘤细胞呈合体样生长，在肿瘤细胞周围可见多量淋巴细胞、浆细胞浸润。病理：右乳髓样癌

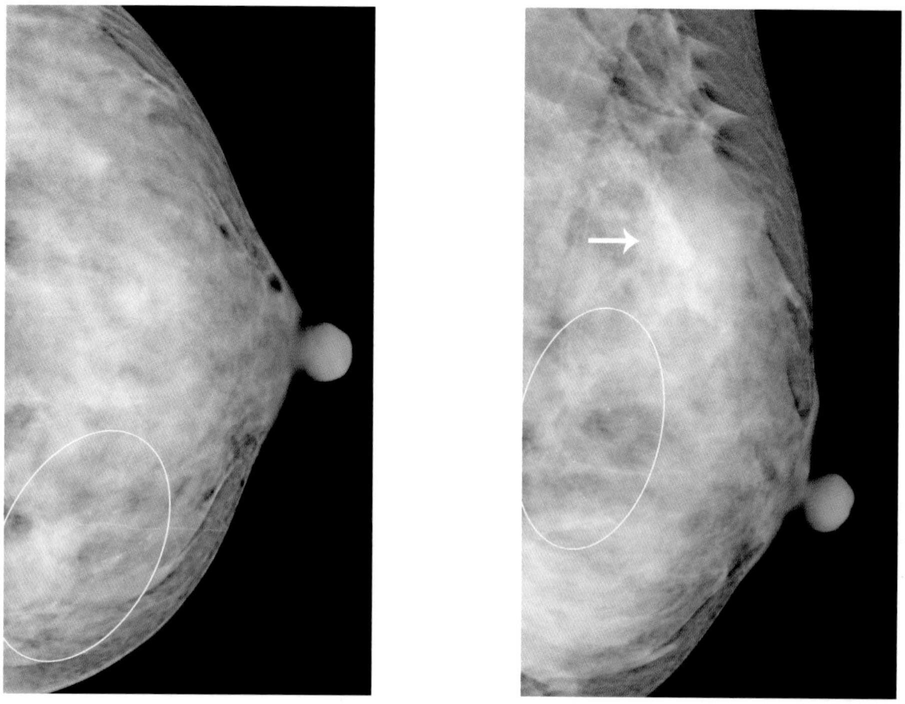

A. 左乳轴位片　　　　B. 左乳斜位片

图 8-4-2　左乳内侧及内上密度增浓，结构紊乱，可见多个沿导管走形的针尖样钙化及杂乱索状影。X 线诊断：左乳非典型增生，不除外管内癌。病理：左乳髓样癌

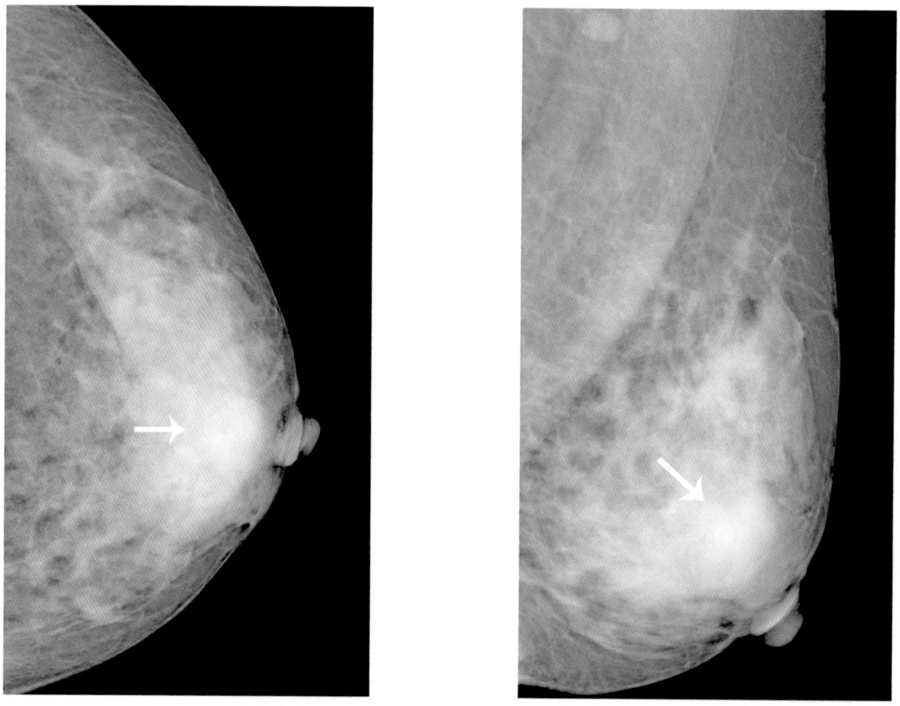

A. 左乳轴位片　　　　B. 左乳斜位片

图 8-4-3　左乳晕上见一 1.5cm×1.2cm 大小稍高密度结节影，边界大部分模糊，密度均匀，局部血供稍丰富，内未见钙化，左腋下见数个淋巴结，最大约 1.2cm×0.7cm，边缘清晰光滑。X 线诊断：左乳纤维腺瘤。病理：左乳不典型髓样癌

第五节　小　管　癌

小管癌是由高分化小管结构所组成，小管结构具有开放性管腔，内衬单层上皮细胞，是少见的特殊类型乳腺癌，预后极好。国内报道占乳腺癌总数的 1%~2%，笔者所在医院大约为 0.5%，可能与以前对该病认识不足而未诊断有关。高发年龄为 40~60 岁。

(一) 临床表现

小管癌通常体积较小，大部分<1cm，所以临床触诊较难发现，大部分为乳腺 B 超或 X 线发现。

(二) X 线表现

常为高/稍高密度星状影或边缘毛糙的小结节影，与浸润性非特殊型乳腺癌表现相似，无明显特异性。

(三) 典型病例

见图 8-5-1 至图 8-5-4。

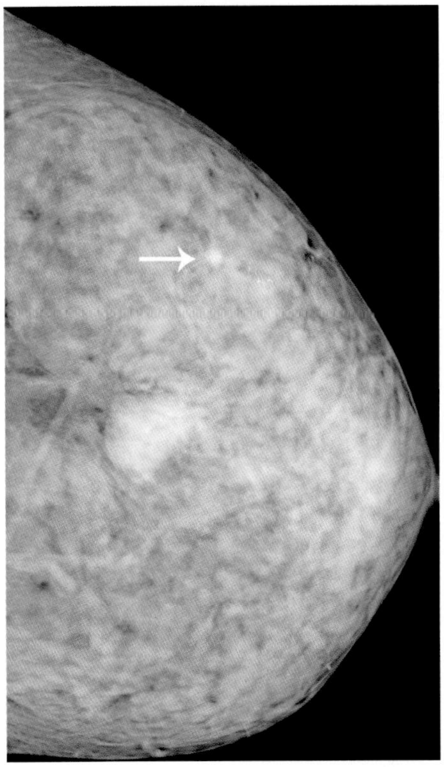

A. 左乳轴位片

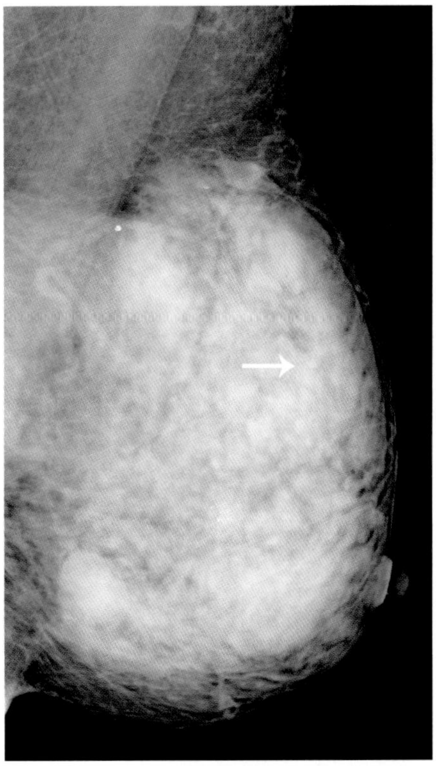

B. 左乳斜位片

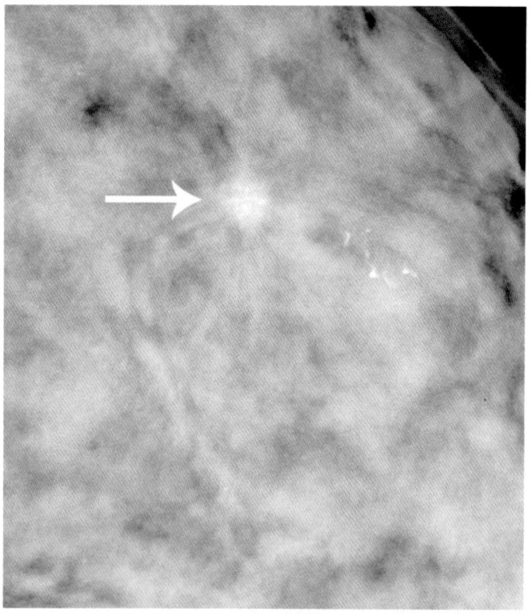

C. 左乳轴位片局部放大

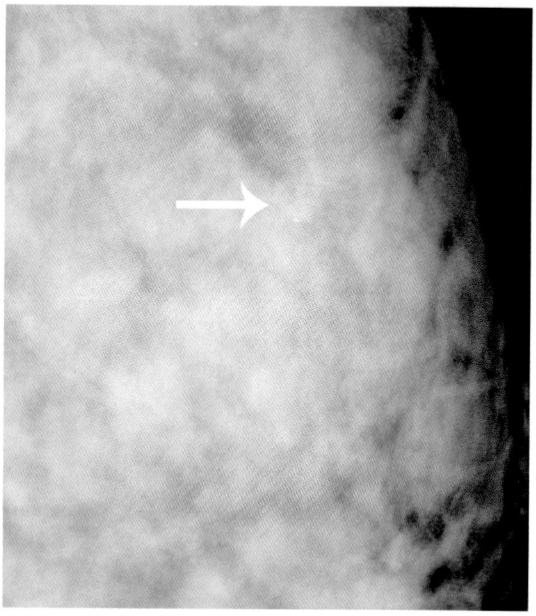

D. 左乳斜位片局部放大

图 8-5-1 （A-D）示：左乳外上见一高密度小星状影，其中隐约见数个针尖样钙化，局部血供丰富。左乳下方见一 1.8cm×1.6cm 大小高密度结节，边缘光滑，内未见钙化，穿刺抽出 2mL 黄色液体。X 线诊断：1.左乳外上非典型增生，不除外小癌；2.左乳下方囊肿。病理：左乳外上浸润性小管癌

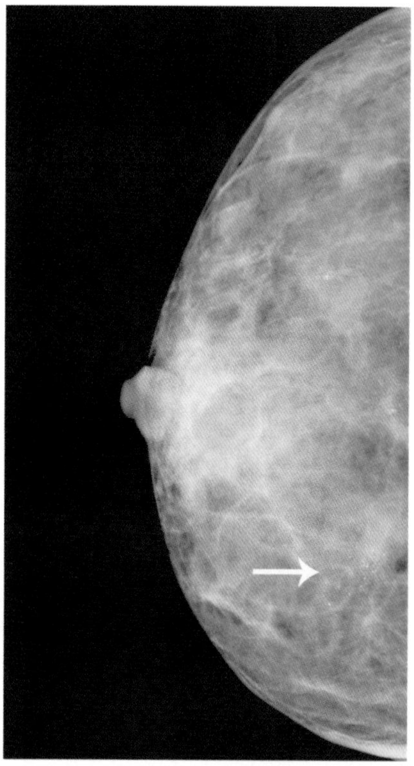

A. 右乳轴位片

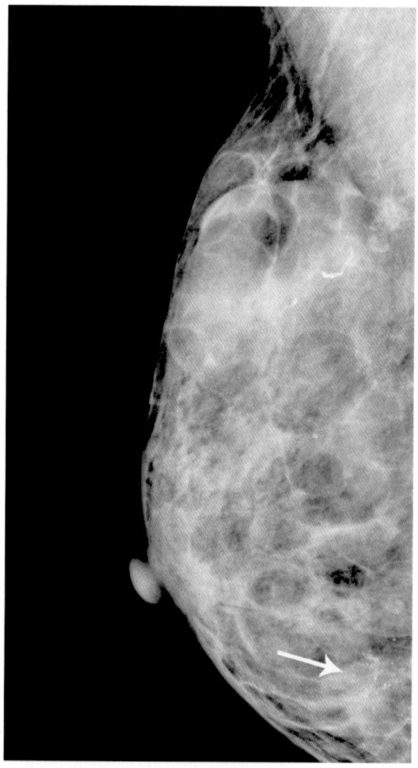

B. 右乳斜位片

图 8-5-2 右乳内下局限性密度稍增浓不均，隐约见一 1.3cm×1.4cm 大小结节影，边界欠清，其中见小簇针尖样钙化、准钙化。X 线诊断：右乳腺癌。病理：右乳浸润性小管癌

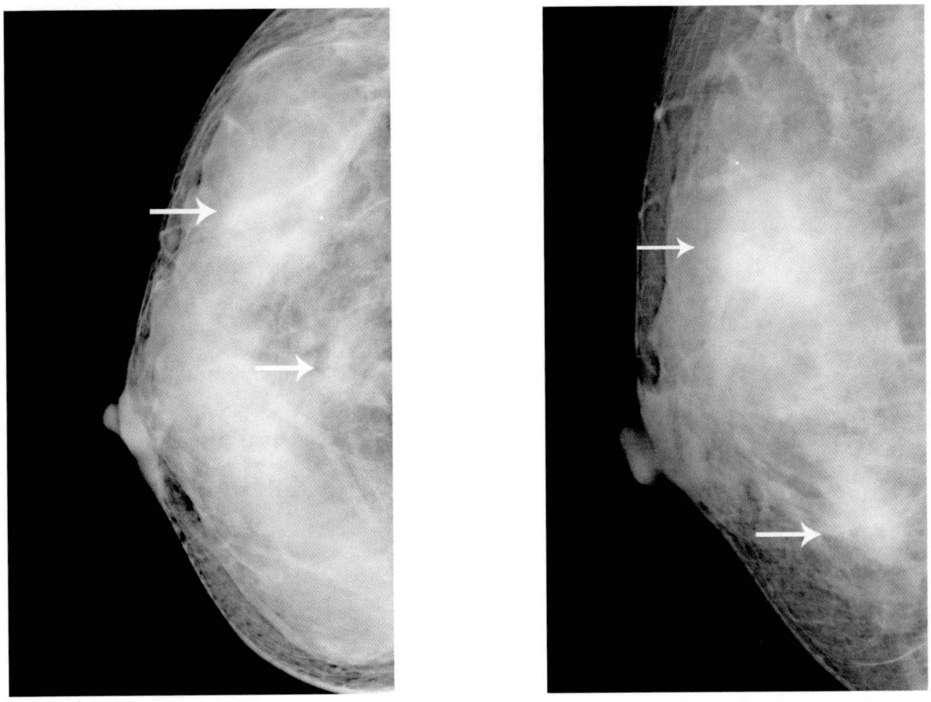

A. 右乳轴位片　　B. 右乳斜位片

图 8-5-3　右乳外上及外下各见一稍高密度结节影，大小分别为：1.4cm×1.7cm、1.2cm×1.6cm，前者边缘模糊，形态欠规则，其中见数个针尖样钙化、准钙化；后者边缘毛糙，可见长短不一毛刺，内未见钙化，局部血供均丰富。X 线诊断：右乳多中心癌。病理：右乳外上浸润性导管癌，外下浸润性小管癌

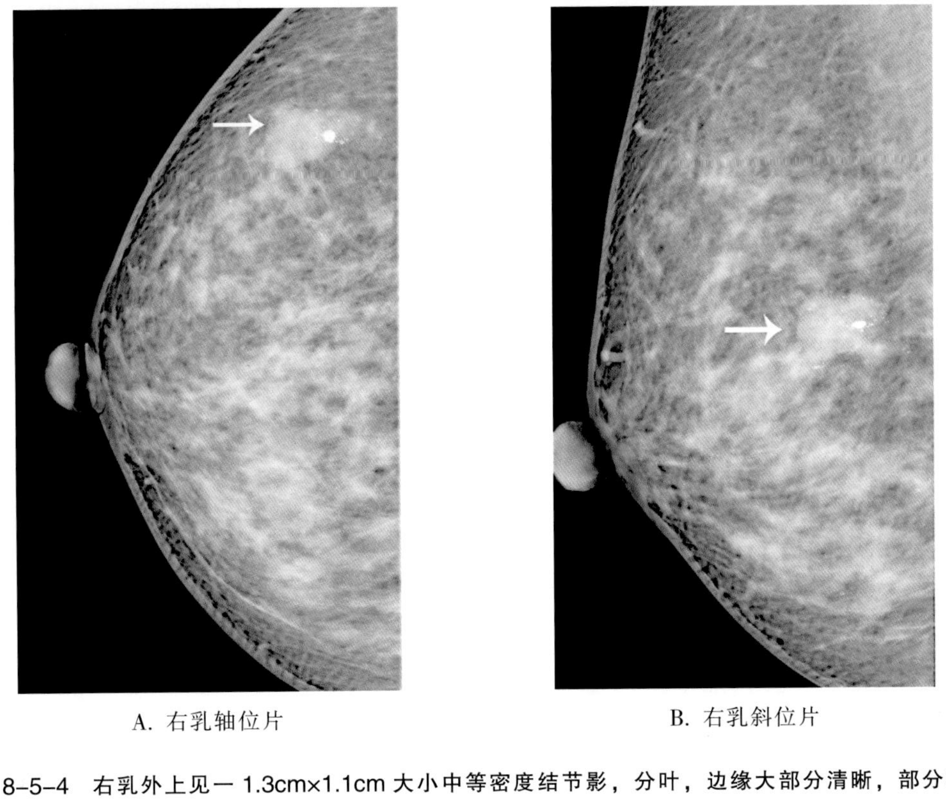

A. 右乳轴位片　　B. 右乳斜位片

图 8-5-4　右乳外上见一 1.3cm×1.1cm 大小中等密度结节影，分叶，边缘大部分清晰，部分稍模糊，其中可见数个针尖样钙化及 1 个粗大颗粒状钙化。X 线诊断：右乳腺癌。病理：右乳浸润性小管癌

第六节 筛 状 癌

筛状癌是非常少见的特殊类型乳腺癌，发病率在 1%以下，笔者所在医院为 0.06%，发病年龄 33~86 岁，主要分为典型筛状癌及混合型筛状癌，前者完全由筛状结构组成，其筛状排列与导管内筛状癌相似，预后极好，后者则是筛状型占优势，<50%的病灶可由管状癌或其他类型的癌所组成，预后稍差。临床及 X 线表现与非特殊型乳腺癌无明显差异。

（一）镜下表现

肿瘤细胞排列成特征性的筛孔状结构，间质纤维组织反应性增生，坏死较少；肿瘤细胞分化较好，细胞较小，均匀一致，核圆形或卵圆形，深染，异型性不明显，分裂象少见。

（二）典型病例

见图 8–6–1、图 8–6–2。

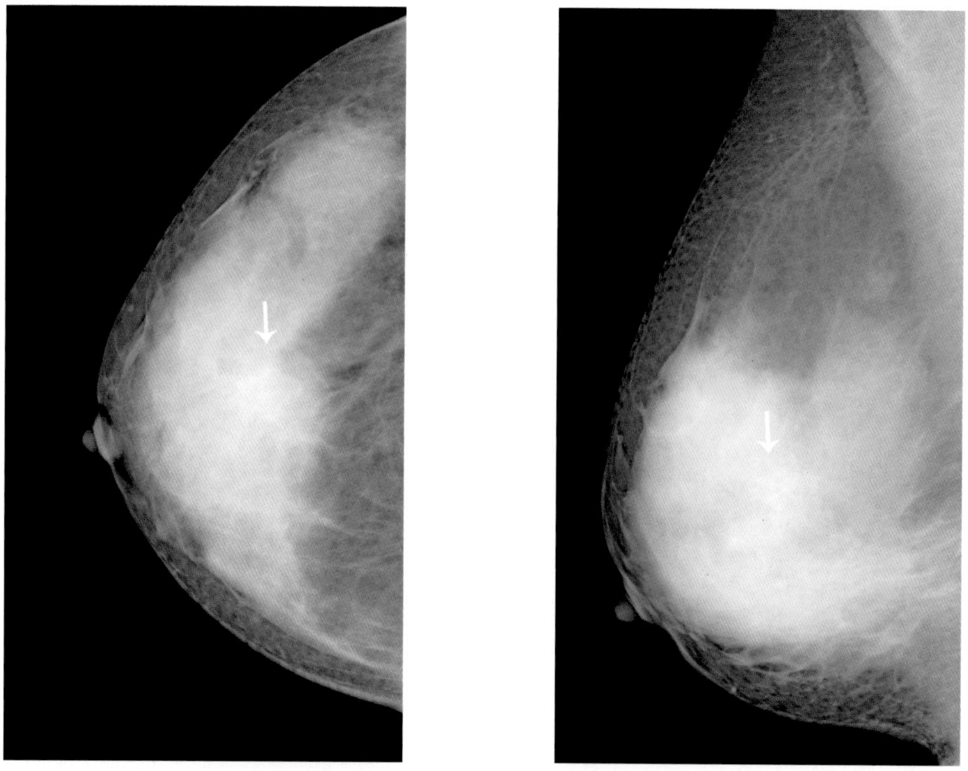

A. 右乳轴位片　　B. 右乳斜位片

图 8–6–1　右乳晕后中央区偏外上方见一 1.3cm×1.4cm 大小稍高密度结节影，边缘模糊稍毛糙，内未见钙化。X 线诊断：右乳非典型增生，不除外恶变。病理：右乳浸润性筛状癌

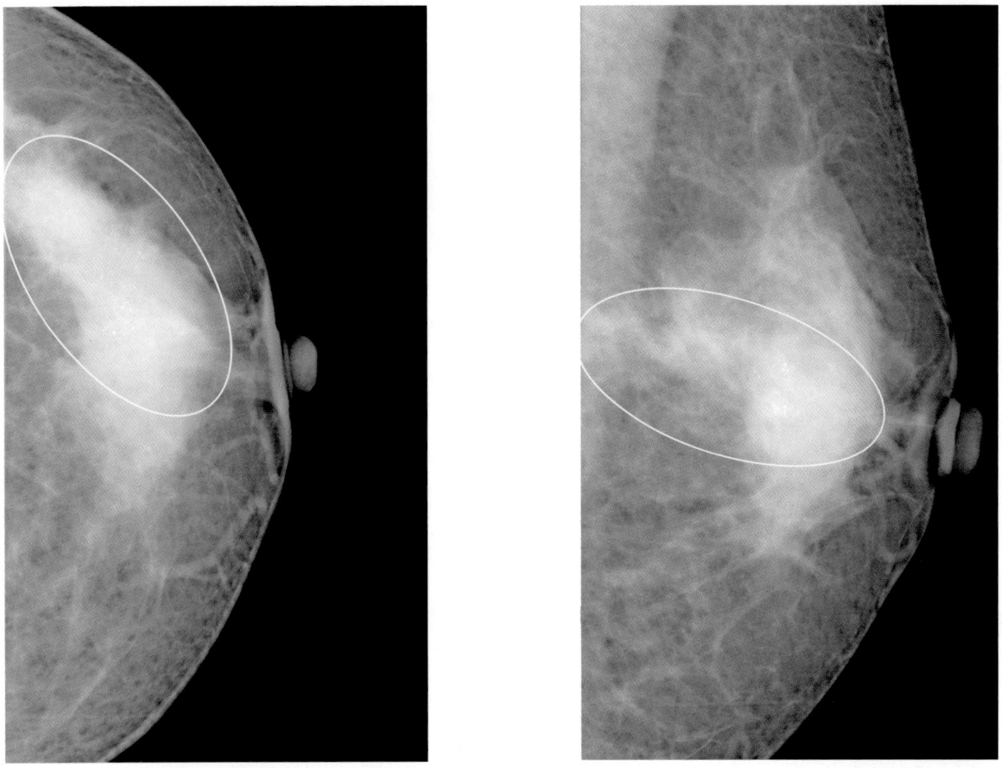

A. 左乳轴位片　　B. 左乳斜位片

图 8-6-2　左乳晕后中央区及外侧局限性密度增浓不均，结构紊乱，其中见多量成簇及沿导管走形分布的针尖样钙化，对应悬韧带及乳晕区皮肤增厚，晕后可见增粗大导管影。X 线诊断：左乳腺癌。病理：左乳浸润性筛状癌

第七节　小　叶　癌

浸润性小叶癌是继浸润性导管癌之后排名第 2 位的乳腺恶性肿瘤，发病率为 10%~15%。高发年龄为 51~61 岁，常为多中心和双侧发病。因该病的病理基础为肿瘤细胞以单细胞层围绕乳腺管呈浸润性生长，境界模糊不清，且肿瘤中的纤维组织与正常乳腺组织中的纤维组织相似，因此，大多数浸润性小叶癌同正常乳腺组织的密度相同或低于周围乳腺实质密度，边界不清，导致早期小叶癌常被漏诊，发现时相对比较晚期。

（一）临床表现

触及边界不清的肿块或局限性腺体增厚，活动度差，与浸润性导管癌类似。

（二）X 线表现

1. 肿块　常表现为星芒状结节影，密度常较浸润性导管癌低，为中等密度或低密度，边界模糊。

2. 结构紊乱　常需对比对侧乳腺或加照特殊体位来证实，在致密型乳腺中容易漏诊。

3. 局限性密度增浓。

4. 钙化较少见，常为成簇分布的针尖样钙化。

（三）典型病例

见图 8–7–1 至图 8–7–6。

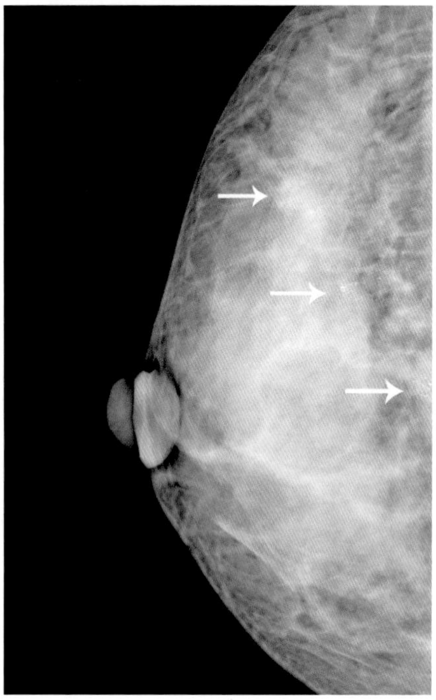

A. 右乳轴位片

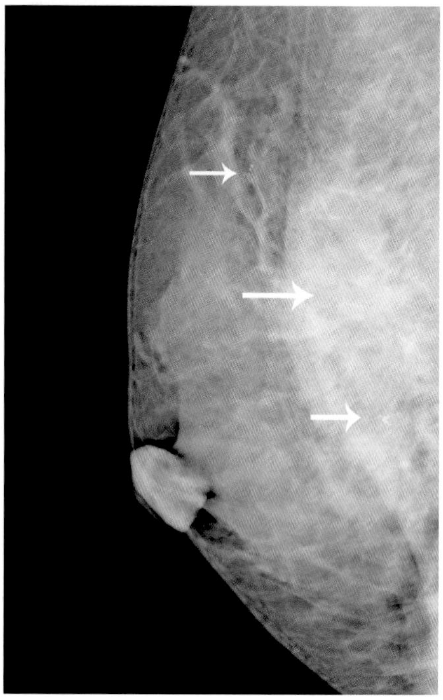

B. 右乳斜位片

图 8–7–1 右乳晕后中央区及外上结构紊乱，其中见一星芒状结节，大小约 1.4cm×1.6cm，周围见低密度水肿环，其内上及内下方各见小簇针尖样钙化。X 线诊断：右乳多灶性癌。病理：右乳浸润性小叶癌（多灶性）

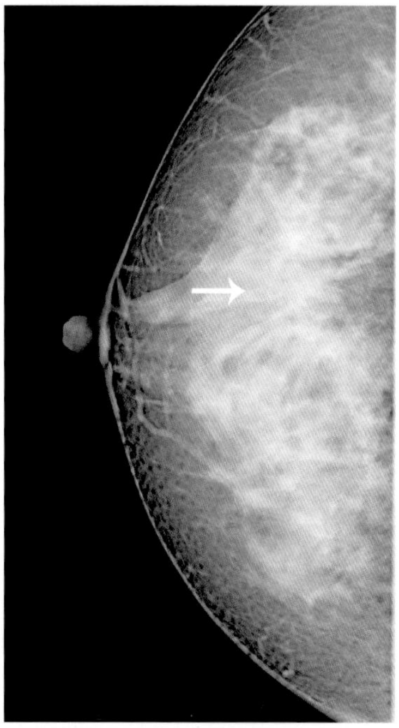

A. 右乳轴位片

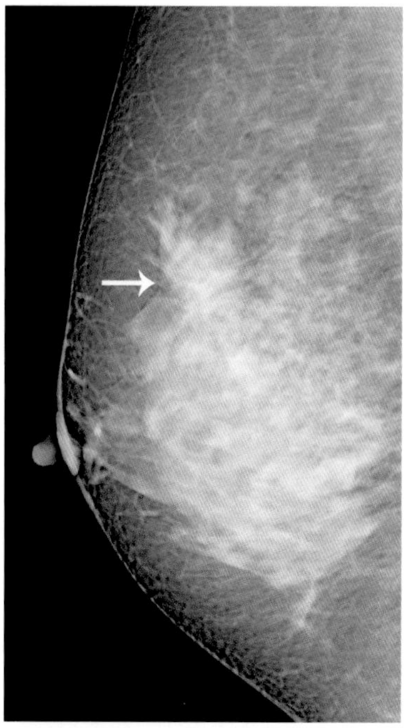

B. 右乳斜位片

图 8–7–2 右乳外上局限性结构紊乱，其中可见一中密度星芒状肿块，范围约 2.5cm×1.3cm，边界不清，对应腺体前缘僵硬、凹陷。X 线诊断：右乳腺癌。病理：右乳浸润性小叶癌伴管内癌及小叶原位癌

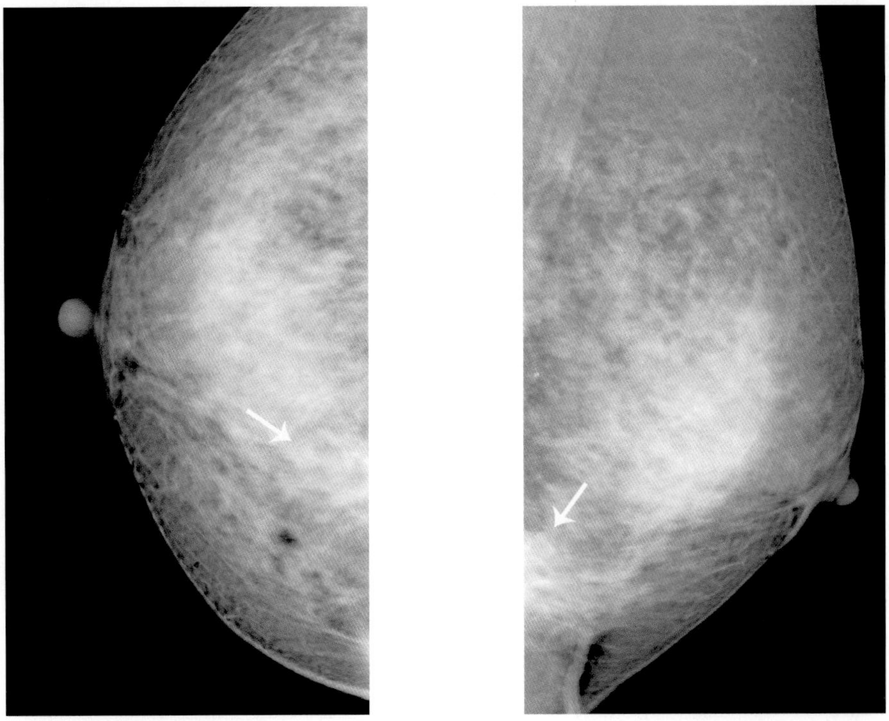

A. 右乳轴位片　　B. 右乳内侧位

图 8-7-3　右乳内下缘见一 1.1cm×0.6cm 大小中密度块影（未能完全包括在片内），边缘模糊毛糙，可见低密度水肿环，对应皮肤增厚、粘连。X 线诊断：右乳腺癌。病理：右乳浸润性小叶癌

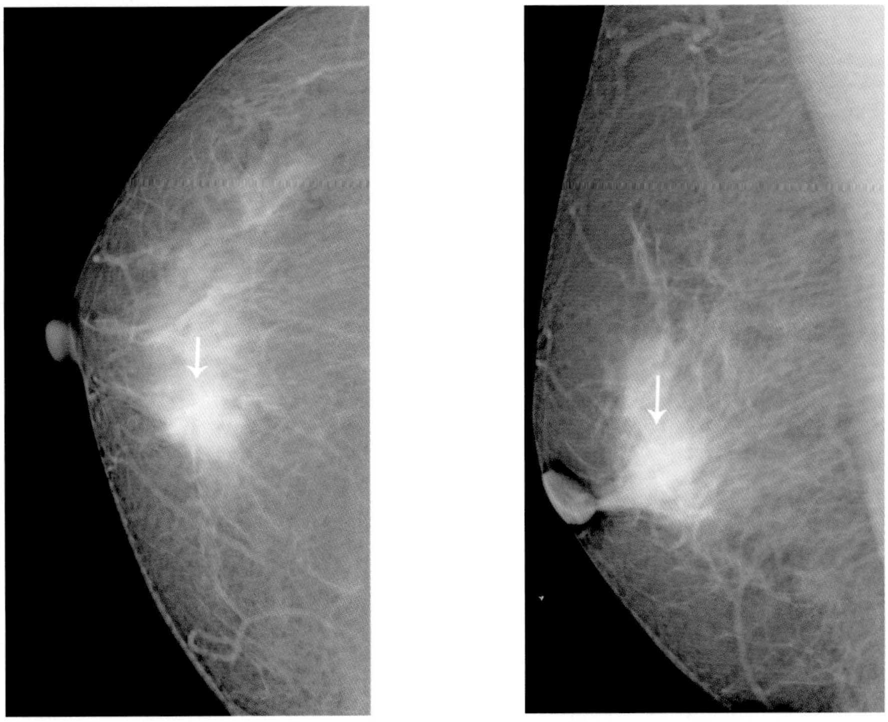

A. 右乳轴位片　　B. 右乳斜位片

图 8-7-4　右乳晕内侧见一 1.3cm×1.4cm 大小稍高密度不规则结节影，边缘模糊，部分稍毛糙，晕后可见大导管影。X 线诊断：右乳腺癌。病理：右乳浸润性小叶癌

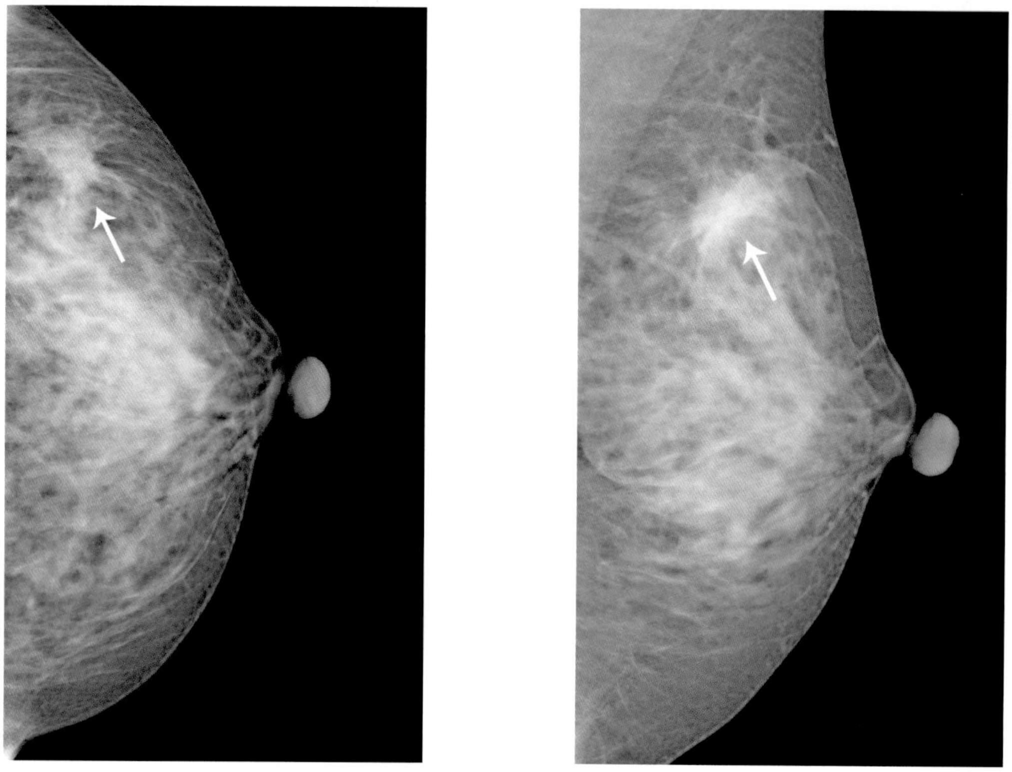

A. 左乳轴位片　　B. 左乳斜位片

图 8-7-5　左乳外上见一 1.2cm×0.8cm 大小稍高密度星芒状结节影，边缘可见毛刺，内未见钙化。X 线诊断：左乳腺癌。病理：左乳浸润性小叶癌

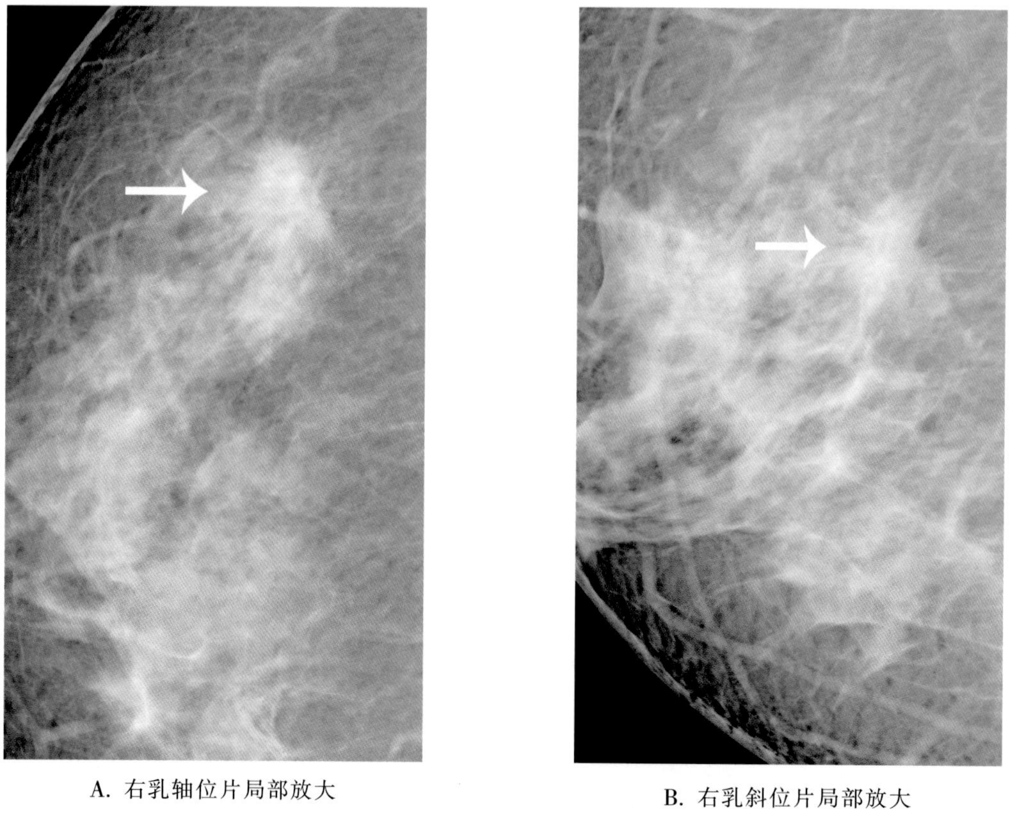

A. 右乳轴位片局部放大　　B. 右乳斜位片局部放大

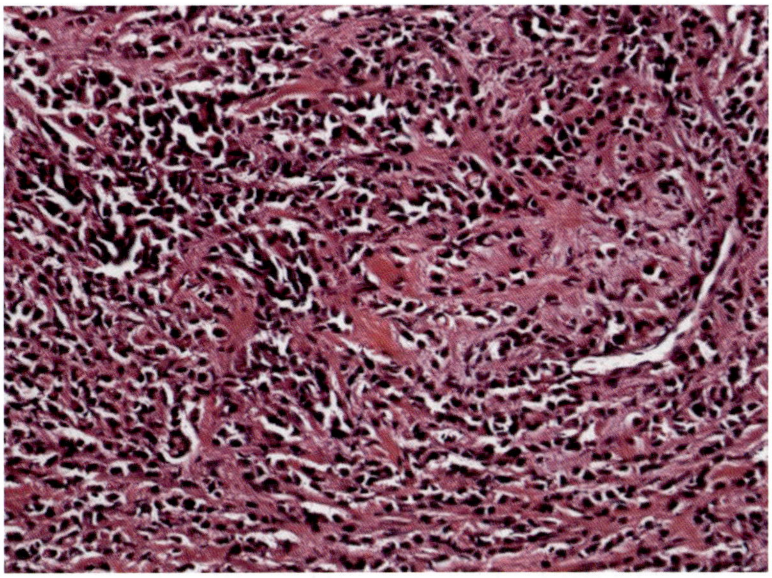

C. 病理切片

图 8-7-6　(A、B) 示：右乳外上见一 1.1cm×0.7cm 大小中等密度星芒状结节影，边缘见多量长短不一毛刺，内未见钙化。X 线诊断：右乳腺癌。镜下所见 (C)：浆细胞样肿瘤细胞呈单行排列，并浸润性生长。病理：右乳浸润性小叶癌

第八节　炎性乳腺癌

炎性乳腺癌，又称铠甲样癌，以临床伴有红、肿、热、痛为特征性表现，发病急，预后差。国内外报道发病率占全部乳腺癌的 1%~4%，多可见于青、中年妇女。本病可分为肿块型与浸润型，肿块型与一般乳腺癌 X 线表现相似，诊断较容易；浸润型无明显肿块，仅表现密度增浓，结构紊乱，较难与乳腺炎鉴别。

(一) X 线表现

1. 肿块　肿块明显小于临床触诊，边界不清，形态不规则，有向周围腺体浸润征象或短毛刺征。

2. 钙化　沿导管分布或成簇分布的泥沙样/针尖样/杆状钙化。

3. 密度增浓，结构紊乱。

4. 乳内及皮下疏松结缔组织广泛水肿呈网状改变，Cooper 韧带增粗。

5. 皮肤、乳晕增厚，乳头回缩。

6. 腋下淋巴结肿大、融合，皮髓质分界不清，边缘模糊、毛糙，可见引流淋巴管影。

本病与急性乳腺炎临床及 X 线表现相似，临床都表现为局部红肿热痛，X 线均可见皮下疏松结缔组织及皮肤水肿，但机制不同，前者是由于真皮内淋巴管及血管多量癌栓阻塞引起，而后者是由于大量炎症细胞浸润引起。

（二）鉴别诊断

1. 本病虽有乳腺肿块伴红肿热痛，但无全身炎症反应，如畏寒、发热及白细胞升高，而急性乳腺炎则相反。

2. 本病抗炎治疗无效，但应用抗肿瘤治疗及皮质激素治疗能缓解，而急性乳腺炎抗炎治疗有效。

3. 两者都伴有乳房疼痛及腋下淋巴结肿大，但急性乳腺炎疼痛较甚，腋下淋巴结虽肿大，但活动度可，本病腋下淋巴结常融合、固定。

4. 乳腺炎的 X 线表现为局部密度均匀性增高，肿块感不如炎性乳腺癌明显，病变区与正常腺体呈渐进移行改变，皮肤及皮下脂肪层受累更为广泛、明显；而本病 X 线表现为乳腺实质结构紊乱、扭曲，病变密度较炎症更高，肿块较乳腺炎明显，边缘毛糙，部分伴针尖样钙化。

（三）镜下表现

独具的病理特点是扩张的表皮下淋巴管中有癌细胞团浸润，有时皮内的浅淋巴管和乳房内的淋巴管可见淋巴液回流受阻所引起的皮肤改变，如胶原纤维层与网状层分离，受累淋巴管可见浆细胞浸润。

（四）典型病例

见图 8–8–1 至图 8–8–4。

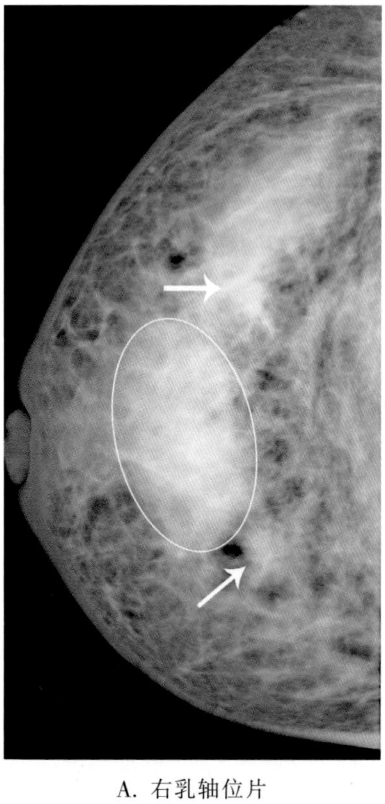

A. 右乳轴位片

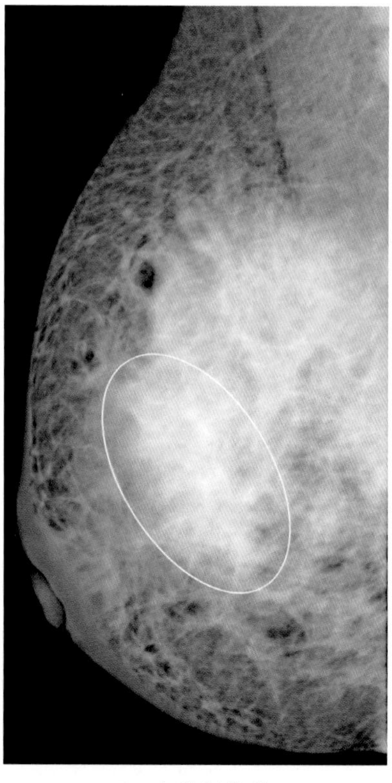

B. 右乳斜位片

图 8–8–1　右乳晕后、外上及内上密度增浓不均，结构紊乱，其中可见杂乱索状影及不规则结节状影，血供丰富，右乳皮下疏松结缔组织呈网状结构，右乳皮肤普遍增厚，右乳头固定、内陷。右腋下见多个聚集的淋巴结影（未能完全包括在片内）。其中右乳外侧结节行细针穿刺，抽出少许血性液。X 线诊断：右乳多灶性乳腺癌伴乳内癌性淋巴管炎，不除外腋下淋巴结转移。细胞学结果：重度非典型增生。病理：右乳浸润性导管癌（多灶性），腋下淋巴结 13 枚，其中 11 枚转移

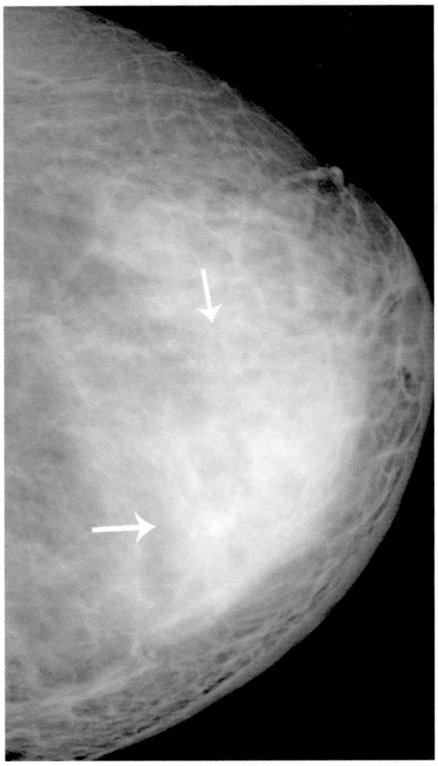

A. 左乳轴位片

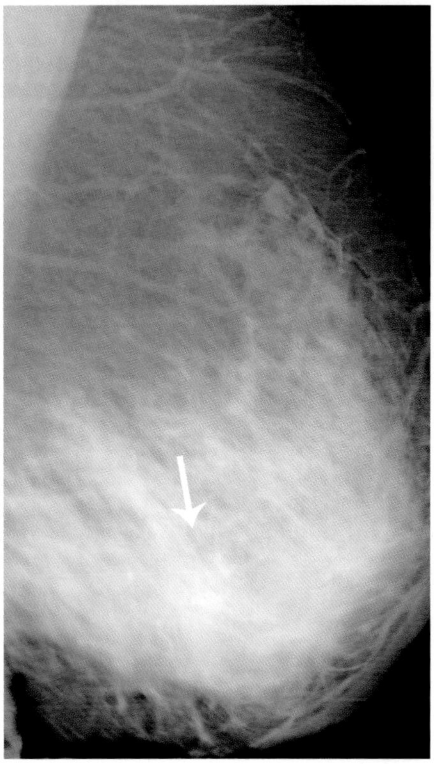

B. 左乳斜位片

图 8-8-2　左乳晕后及内下区密度增浓，其中可见一 2.5cm×2.3cm 不规则块影，边缘毛糙，周围见低密度水肿环，其中及周围见多个针尖样钙化成簇分布，对应皮下疏松结缔组织呈网状改变，局部皮肤增厚。X 线诊断：左乳炎性乳腺癌。病理：左乳浸润性导管癌

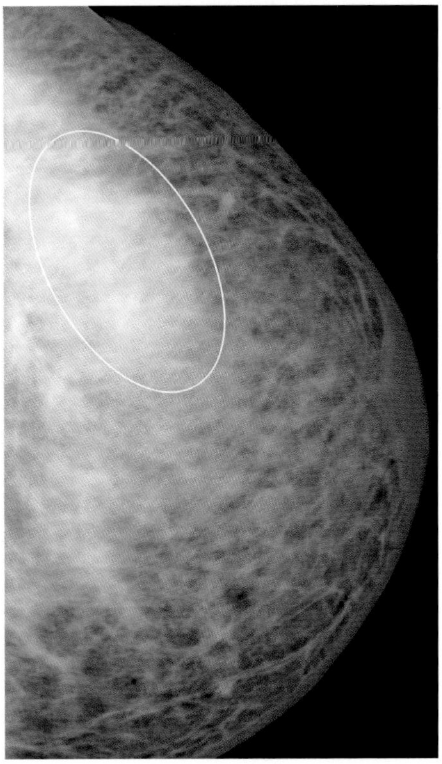

A. 左乳轴位片

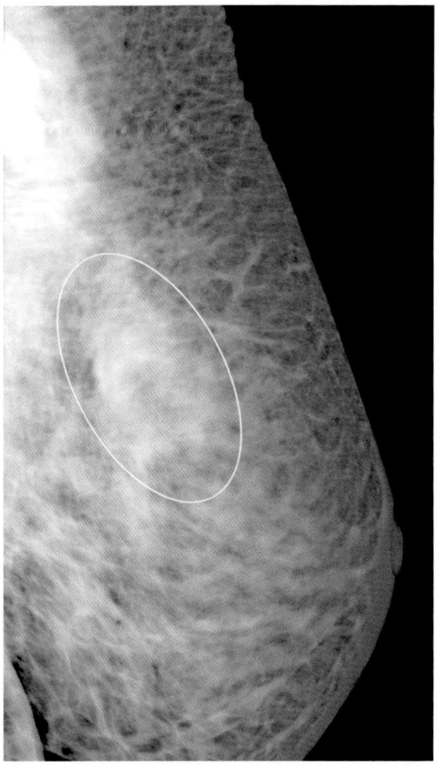

B. 左乳斜位片

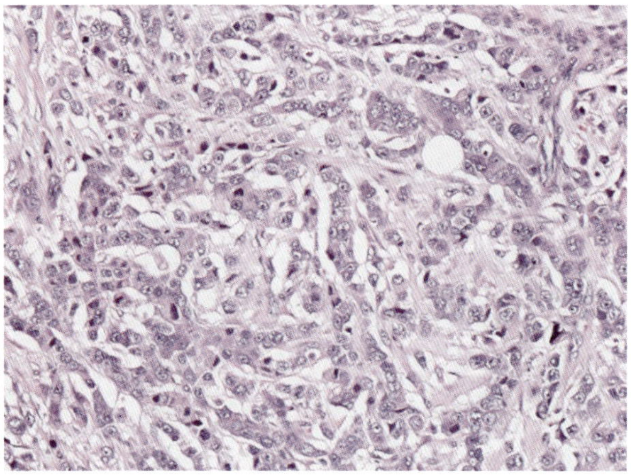

C. 肿块病理切片

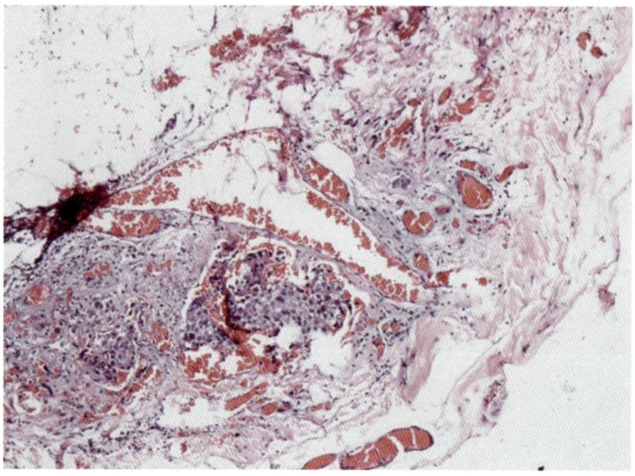

D. 皮下组织病理切片

图 8-8-3　左乳外上局限性密度增浓，结构紊乱，其中隐约见一 3.9cm×3.1cm 大小中密度块影，边缘模糊毛糙，左乳皮下疏松结缔组织普遍呈网状改变，皮肤普遍增厚，左乳头固定，左腋下见 2 个肿大淋巴结融合影，大小约 2.8cm×1.7cm（未能完全包括在片内），高密度，边缘毛糙，皮髓质分界不清。X 线诊断：左乳炎性乳腺癌。镜下所见（C）：肿瘤细胞呈巢片状，细胞异型性明显，核分裂象易见；皮下脉管内可见癌栓。病理：左乳浸润性导管癌，皮肤淋巴管-血管广泛侵犯并腋下淋巴结转移

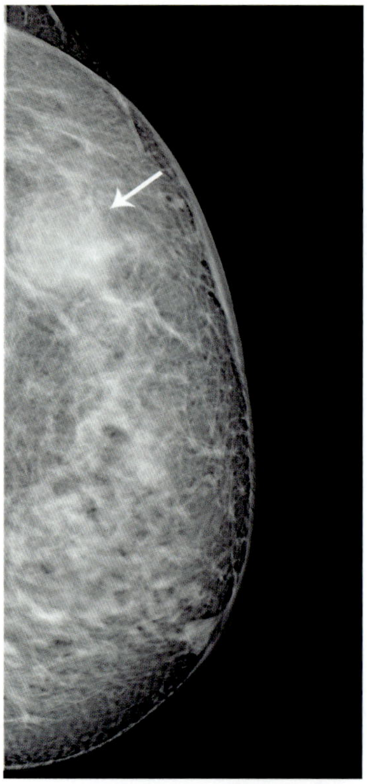

A. 左乳外轴位片

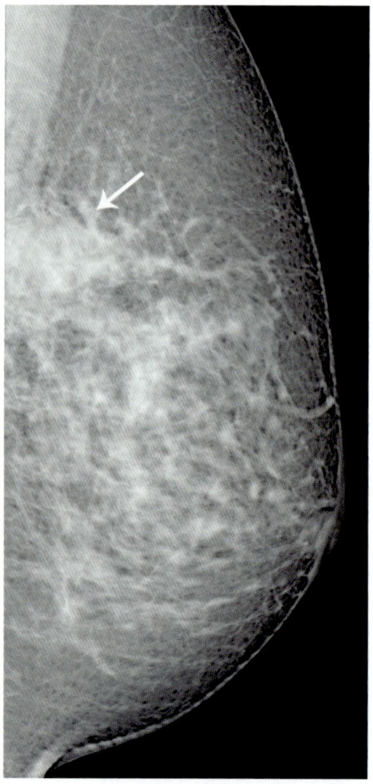

B. 左乳外侧位片

图 8-8-4　左乳外上见一 2.5cm×2.6cm 大小中密度块影，边界模糊，对应区及周围乳内、皮下疏松结缔组织呈网状结构，对应皮肤增厚。X 线诊断：左乳炎性乳腺癌。病理：左乳浸润性导管癌

第九节　男性乳腺癌

男性乳腺癌临床上较少见，占所有乳腺癌的 0.5%以下，平均发病年龄较女性大，约为 64 岁。85%为非特殊型浸润性导管癌，导管内癌或乳头状癌各为 5%，小叶癌罕见。由于该病变常位于乳晕区，而乳晕下有丰富的淋巴管网，所以往往肿块较小时即发生淋巴结转移，又因男性乳房体积小，癌肿更容易侵及皮肤和胸肌，所以该病预后不良，约 50%患者诊断时已有腋窝淋巴结转移。男性乳腺转移性癌中，前列腺癌居首位，造血、淋巴网状内皮细胞系统疾病、黑色素瘤和肺癌也可发生转移。

病因尚不清楚，可能与各种原因导致的体内雌激素水平升高有关，如睾丸功能不良、长期使用外源性雌激素、肝功能损害导致对雌激素灭活减少、乳腺区有严重外伤史、胸壁放疗史以及男性乳房发育家族史等有关，大约 1%的男性乳腺发育患者可能演变成乳腺癌。

（一）临床表现

多发生于乳晕下，其次发病部位为外上象限，肿块常>3cm，质地硬，活动度差，局部无红肿疼痛，25%患者有乳头溢液或溃疡。

（二）X 线表现

单侧乳晕区孤立性肿块，可呈偏心性，边缘清楚或模糊，部分有毛刺，周围结构紊乱，30%可见微小钙化，对应乳晕区皮肤可增厚，部分乳头内陷，常合并腋下淋巴结肿大。

（三）鉴别诊断

需要与男性乳腺发育鉴别，后者多为双侧发病，X 线表现为片状腺体影，密度较均匀，一般无肿块，不引起皮肤增厚及乳头内陷。

（四）典型病例

见图 8-9-1、图 8-9-2。

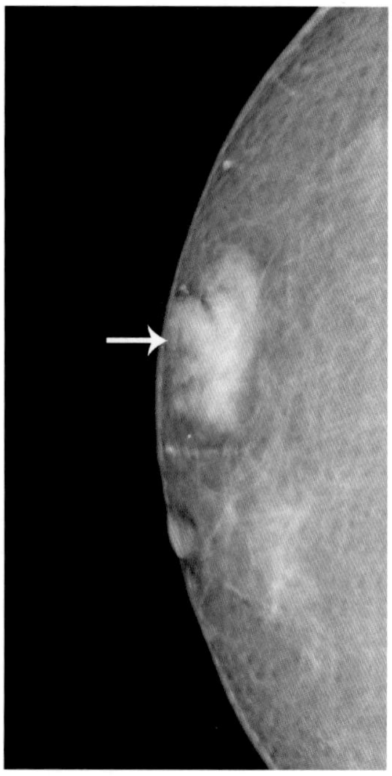

图 8-9-1　右乳轴位片：右乳晕后见少许淡薄的腺体组织，晕外上见一 2.5cm×2.3cm 大小稍高密度肿块，呈花瓣形，对应皮肤稍增厚，右乳头回缩、内陷。X 线诊断：右侧男性乳腺癌。病理：右乳浸润性导管癌

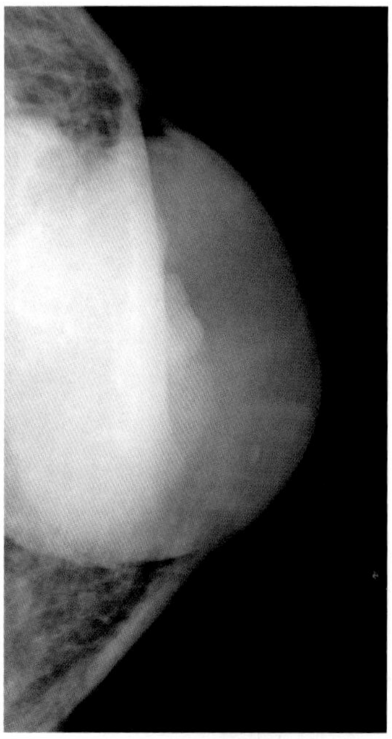

A. 左乳轴位片

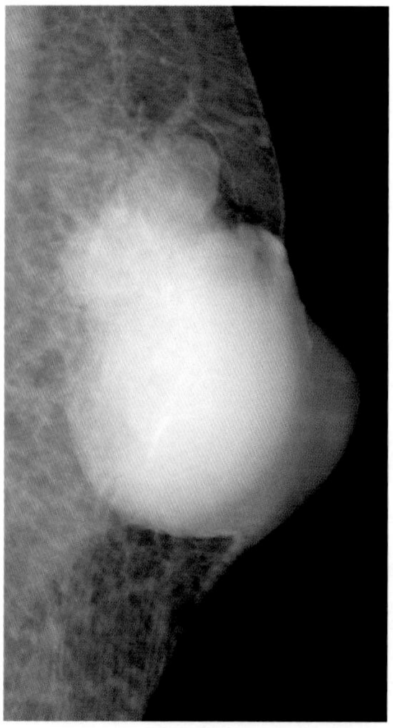

B. 左乳斜位片

图 8-9-2　左乳晕区见一巨大高密度肿块，大小约 5.3cm×4.6cm，边缘大部分清晰光滑，部分稍模糊毛糙，其中隐约见数个针尖样准钙化，对应乳晕区皮肤增厚，左乳头内陷。X 线诊断：左乳男性低恶性肿瘤。病理：左乳浸润性导管癌

第十节　多中心或多灶性乳腺癌

多中心性乳腺癌是指同一乳腺内有 1 个以上各自独立、互不连续、组织学类型相同或不同的原发癌灶，各癌灶位于相同或不同象限，两癌灶间有正常腺体和组织相隔（一般认为两癌灶间应相距≥2cm），组织学上相互间不存在沿乳腺导管、淋巴管、血管转移或直接侵犯的证据。X 线表现为：同一侧乳腺的相同或不同象限内见 2 个或以上可疑癌灶（肿块/钙化/结构紊乱），病灶间为正常腺体组织密度影，且距离≥2cm。

多灶性乳腺癌则是主癌灶周围出现多个微小癌灶，是主癌灶的播散，组织学类型相同，病灶一般位于同一象限，可找到癌细胞沿乳腺导管、淋巴管、血管转移或直接侵犯的证据。X 线表现为：同一侧乳腺同一象限内见多个可疑癌灶，其中一个为主灶，其他为卫星灶，病灶间可见增粗的导管或病灶互相连续，病灶距离≤2cm。

（一）多中心乳腺癌典型病例

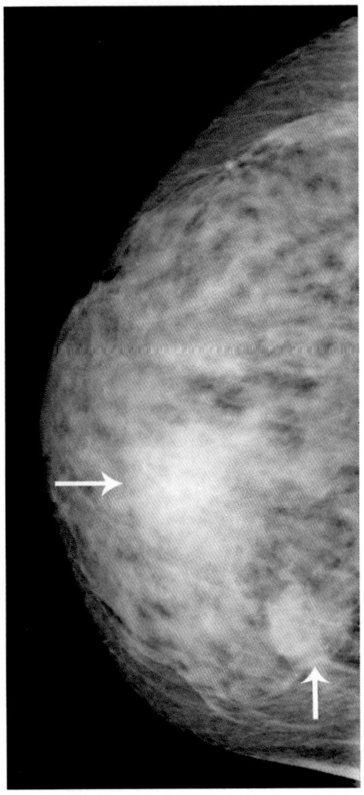

A. 右乳轴位片

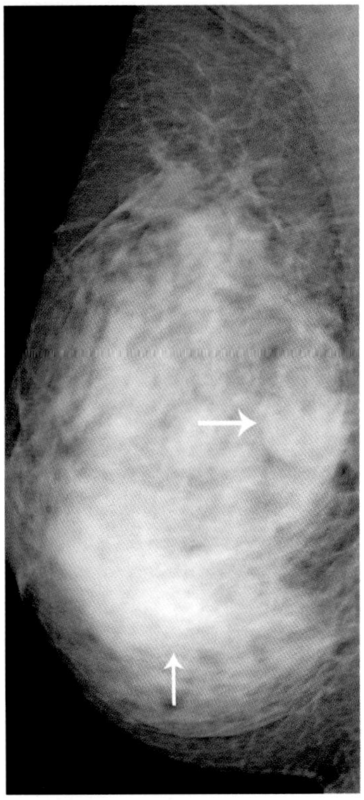

B. 右乳斜位片

图 8-10-1　右乳下方及内上各见一稍高密度肿块，大小约 2.1cm×1.6cm、1.9cm×1.6cm，前者边界模糊不清，后者边缘部分毛糙，可见少许毛刺，两病灶间可见正常腺体组织密度影，距离>2cm。X 线诊断：右乳多中心癌。病理：右乳下方、内上浸润性导管癌

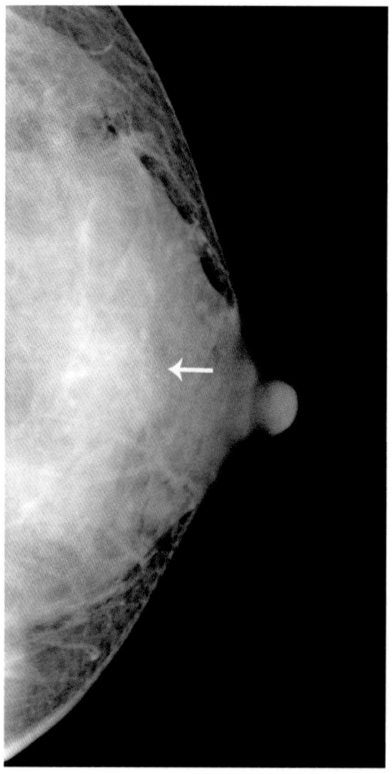

A. 左乳轴位片

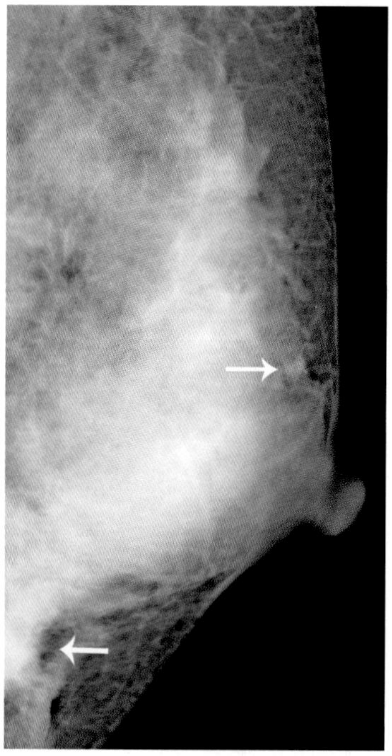

B. 左乳斜位片

图 8-10-2 左乳晕上密度稍增浓，其中见小簇针尖样钙化，局部血供稍丰富；左乳下缘见一 1.2cm×0.8cm 稍高密度结节影（轴位片未能包括在片内，斜位片未能完全包括在片内），边缘毛糙，对应皮肤粘连凹陷。X 线诊断：左乳多中心癌。病理：左乳晕上导管内癌，左乳下方浸润性导管癌

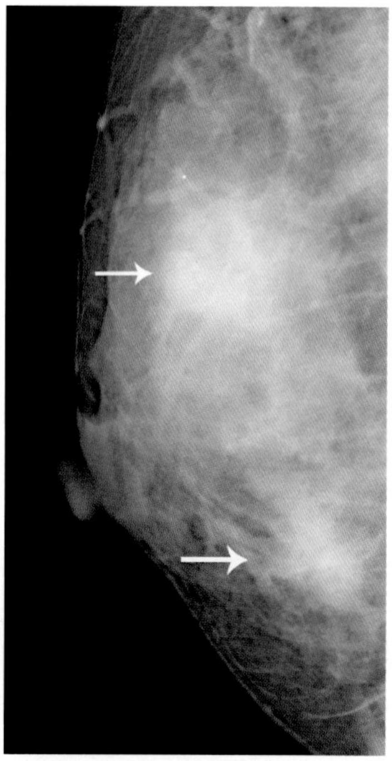

图 8-10-3 右乳斜位片：右乳外上及外下各见一稍高密度结节影，大小约 1.4cm×1.7cm、1.2cm×1.6cm，前者边缘模糊、不规则，其中见数个针尖样钙化；后者边缘毛糙，可见长短不一毛刺，局部血供均丰富。X 线诊断：右乳多中心癌。病理：右乳外上浸润性导管癌，外下浸润性小管癌

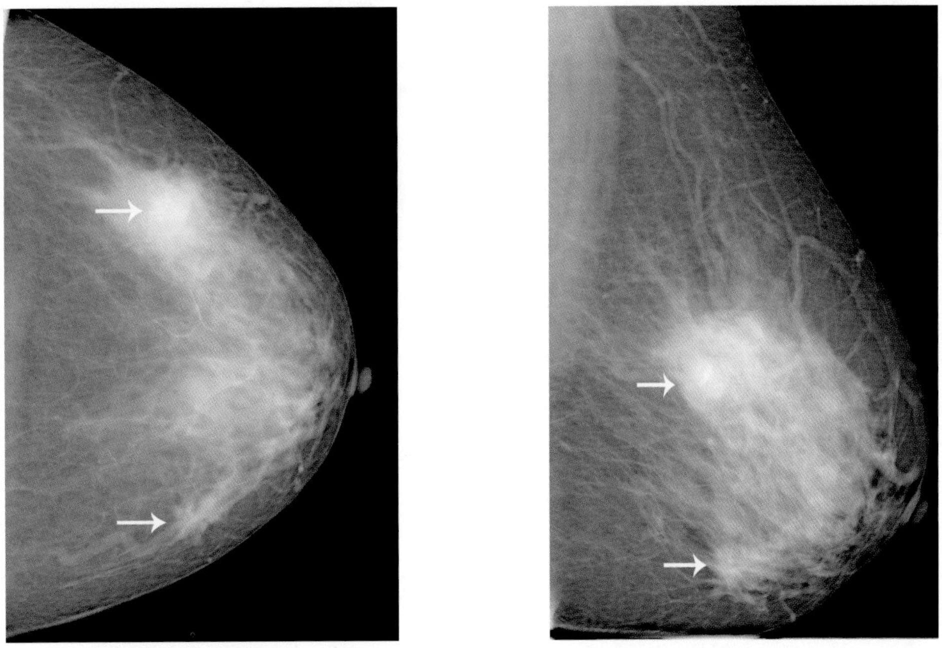

A. 左乳轴位片　　　　B. 左乳斜位片

图 8-10-4　左乳外上局限性密度增浓，结构紊乱，其中见一 0.8cm×0.6cm 高密度结节影，边缘大部分清晰，其中见小簇针尖样钙化，局部血供丰富；左乳内下见一中等密度小星状影，血供亦较丰富。X 线诊断：左乳多中心癌。病理：左乳外上浸润性导管癌，左乳内下浸润性小管癌

(二) 多灶性乳腺癌典型病例

见图 8-10-5 至图 8-10-8。

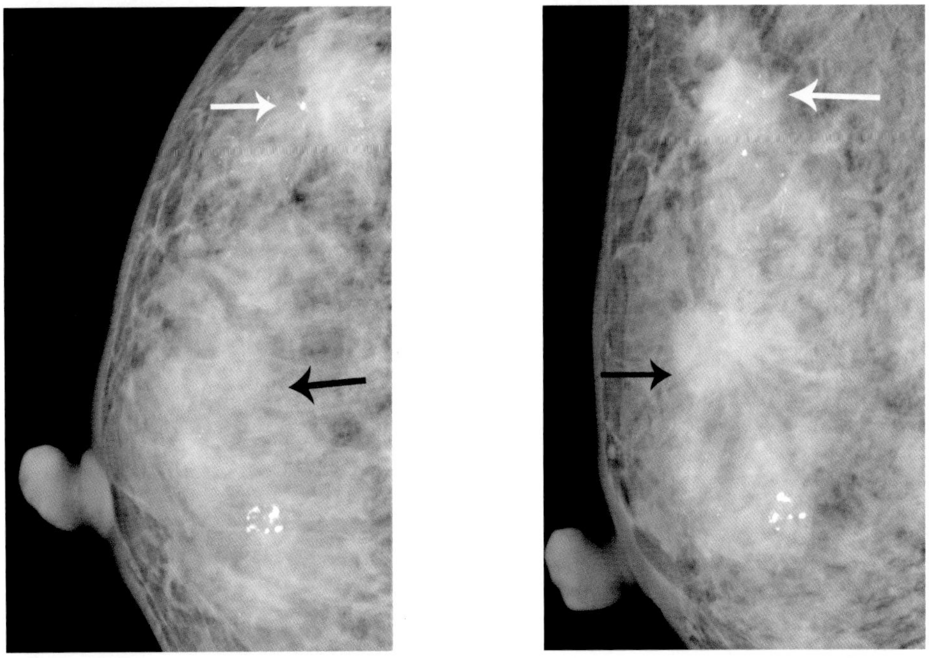

A. 右乳轴位片　　　　B. 右乳斜位片

图 8-10-5　右乳外上见 2 个稍高密度结节影（分别为白箭头及黑箭头所示），大小分别约：1.5cm×1.6cm、1.2cm×1.3cm，边缘模糊、毛糙，前者可见毛刺，其中见多个针尖样钙化，两病灶间腺体密度增浓，可见沿导管走形针尖样钙化及杆状钙化。X 线诊断：右乳多灶性癌。病理：右乳多灶性浸润性导管癌

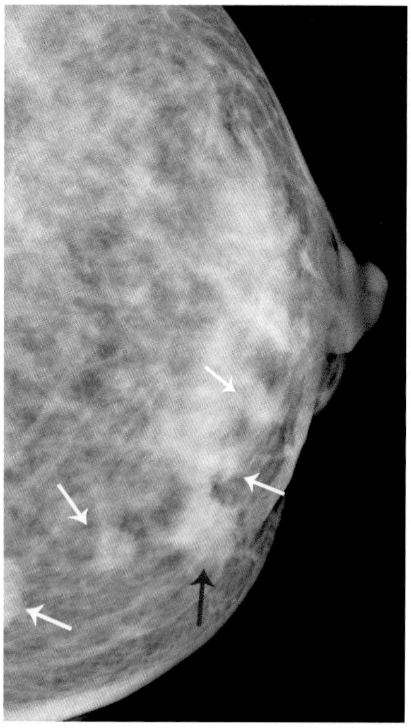

A. 左乳轴位片

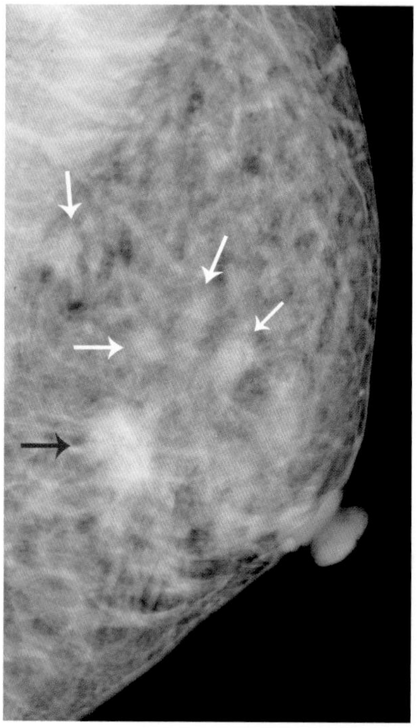

B. 左乳斜位片

图 8-10-6　左乳内侧、内上结构紊乱，其中见多个边缘毛糙的稍高密度小结节影及小星状影，部分结节内见小簇针尖样钙化。其中黑箭头所指为主灶，白箭头所指为卫星灶。X 线诊断：左乳多灶性癌。病理：左乳多灶性浸润性导管癌

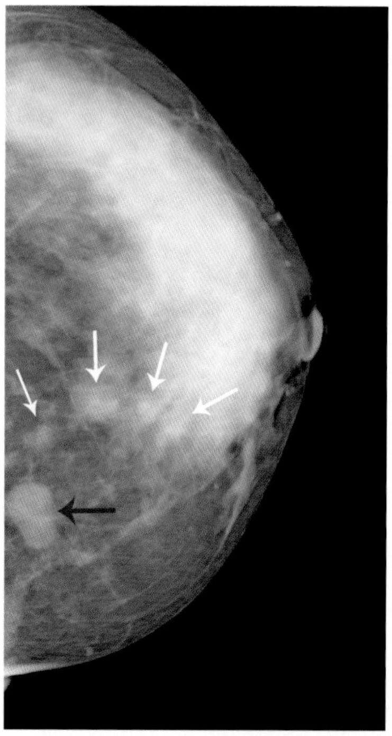

A. 左乳轴位片

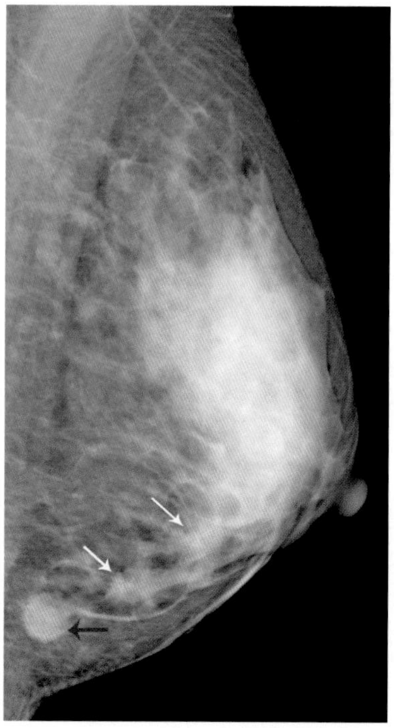

B. 左乳斜位片

图 8-10-7　左乳内下见一 1.0cm×1.6cm 大小稍高密度结节影，边缘毛糙，为主灶（黑箭头所指），周围见多个增浓的小星状影，为卫星灶（白箭头所指）。X 线诊断：左乳多灶性癌。病理：左乳多灶性浸润性导管癌

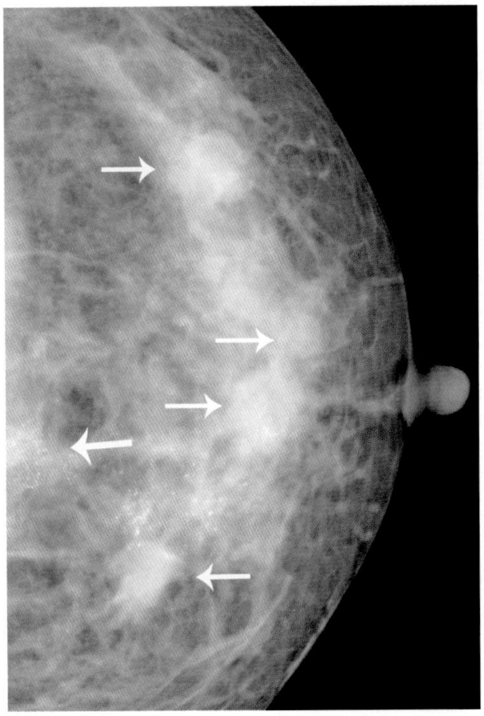

A. 左乳轴位片

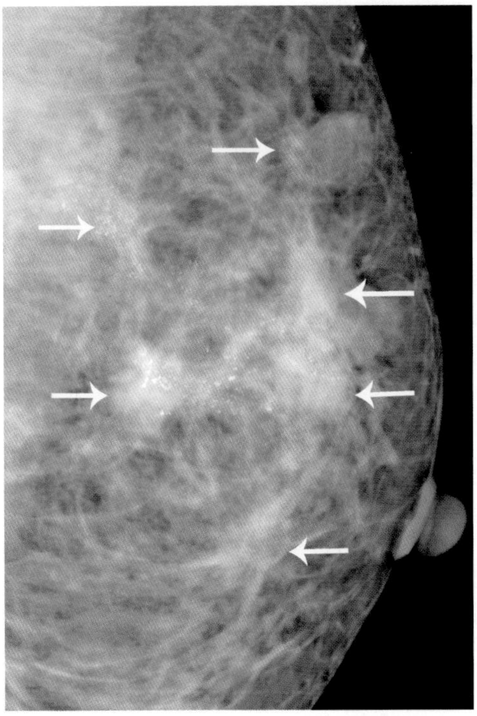

B. 左乳斜位片

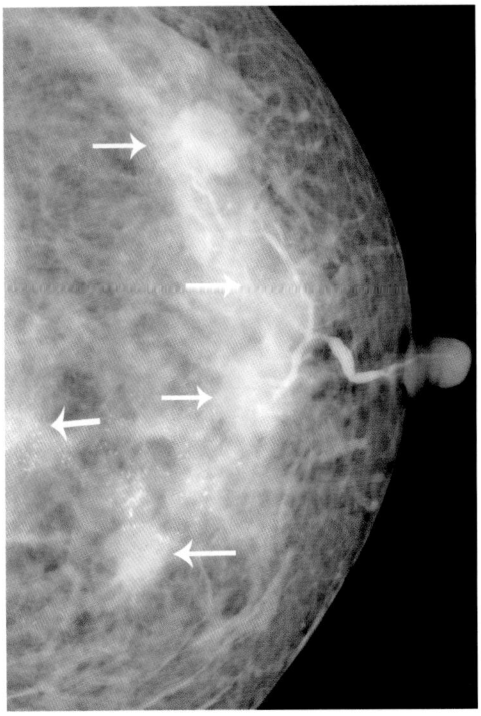

C. 导管造影轴位片

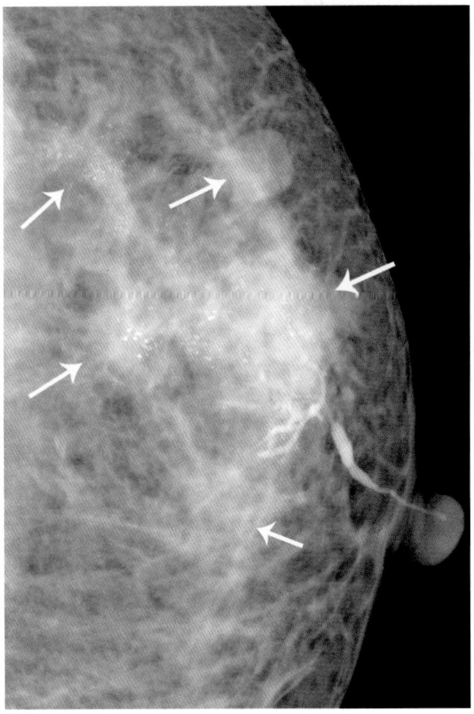

D. 导管造影侧位片

图 8-10-8　平片（A、B）示：左乳晕后中央区、上方、内上及外上局限性密度增浓，结构紊乱，其中见多个边缘不规则的高密度结节影、星状影及多量沿导管走形分布的针尖样钙化。导管造影（C、D）显示上述病变起自同一支导管，于病变处导管造影中断，主灶及卫星灶较难鉴别。X 线诊断：左乳多灶性癌。病理：左乳多灶性浸润性导管癌伴导管内癌

见图 8–10–1 至图 8–10–4。

第十一节　妊娠哺乳期乳腺癌

妊娠哺乳期乳腺癌是指在妊娠期间、产后 1 年内或哺乳期发生的乳腺癌。发病率较低，国外报道为 0.2%~3.8%，笔者所在医院为 0.7%。发病年龄轻，大部分患者发病年龄在 40 岁以下。因其发生于妇女的妊娠或哺乳乳房肥大期，乳房肿胀变硬，小结节较难触及，大约有 50%的患者被延误 6 个月或更长时间才诊断发现，且哺乳期常合并乳腺炎，容易误诊为乳腺炎而延误病情，所以确诊时一般分期较晚，预后相对较差，在以前的文献报道中它曾被认为是一种预后很差的乳腺癌，但近年的临床资料显示，妊娠哺乳期乳腺癌与非妊娠哺乳期乳腺癌在相同的临床分期、年龄等情况下预后并无明显差别。妊娠期间发现肿块，因胎儿对 X 线较敏感，一般采用 B 超或细针穿刺检查，而不用 X 线照片；产后及哺乳期可用 X 线诊断，但在摄片前需要先尽量将乳汁挤出，以提高分辨率。

（一）临床表现

与一般乳腺癌相似，主要表现为乳房内无痛性肿块或疼痛性肿块，部分可合并红肿热痛等炎症改变。

（二）X 线表现

妊娠哺乳期乳腺癌 X 线表现与一般乳腺癌相似，只是由于妊娠哺乳期间腺体丰富，脂肪相对较少，分辨率较低，容易造成假阴性，需要结合 B 超或细针穿刺来辅助诊断。

（三）鉴别诊断

主要与哺乳期乳腺炎鉴别，后者常伴有全身发热、白细胞升高，X 线所见呈弥散性密度增浓，无明确肿块及钙化。

（四）典型病例

见图 8–11–1 至图 8–11–3。

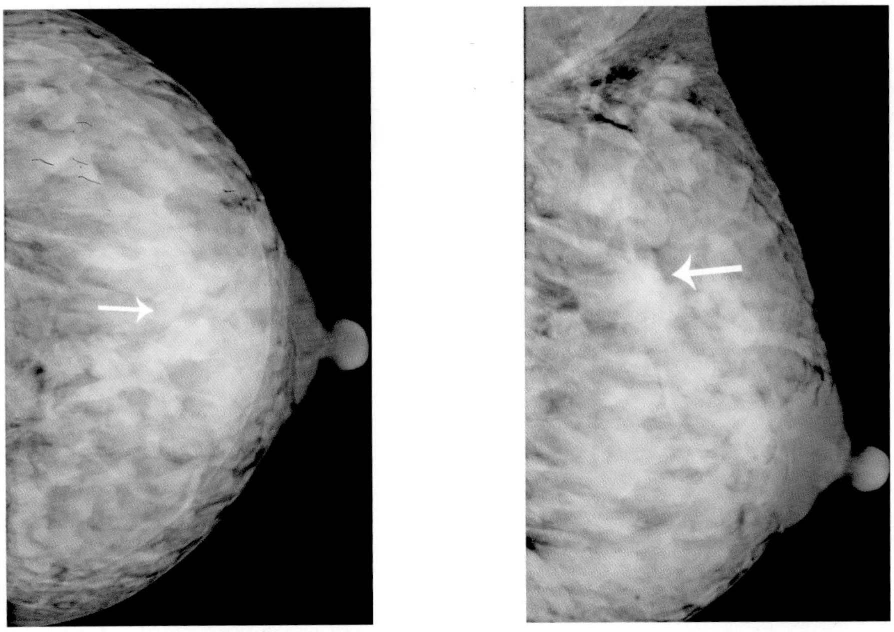

A. 左乳轴位片　　B. 左乳斜位片

图 8-11-1　左乳上方见一 1.8cm×1.2cm 大小稍高密度肿块影，边缘不规则，见少量毛刺，其中隐约见数个针尖样准钙化，局部血供丰富。穿刺抽出多量细胞成分。X 线诊断：左乳非典型增生，不除外恶变，请结合细胞学。细胞学结果：考虑乳腺癌。病理：左乳浸润性导管癌

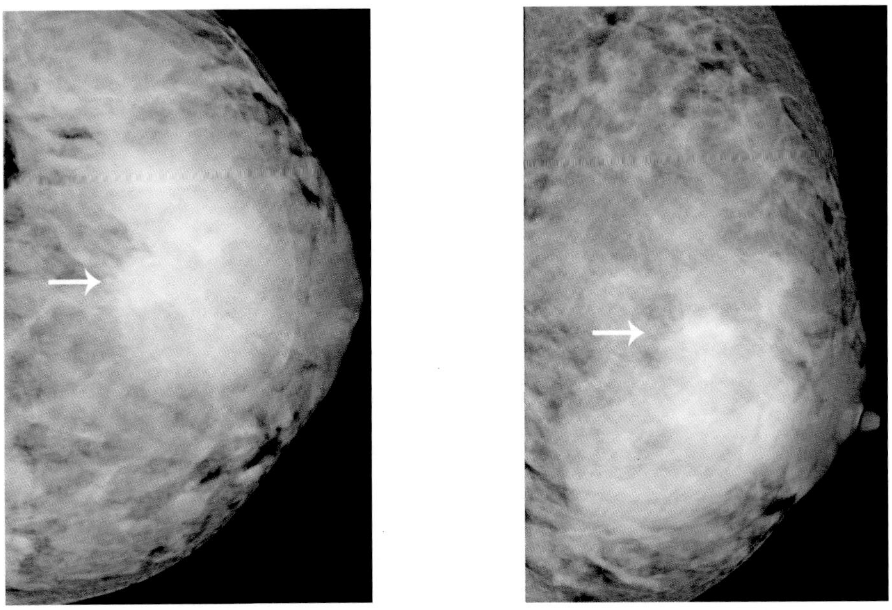

A. 左乳轴位片　　B. 左乳斜位片

图 8-11-2　左乳晕后中央区密度增浓，结构紊乱，其中见一 1.8cm×1.9cm 大小高密度块影，边缘毛糙，见少许毛刺，周围隐约见低密度水肿环，其中见 2~3 个针尖样准钙化，局部血供丰富。B 超提示：左乳实性占位，未除恶变。行细针穿刺抽出多量细胞成分。结合 X 线、B 超及细针穿刺，考虑诊断：左乳非典型增生，高度怀疑恶变。细胞学结果：重度非典型增生。病理：左乳浸润性导管癌

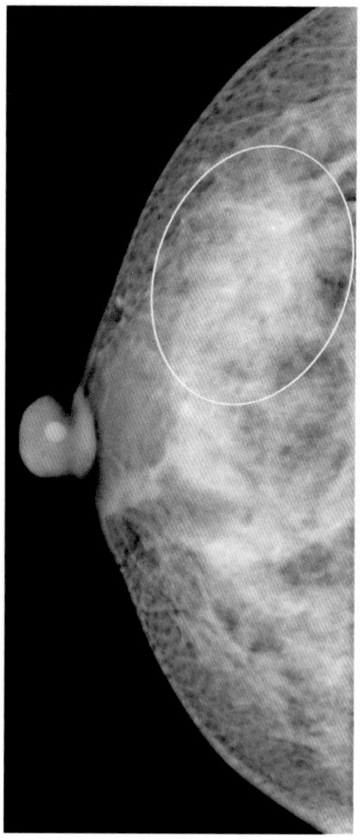

A. 右乳轴位片

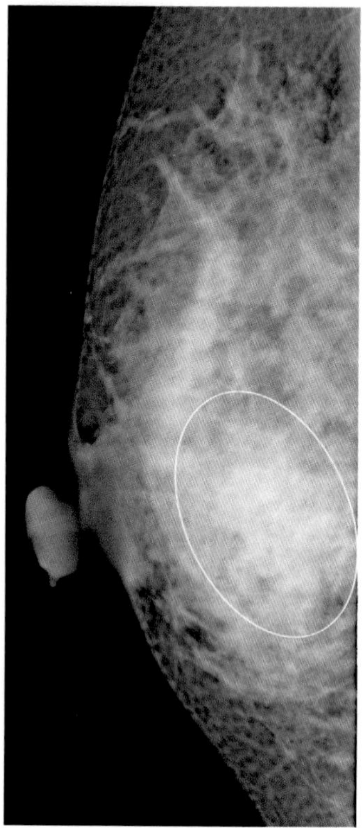

B. 右乳侧位片

图 8-11-3　右乳外侧见一 2.5cm×2.7cm 大小稍高密度片块状影，边界欠清，部分稍毛糙，其中见数个针尖样钙化、准钙化。行细针穿刺抽出中量细胞成分。考虑诊断：右乳非典型增生，不除外恶变，请结合细胞学。细胞学结果：找到癌细胞。病理：右乳浸润性导管癌

第十二节　双侧乳腺癌

原发性双侧乳腺癌是指双侧乳腺同时或先后发生的独立的原发癌灶。双侧乳腺癌发生时间间隔<6 个月者称为双侧同时性乳腺癌，间隔>6 个月者称为异时性乳腺癌。双侧乳腺癌的诊断标准有以下几点：①两侧乳腺组织中分别找到原位癌成分；②双侧乳腺癌病理类型不同；③双侧乳腺癌病理组织类型相同，但先发病侧局部无复发、无淋巴结转移及其他远处转移。

原发性双侧乳腺癌的总体发病率并不高，但随着近年来乳腺癌诊断水平的提高和术后生存时间的延长，原发性双侧乳腺癌的发生率有逐年增高的趋势，该病占乳腺癌总数的比例各家报道差别较大，总体上欧美国家报道为 12%~21%，日本及我国文献报道的比例较低，为 0.8%~6%，笔者所在医院为 2.7%。

（一）临床及 X 线表现

与一般乳腺癌无明显差异，需要注意的有以下几点：

1. 区分对侧乳腺是原发或转移　①生长部位：原发乳腺癌多位于乳腺的外上象限，而转移性乳腺癌一般位于内侧象限，或近胸正中线的脂肪组织中；②生长方式：原发灶常单发，呈浸润性生

长，边缘呈毛刺状，而转移癌灶常多发，呈膨胀性生长，边界较清楚；③转移性乳腺癌常伴有乳内癌性淋巴管炎及原发侧腋下淋巴结肿大。

2. 不要漏诊对侧乳腺癌　双侧乳腺癌常表现为一侧典型，而对侧相对不典型，我们常常会将注意力放在典型侧乳腺癌上，而忽视对侧的表现，因此要时刻提醒自己，双侧乳腺患乳腺癌的危险因素是一样的，发现一侧典型乳腺癌后，首先要排除对侧乳腺癌的可能。

（二）典型病例

见图 8-12-1 至图 8-12-7。

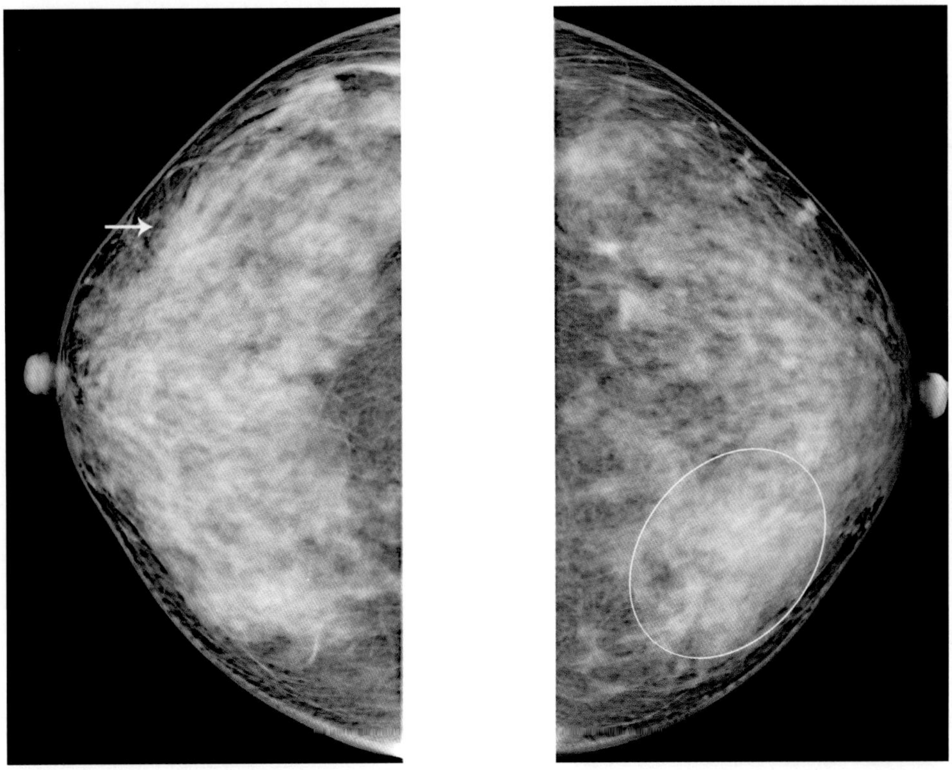

A. 右乳轴位片　　B. 左乳轴位片

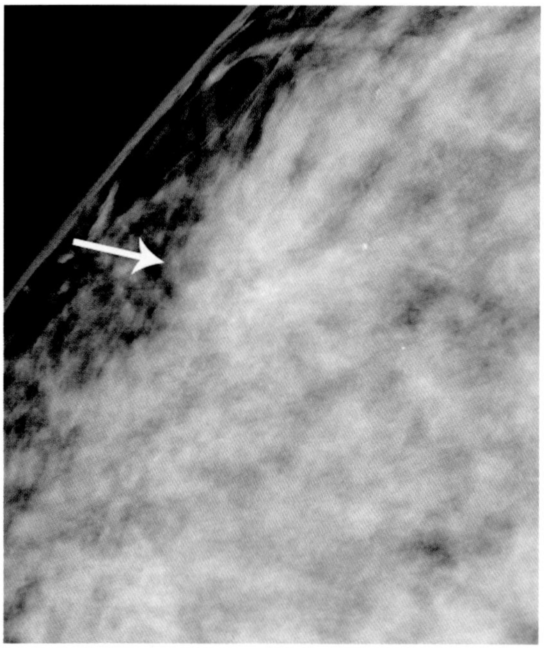

C. 右乳轴位片局部放大

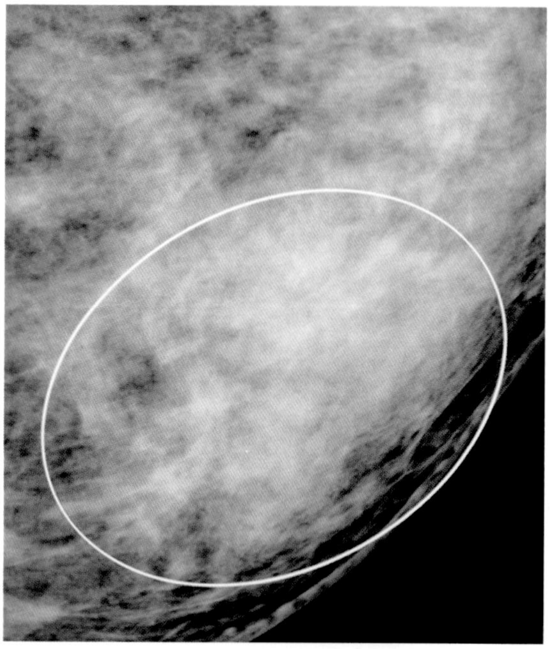

D. 左乳轴位片局部放大

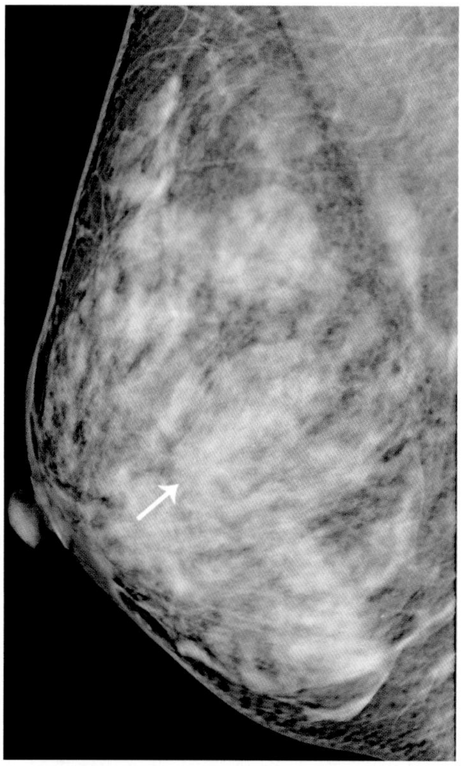

E. 右乳斜位片

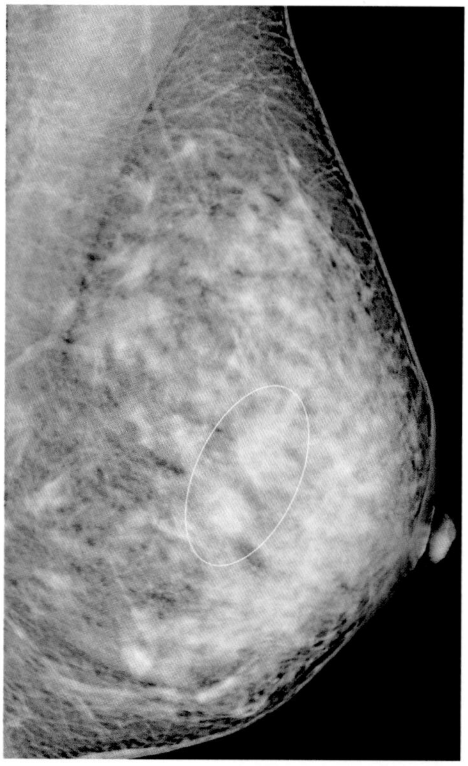

F. 左乳斜位片

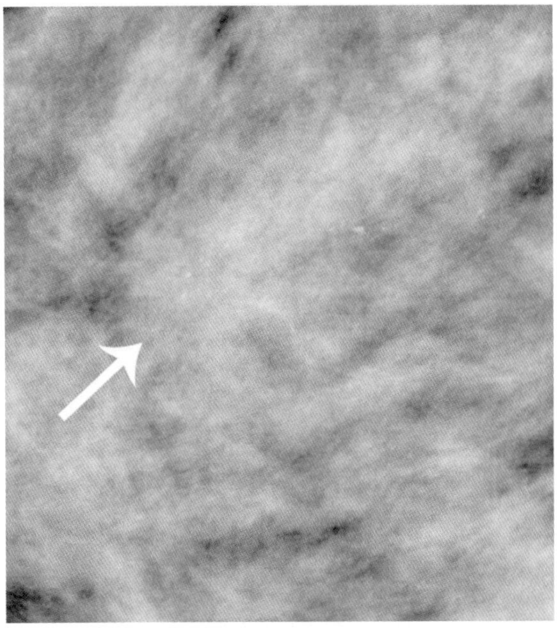

G. 右乳斜位片局部放大

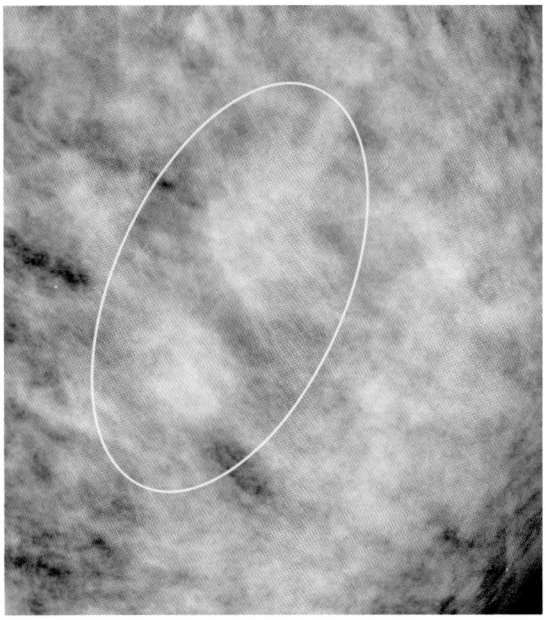

H. 左乳斜位片局部放大

图 8-12-1　(A-H) 示：右乳外侧局限性密度增浓不均，结构紊乱，其中见数个针尖样钙化、准钙化；左乳内侧见一 1.4cm×1.2cm 大小中密度结节状影，边缘模糊毛糙，周围见低密度水肿环。X 线诊断：双乳非典型增生，不除外部分恶变。病理：双乳浸润性导管癌

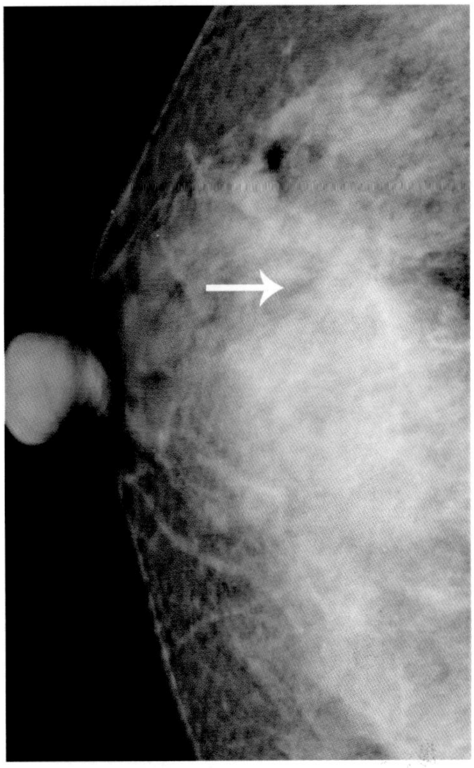

A. 右乳轴位片

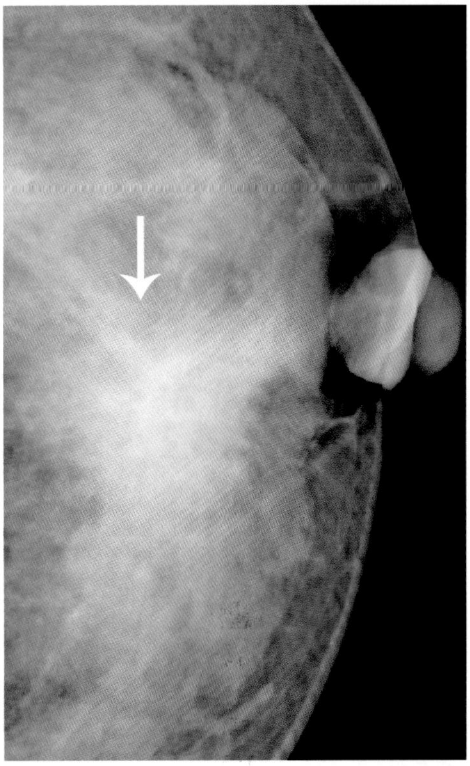

B. 左乳轴位片

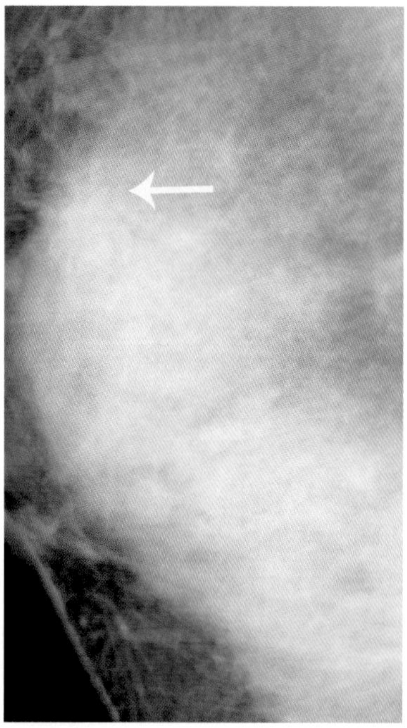

C. 右乳斜位片

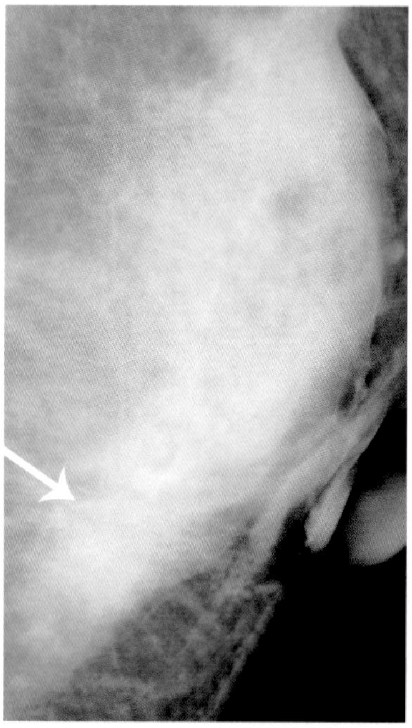

D. 左乳斜位片

图 8-12-2 (A-D) 示：右乳外上及左乳晕下各见一稍高密度星芒状块影，边缘毛糙，局部血供丰富，对应腺体前缘僵硬内陷。X 线诊断：双乳腺癌。病理：双乳浸润性导管癌

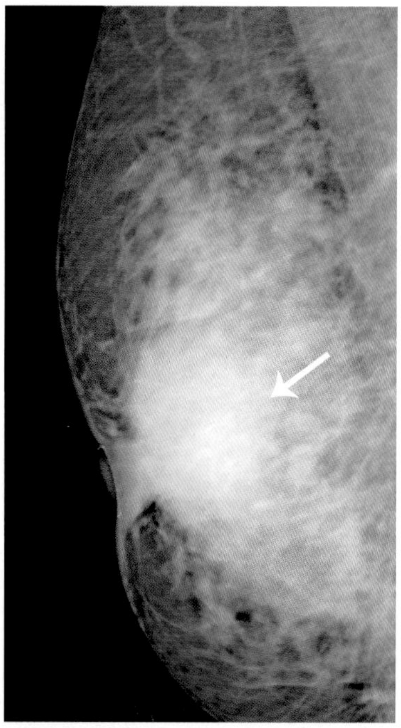

A. 右乳斜位片

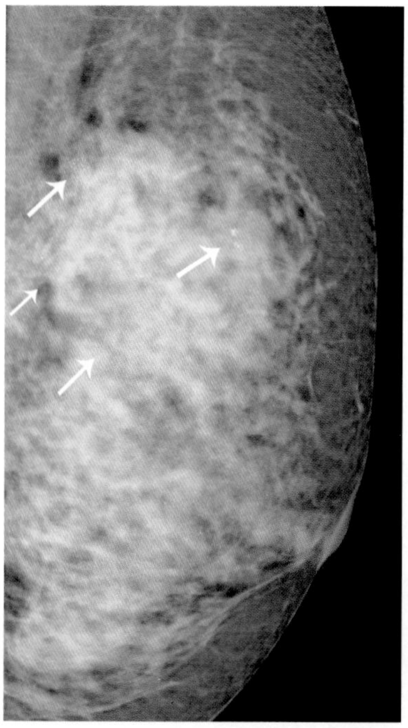

B. 左乳斜位片

图 8-12-3 (A、B) 示：右乳晕后见一 2.6cm×1.9cm 大小高密度块影，边缘稍模糊、毛糙，其中密度不均，见 2~3 个针尖样准钙化，晕后可见漏斗征，对应乳晕区皮肤增厚，右乳头固定内陷，左乳上方密度稍增浓不均，结构较紊乱，其中见 2 小簇针尖样钙化及数个沿导管走形分布的针尖样钙化、准钙化。X 线诊断：1.右乳腺癌，不除外腋下淋巴结转移；2.左乳非典型增生，高度怀疑多灶性管内癌。病理：右乳浸润性导管癌伴腋下淋巴结转移，左乳导管内癌

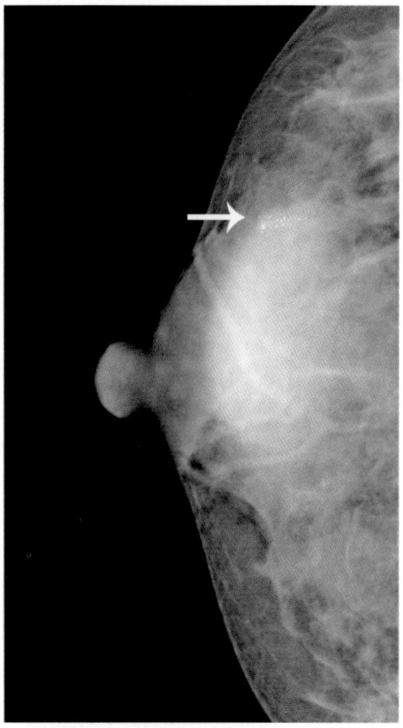

A. 右乳轴位片

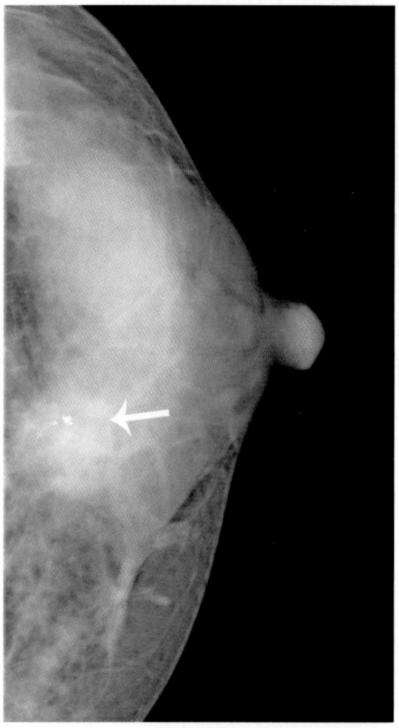

B. 左乳轴位片

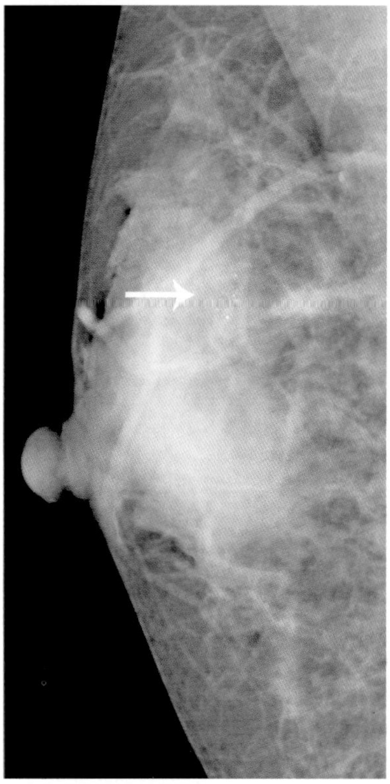

C. 右乳斜位片

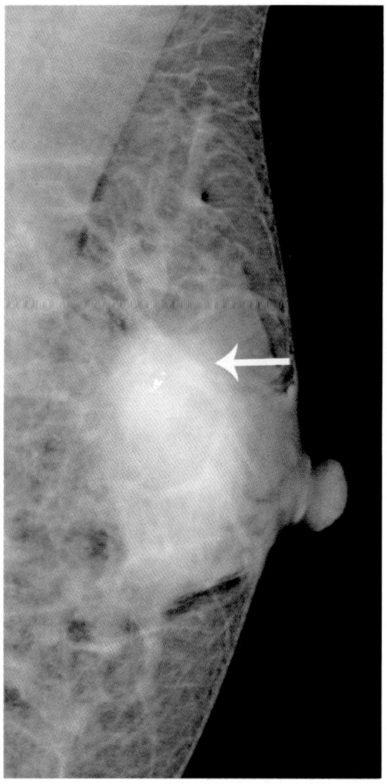

D. 左乳斜位片

图 8-12-4　(A-D) 示：左乳内上见一 2.3cm×2.2cm 大小高密度块影，边缘模糊毛糙，其中密度不均，见小簇针尖样钙化及点状粗大钙化；右乳外上见小簇针尖样钙化。X 线诊断：1.左乳腺癌；2.不除外右乳管内癌。病理：左乳浸润性导管癌，右乳导管内癌

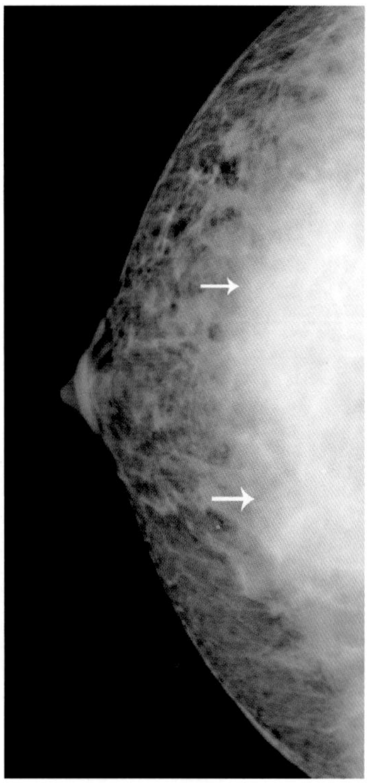

A. 右乳轴位片

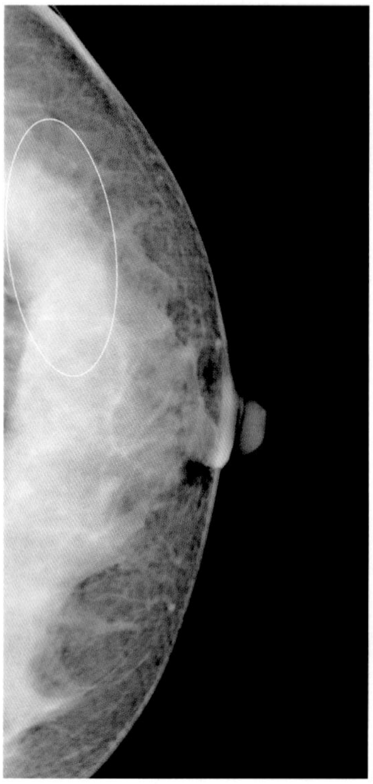

B. 左乳轴位片

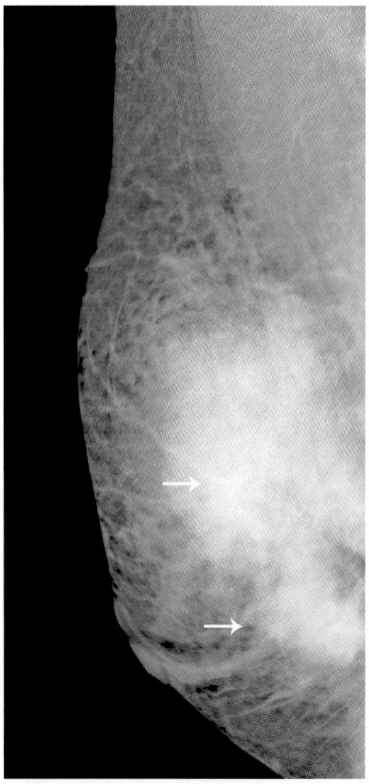

C. 右乳斜位片

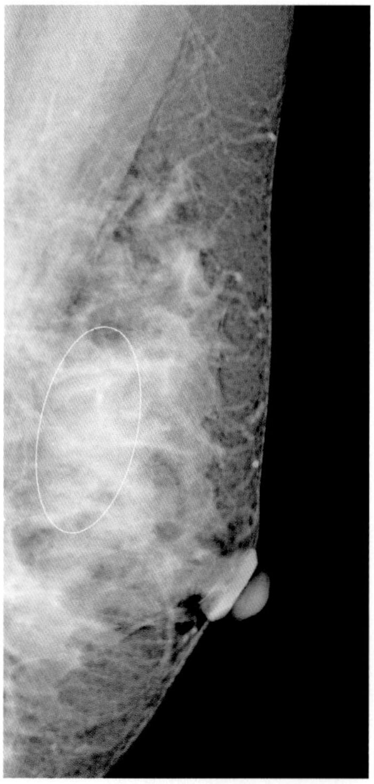

D. 左乳斜位片

图 8-12-5 （A–D）示：右乳腺体密度增浓不均，结构明显紊乱，可见杂乱索状影聚集，以右乳晕内侧及晕外上为著，其中隐约见不规则高密度块影，边界不清，内见小簇针尖样钙化，对应皮下疏松结缔组织呈网状改变，提示癌性淋巴管炎，右腋下见一肿大淋巴结（未能完全包括在片内）；左乳晕后中央区及外上结构较紊乱，其中见 2 个小簇针尖样准钙化（其中轴位片未能包括中央区钙化灶）。X 线诊断：1.右乳多灶性癌伴腋下淋巴结转移；2.左乳非典型增生，不除外管内癌。病理：右乳浸润性导管癌伴腋下淋巴结转移，左乳导管内癌

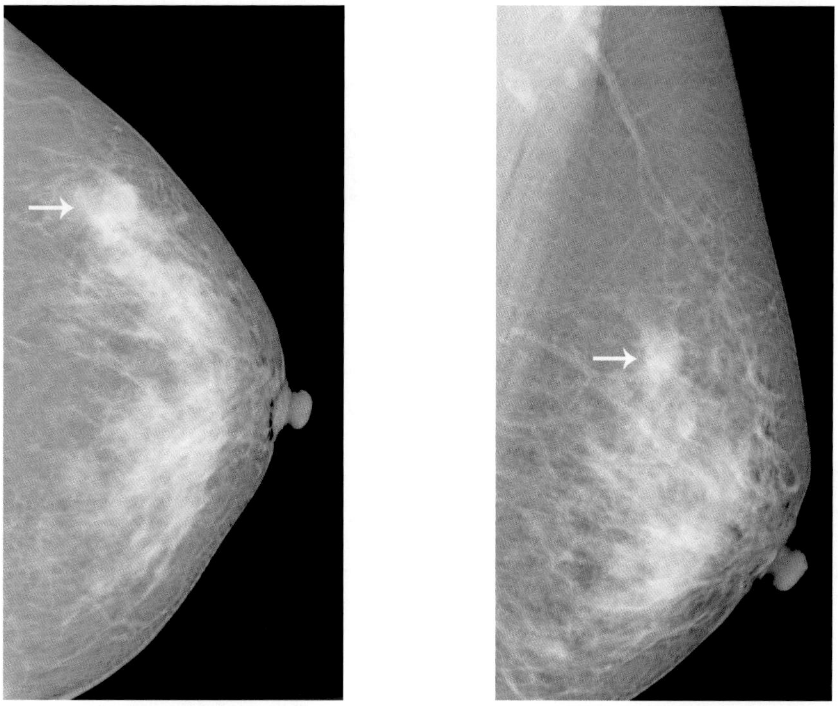

A. 左乳轴位片　　B. 左乳斜位片

图 8-12-6　左乳外上密度稍增浓，结构紊乱，其中见一 1.3cm×1.1cm 稍高密度结节影，边界部分清晰，部分模糊毛糙，其中密度不均，局部血供丰富，内未见钙化。X 线诊断：左乳腺癌。病理：左乳浸润性导管癌

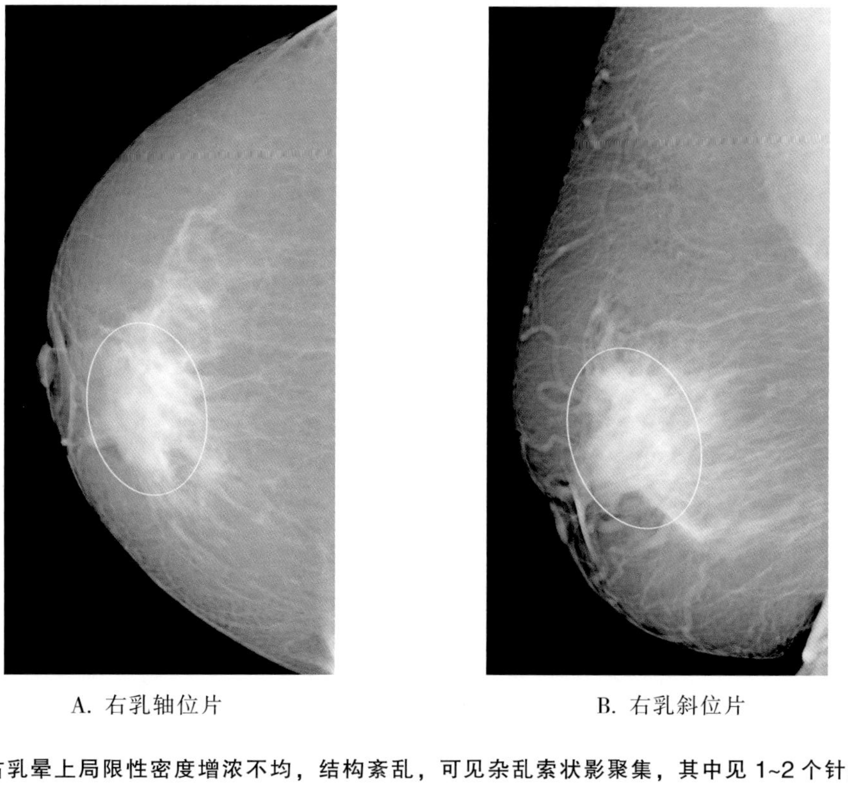

A. 右乳轴位片　　B. 右乳斜位片

图 8-12-7　右乳晕上局限性密度增浓不均，结构紊乱，可见杂乱索状影聚集，其中见 1~2 个针尖样准钙化，局部血供丰富，对应乳晕区皮肤增厚，右乳头回缩、固定。X 线诊断：右乳腺癌。病理：右乳浸润性导管癌

第九章　早期乳腺癌病例

乳腺 X 线诊断的最终目标就是发现早期乳腺癌，甚至是癌前病变，第五、第六章节已介绍了非典型增生及导管内癌，在此，主要列举浸润性导管癌中相对早期的病变。以下是具体病例（图 9–1 至图 9–29）：

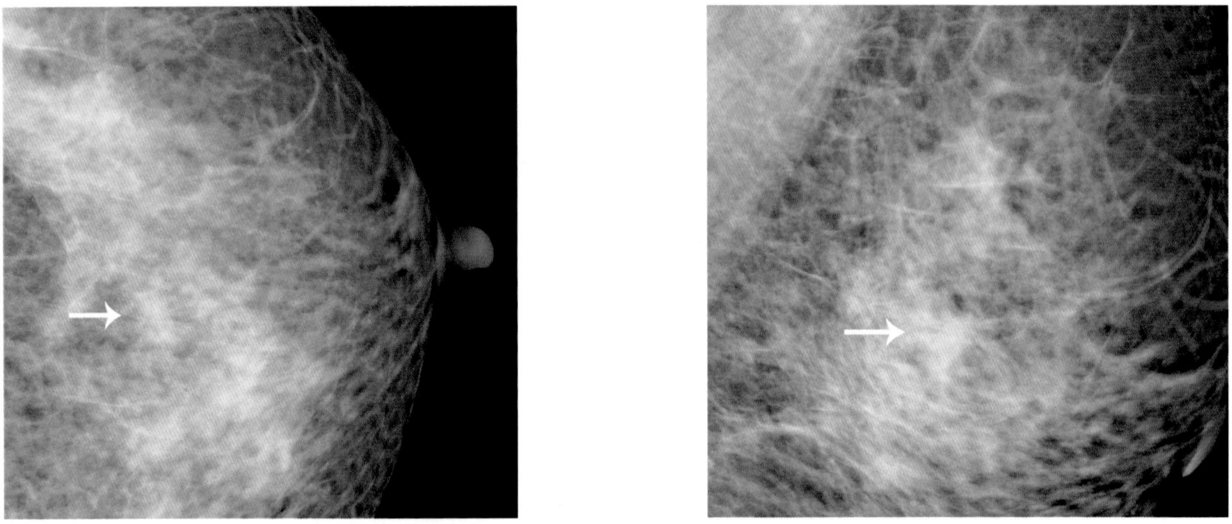

A. 左乳轴位片局部放大　　B. 左乳斜位片局部放大

图 9–1　左乳晕内上见一稍高密度小星状影，其中密度不均，周围见低密度水肿环。X 线诊断：左乳小癌。病理：左乳浸润性导管癌，腋下淋巴结无转移

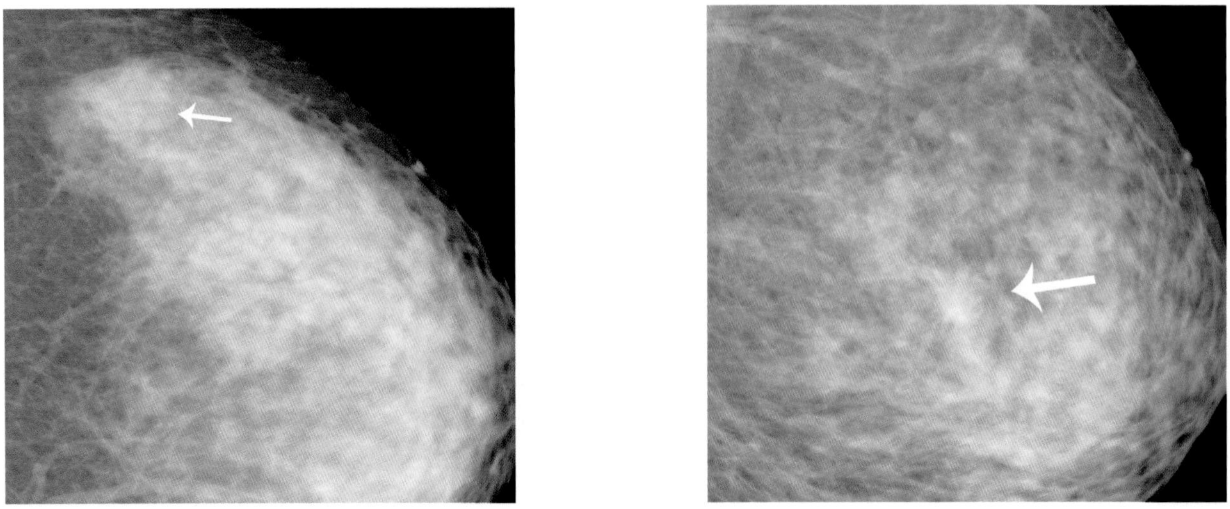

A. 左乳轴位片局部放大　　B. 左乳斜位片局部放大

图 9–2　左乳外侧局限性结构紊乱，其中见一 1.0cm×0.8cm 大小稍高密度小星状影。X 线诊断：左乳非典型增生，高度怀疑恶变。病理：左乳浸润性导管癌，左腋下淋巴结无转移

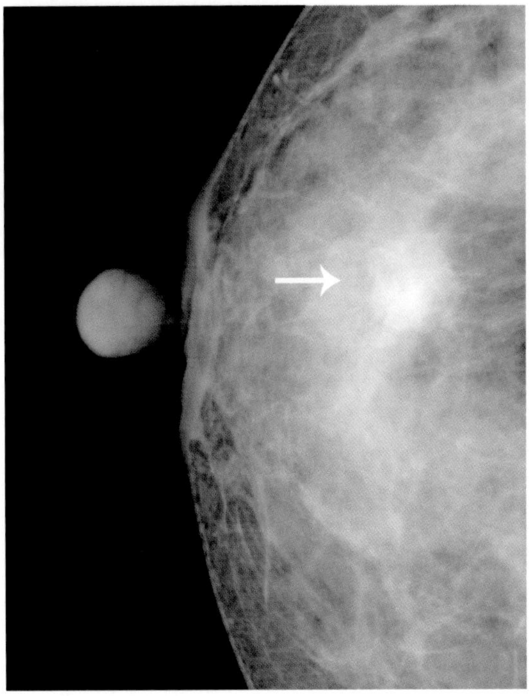

A. 右乳轴位片局部放大

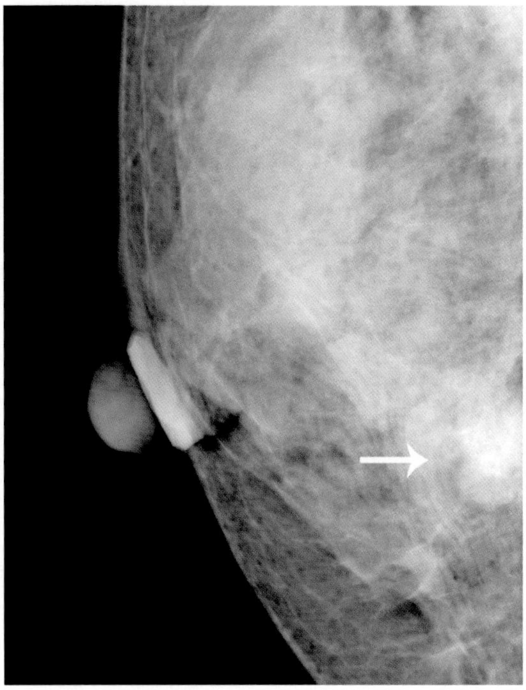

B. 右乳斜位片局部放大

图 9-3　右乳偏外下方结构紊乱，其中见一 1.2cm×0.9cm 大小高密度结节影，分叶，边缘毛糙，密度不均。X 线诊断：右乳腺癌。病理：右乳浸润性导管癌，腋下淋巴结无转移

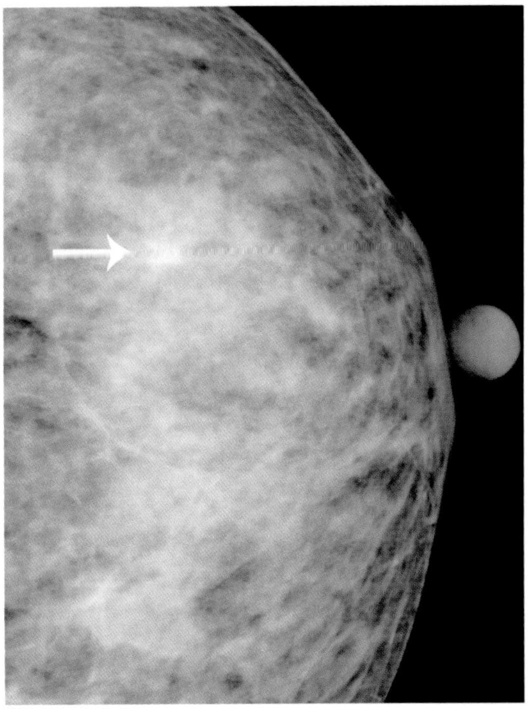

A. 左乳轴位片局部放大

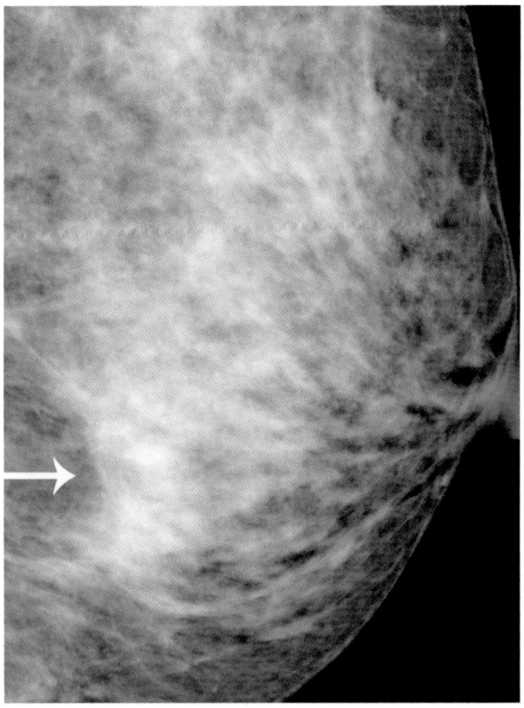

B. 左乳斜位片局部放大

图 9-4　左乳外下局限性结构紊乱，其中可见一 0.3cm×0.4cm 大小高密度小星状影及杂乱索状影聚集，内见 1 个针尖样钙化。X 线诊断：左乳非典型增生，高度怀疑恶变。术中冰冻病理：左乳腺增生伴导管内乳头状瘤，局灶上皮轻-中度非典型增生。石蜡病理：左乳浸润性导管癌，腋下淋巴结无转移

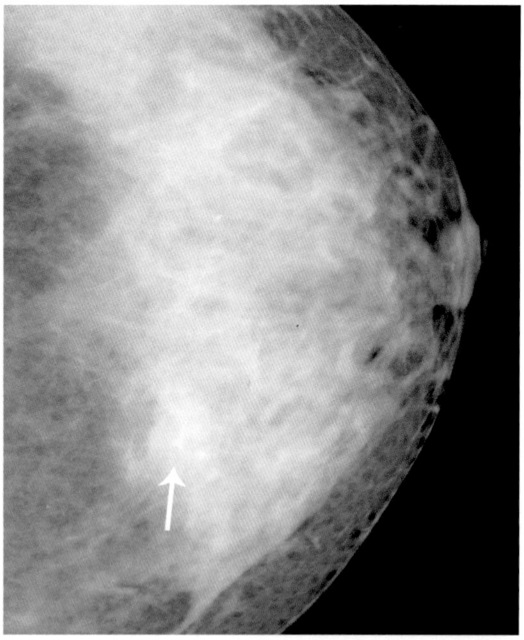

A. 左乳轴位片局部放大

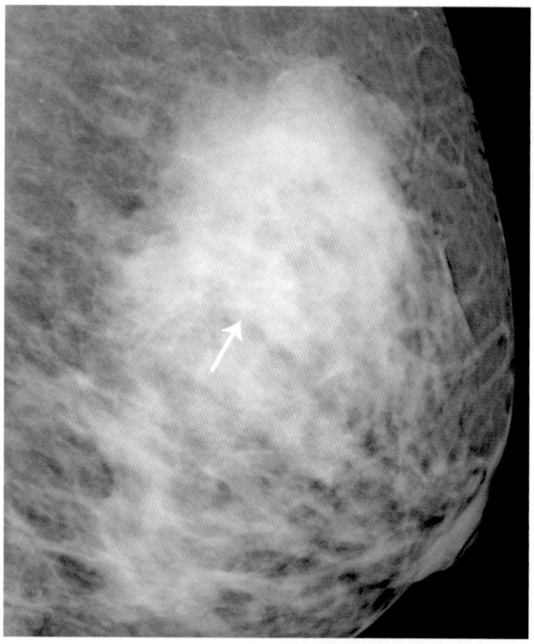

B. 左乳斜位片局部放大

图 9-5 左乳内上局限性密度增浓，结构紊乱，其中见一 1.1cm×0.7cm 大小稍高密度结节影，边界部分模糊，周围见僵硬的索状影。X 线诊断：左乳非典型增生，不除外恶变。病理：左乳浸润性导管癌，腋下淋巴结无转移

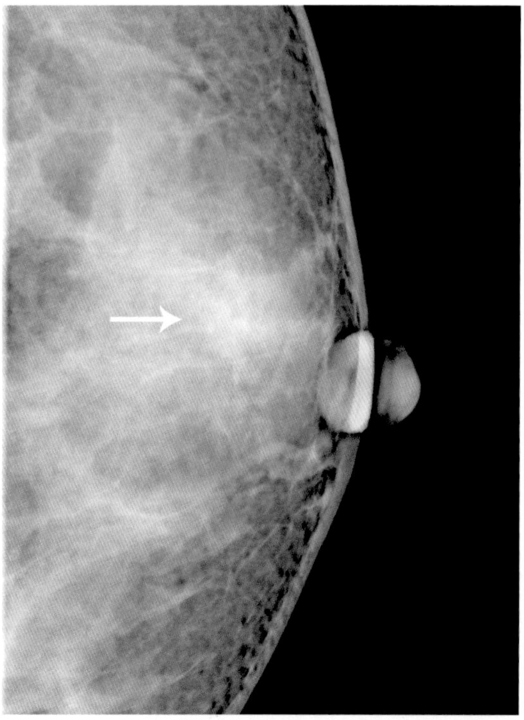

A. 左乳轴位片局部放大

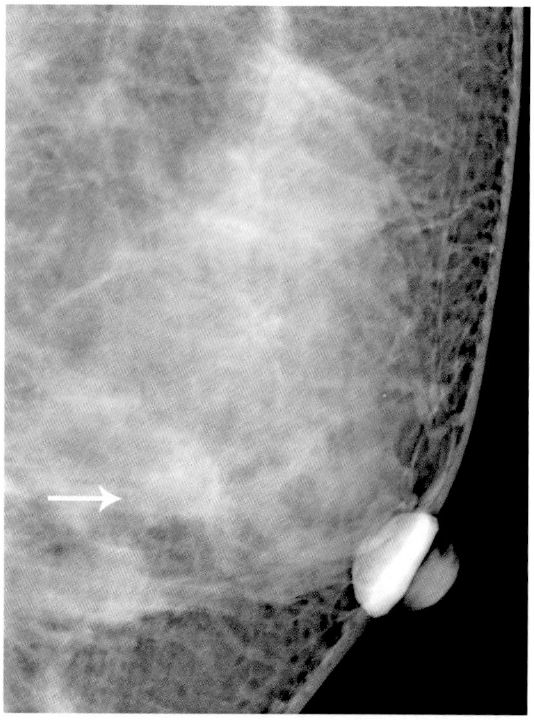

B. 左乳斜位片局部放大

图 9-6 左乳晕偏外侧见一 0.6cm×0.8cm 大小稍高密度小结节影，边缘模糊、毛糙，其中密度不均，后方见增浓的发丝状影。X 线诊断：左乳非典型增生，不除外恶变。病理：左乳浸润性导管癌，腋下淋巴结无转移

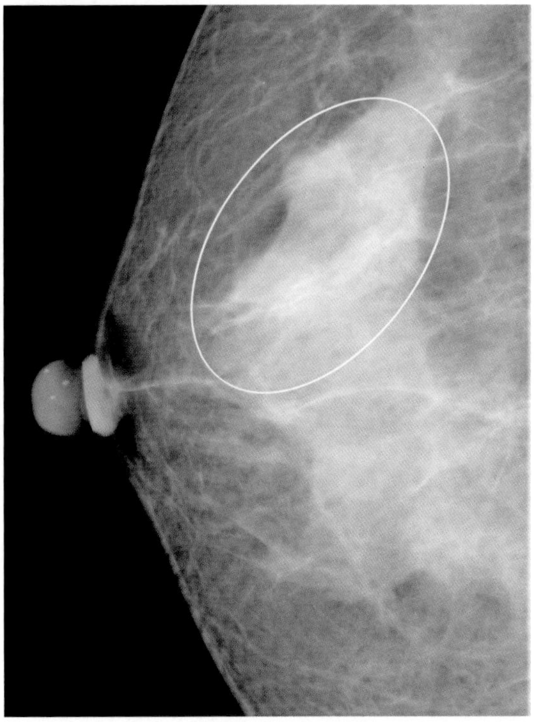

A. 右乳轴位片局部放大

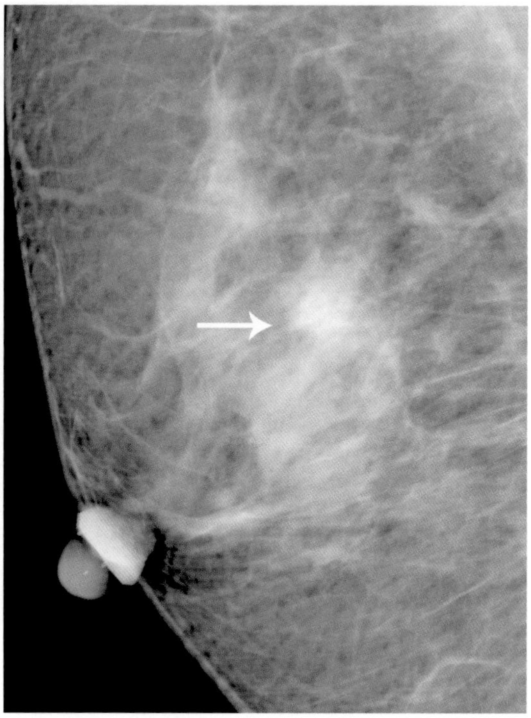

B. 右乳斜位片局部放大

图 9–7　右乳外上密度增浓，结构紊乱，其中见一 0.7cm×0.7cm 大小高密度小结节影，边缘模糊，部分稍毛糙，前缘可见向乳头引流的大导管影。X 线诊断：右乳非典型增生，高度怀疑恶变。病理：右乳浸润性导管癌，腋下淋巴结无转移

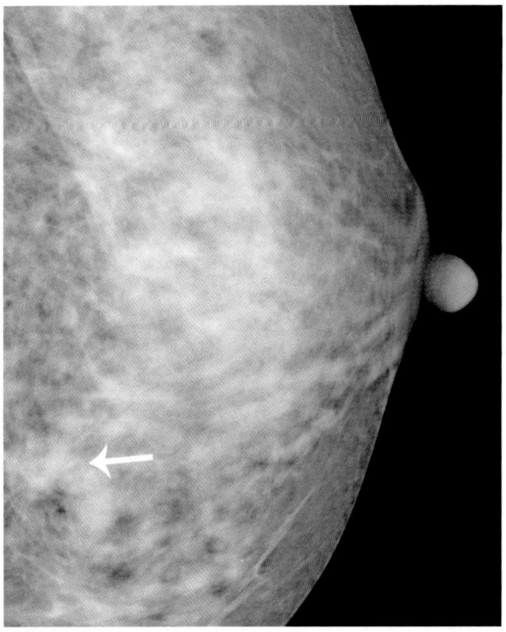

A. 左乳轴位片局部放大

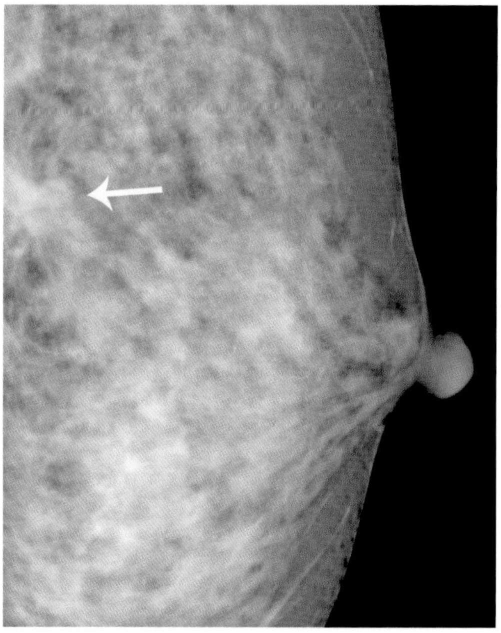

B. 左乳斜位片局部放大

图 9–8　左乳内上见一 0.6cm×0.8cm 稍高密度小星状影（未能完全包括在片内）。X 线诊断：左乳小癌。病理：左乳浸润性导管癌，腋下淋巴结无转移

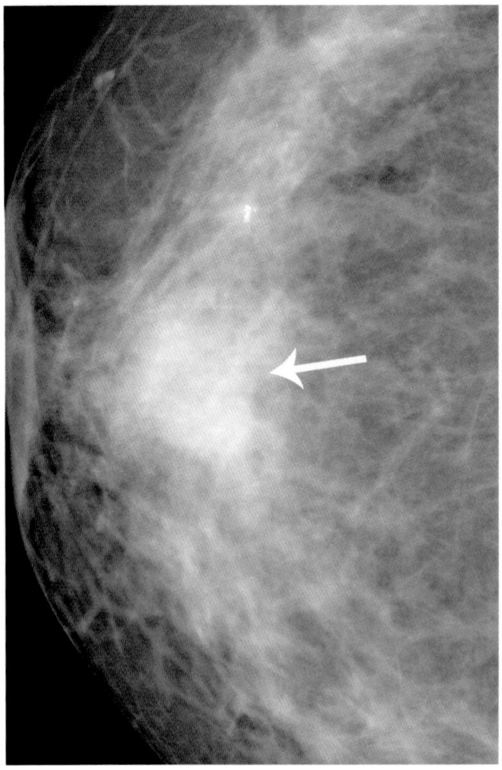

A. 右乳轴位片局部放大

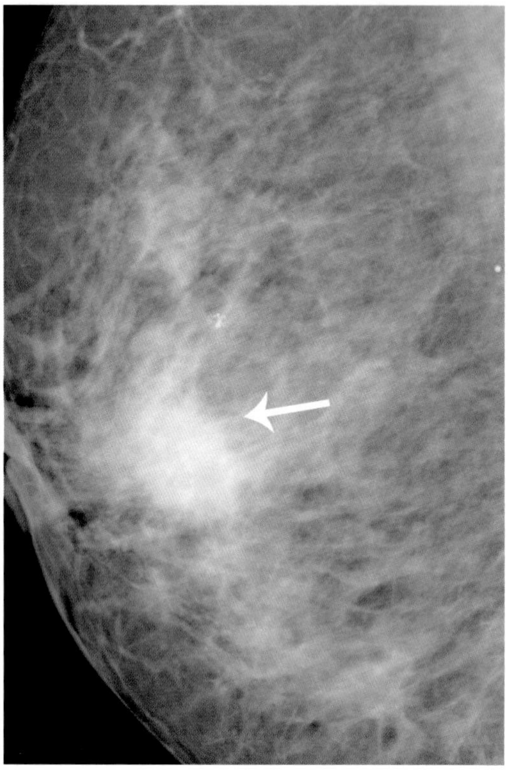

B. 右乳斜位片局部放大

图 9-9　右乳晕后见一 1.3cm×1.1cm 高密度结节影，密度不均，边缘毛糙，可见长短不一小毛刺，周围隐约见低密度水肿环，对应乳晕区皮肤增厚。X 线诊断：右乳腺癌。病理：右乳浸润性导管癌，腋下淋巴结无转移

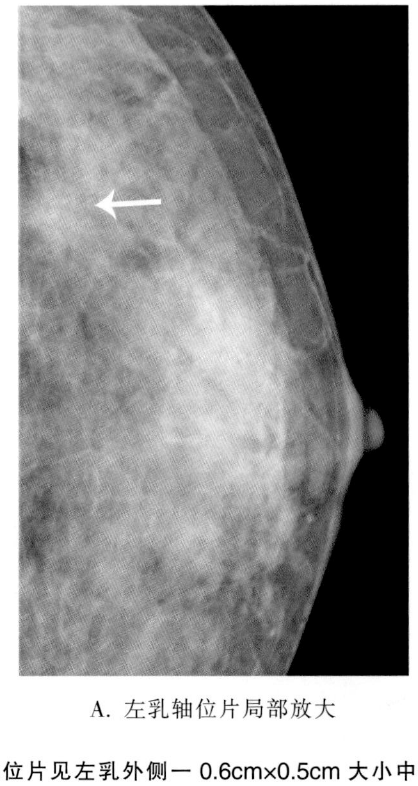

A. 左乳轴位片局部放大

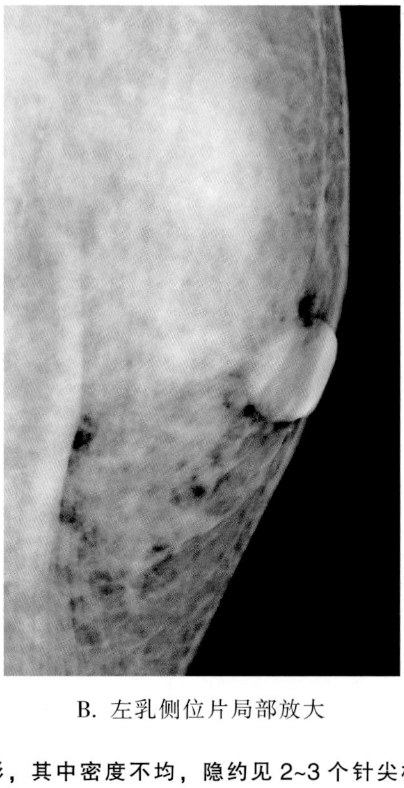

B. 左乳侧位片局部放大

图 9-10　轴位片见左乳外侧一 0.6cm×0.5cm 大小中密度小星状影，其中密度不均，隐约见 2~3 个针尖样准钙化，斜位片未能包括病灶，但显示下方对应皮肤凹陷。X 线诊断：左乳小癌。病理：左乳浸润性导管癌，腋下淋巴结无转移

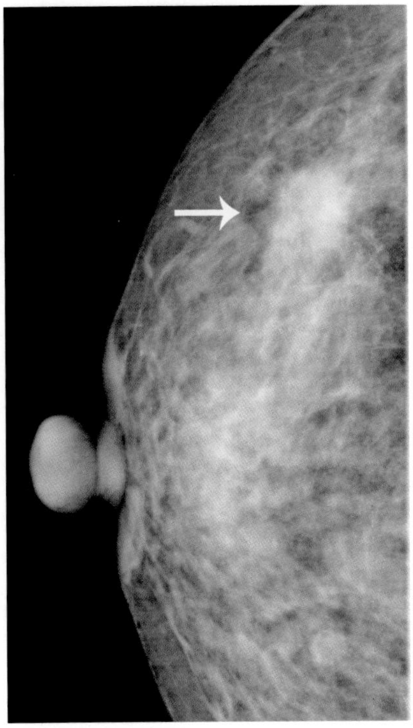

A. 右乳轴位片局部放大

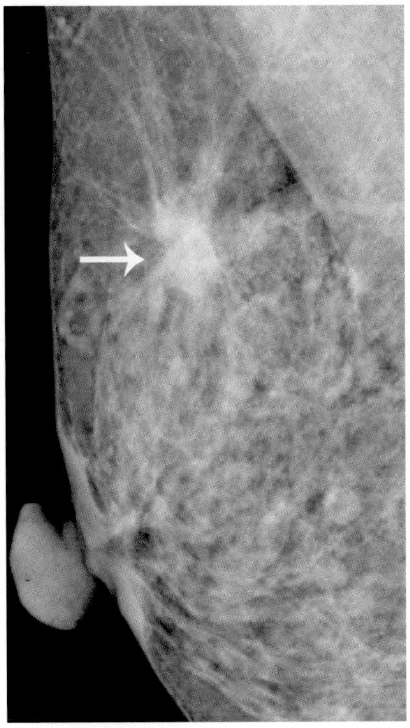

B. 右乳斜位片局部放大

图 9-11　右乳外上见一 1.1cm×1.0cm 高密度小结节影，边缘毛糙，可见多量长短不一毛刺，局部血供丰富。X 线诊断：右乳腺癌。病理：右乳浸润性导管癌，腋下淋巴结无转移

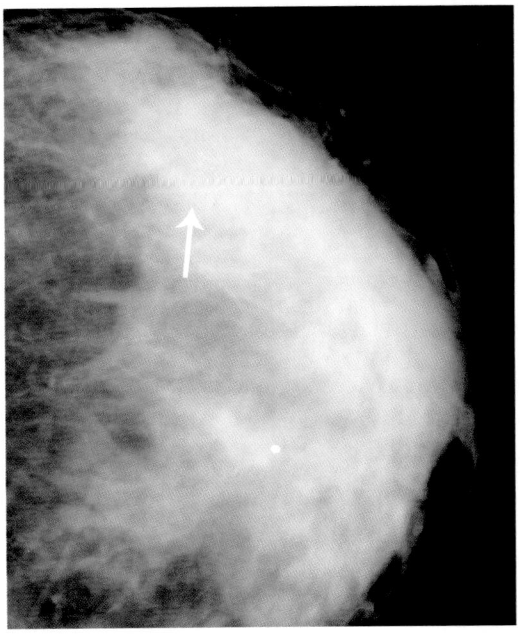

A. 左乳轴位片局部放大

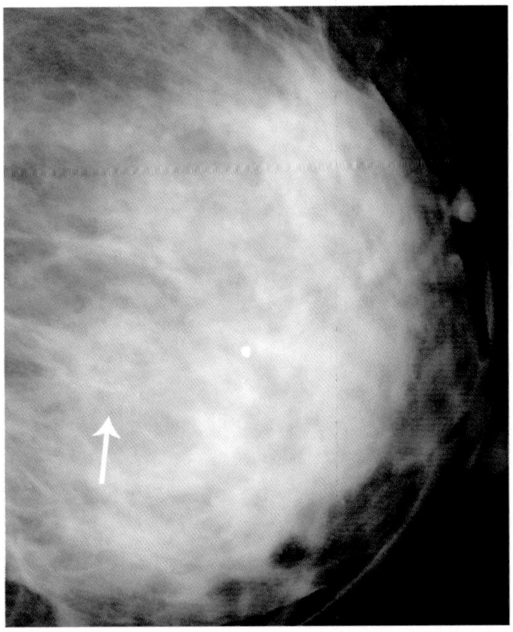

B. 左乳斜位片局部放大

图 9-12　左乳外下局限性结构紊乱，可见杂乱发丝状影聚集，其中见小簇针尖样钙化、准钙化。X 线诊断：高度怀疑左乳管内癌。病理：左乳浸润性导管癌，腋下淋巴结无转移

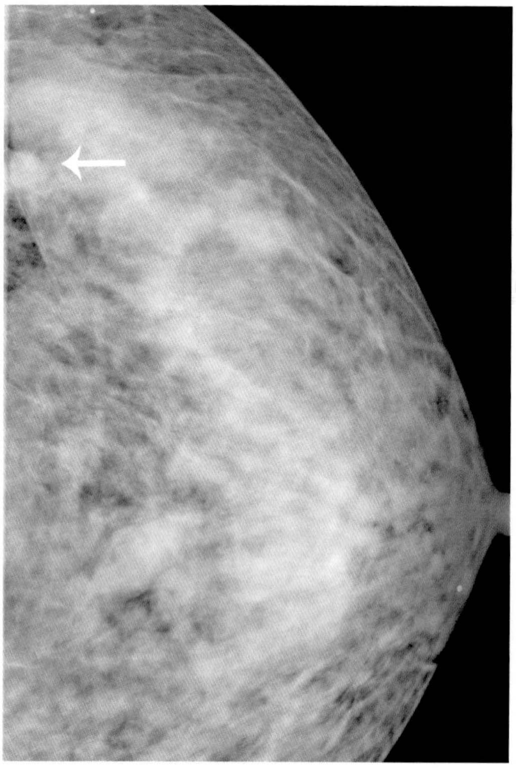

A. 左乳轴位片局部放大

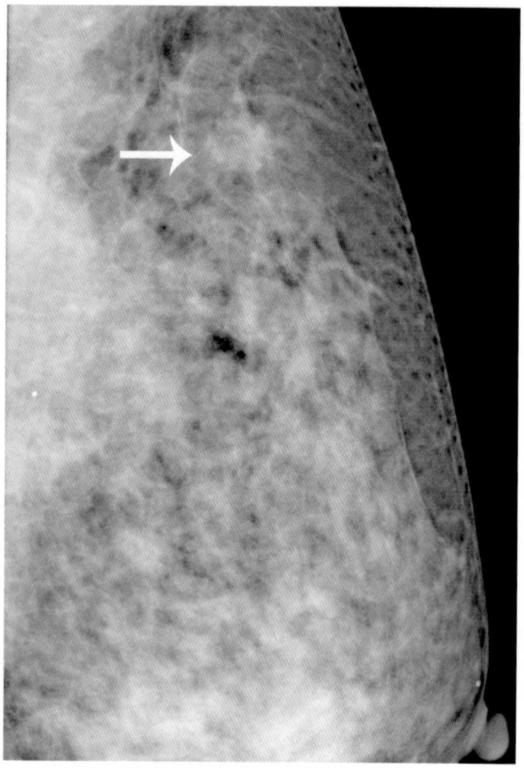

B. 左乳斜位片局部放大

图 9-13　左乳晕后、外上结构紊乱，其中见多个中密度结节影，最大位于左乳外上腺体尾部，大小约 0.8cm×0.9cm，密度不均，边缘稍毛糙，局部血供丰富。X 线诊断：左乳非典型增生，不除外部分恶变。病理：左乳浸润性导管癌，腋下淋巴结无转移

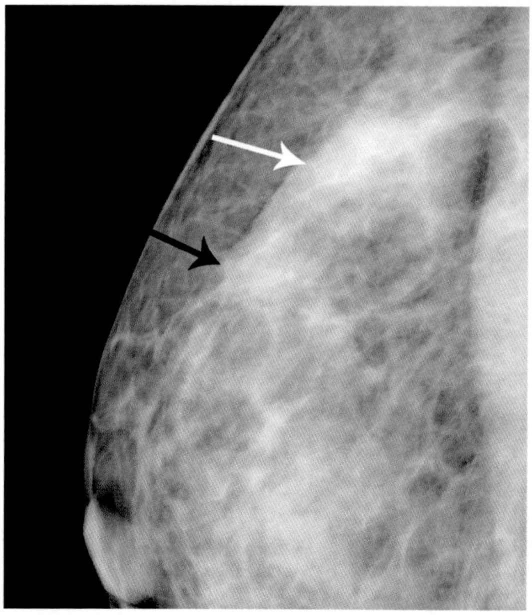

A. 右乳轴位片局部放大

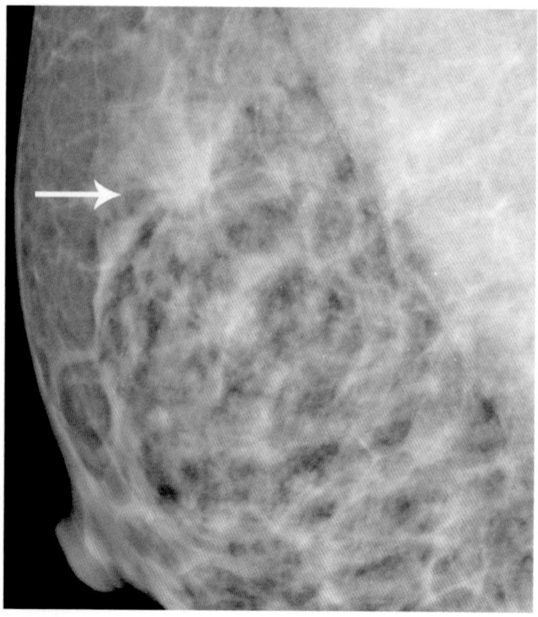

B. 右乳斜位片局部放大

图 9-14　右乳外上局限性密度增浓，结构紊乱，其中见 2 个稍高密度小星状影，对应皮肤稍增厚。X 线诊断：右乳非典型增生，高度怀疑多灶性癌。病理：右乳多灶性浸润性导管癌

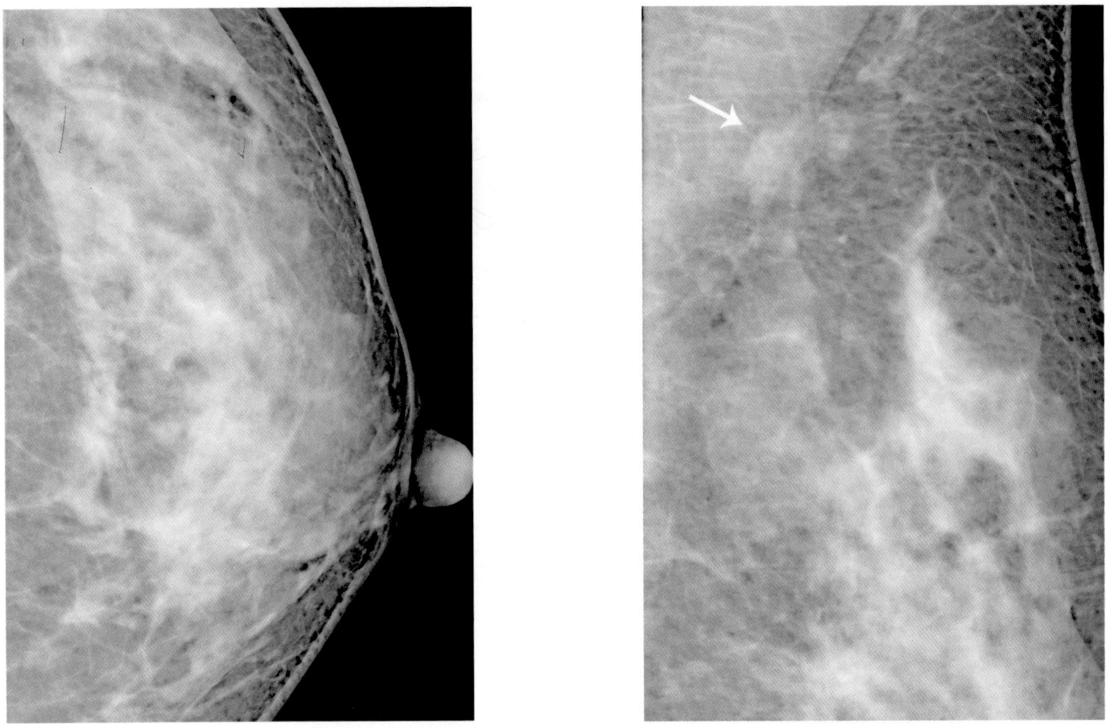

A. 左乳轴位片局部放大　　B. 左乳斜位片局部放大

图 9–15 斜位片见左腋尾部一 1.1cm×0.8cm 大小中密度结节影，边缘稍模糊毛糙，其中密度不均，前缘皮下疏松结缔组织呈网状结构（提示癌性淋巴管炎），血供稍丰富。轴位片未能包括病灶。X 线诊断：左乳小癌伴局灶癌性淋巴管炎。病理：左乳浸润性导管癌，腋下 2 个淋巴结转移

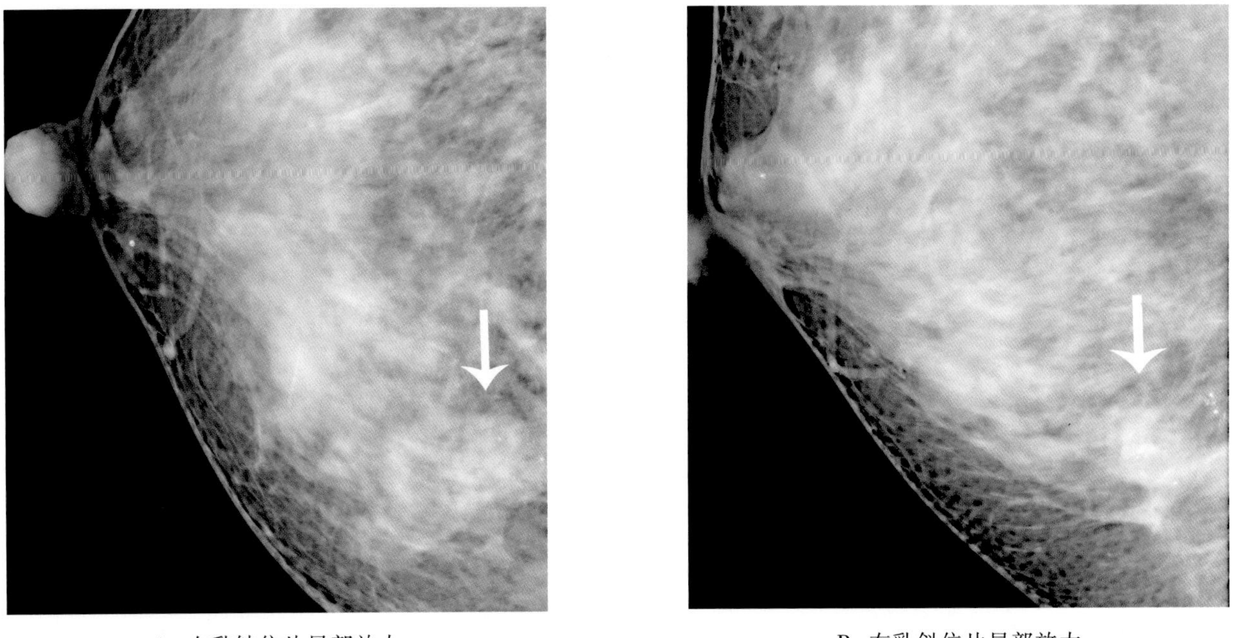

A. 右乳轴位片局部放大　　B. 右乳斜位片局部放大

图 9–16 右乳内下见一 1.0cm×0.8cm 大小高密度结节状影，形态不规则，边缘模糊、部分稍毛糙，其中及周围见数个针尖样钙化。X 线诊断：右乳非典型增生，高度怀疑恶变。病理：右乳浸润性导管癌，腋下淋巴结无转移

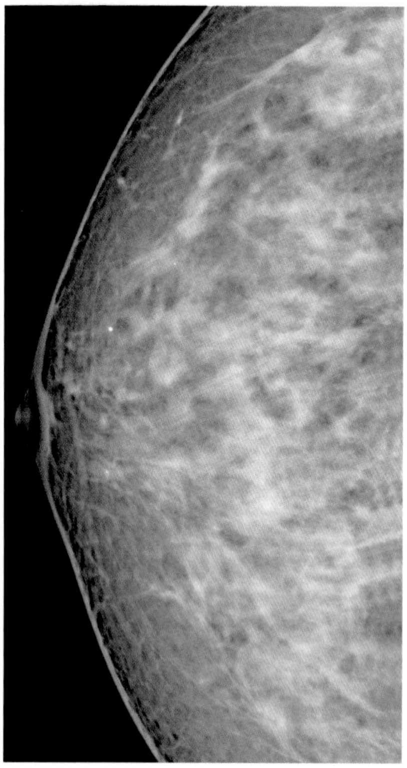

A. 右乳轴位片局部放大

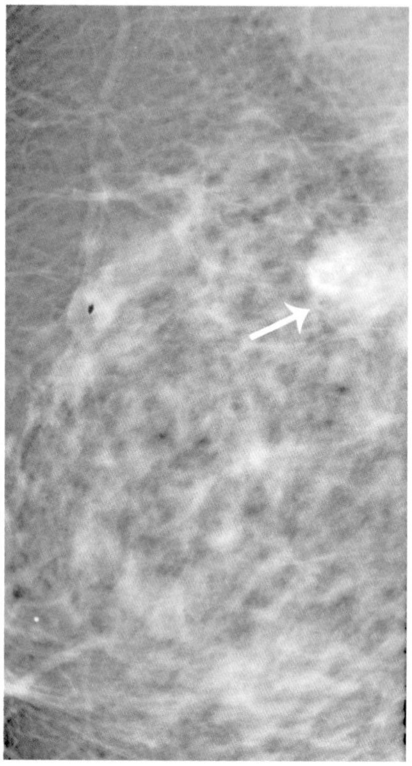

B. 右乳斜位片局部放大

图 9-17 斜位片示：右乳外上腺体后缘见一 1.2cm×0.7cm 大小高密度结节影，边缘模糊、部分稍毛糙，其中密度欠均匀，轴位片未能包括病灶。X 线诊断：右乳腺癌。病理：右乳浸润性导管癌，腋下淋巴结无转移

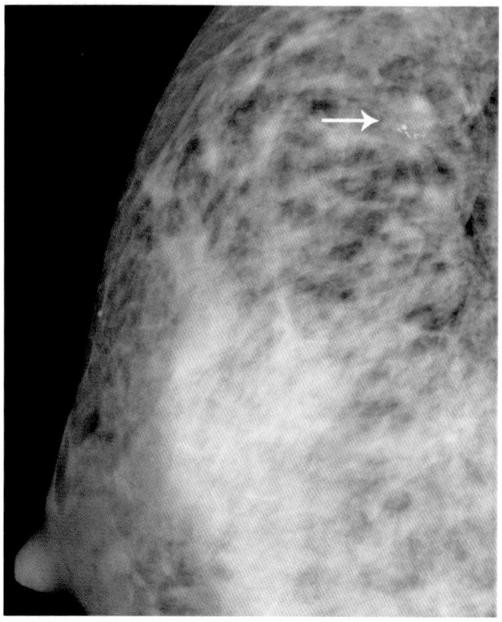

A. 右乳轴位片局部放大

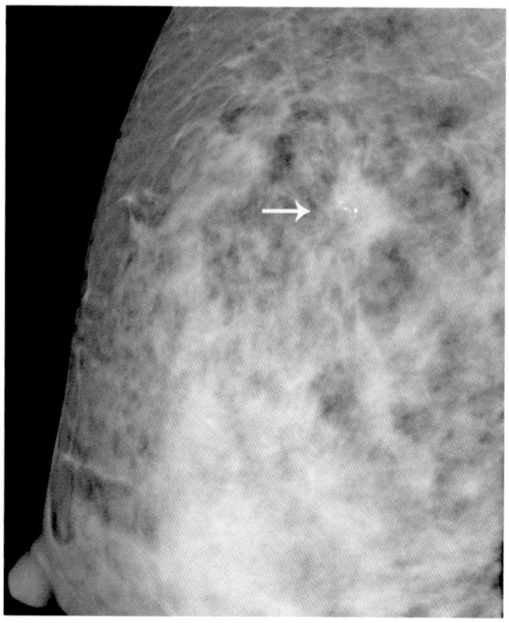

B. 右乳斜位片局部放大

图 9-18 右乳外上见一 0.9cm×0.7cm 大小中密度小结节影，边缘毛糙，可见少许毛刺，其中见小簇针尖样钙化。X 线诊断：右乳小癌。病理：右乳浸润性导管癌，腋下淋巴结无转移

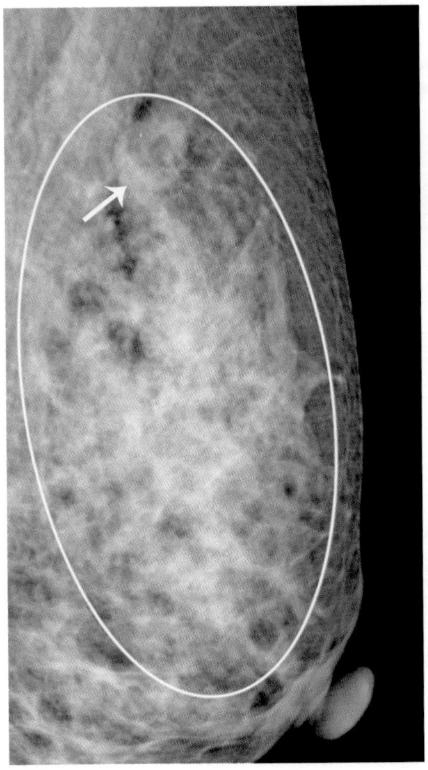

A. 左乳斜位片局部放大

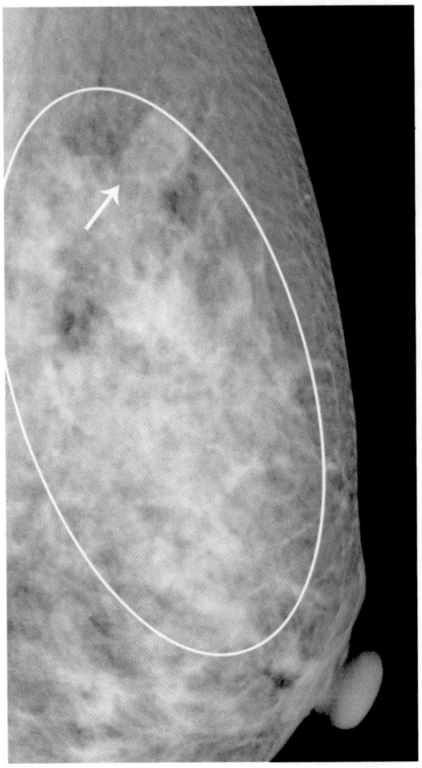

B. 左乳侧位片局部放大

图 9-19　左乳晕后、外上局限性密度增浓，结构紊乱，其中腋尾部见一 1.0cm×0.8cm 密度不均的淡薄小结节影，部分边缘稍毛糙，其中见一针尖样钙化。X 线诊断：左乳非典型增生，不除外恶变。病理：左乳浸润性导管癌，腋下淋巴结无转移

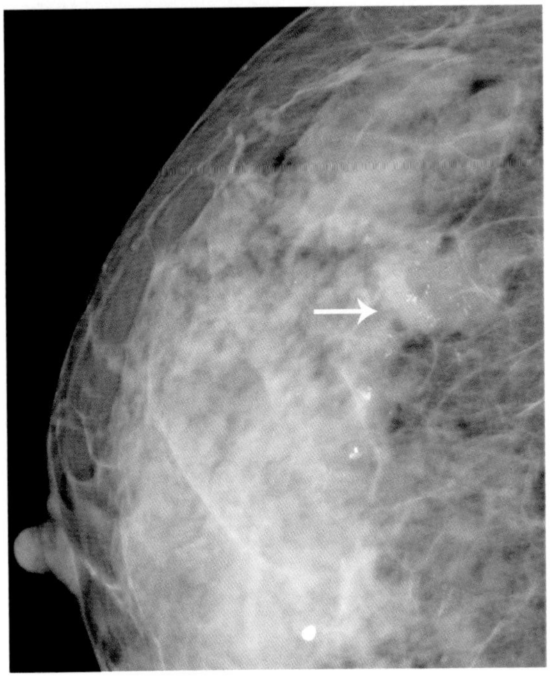

A. 右乳轴位片局部放大

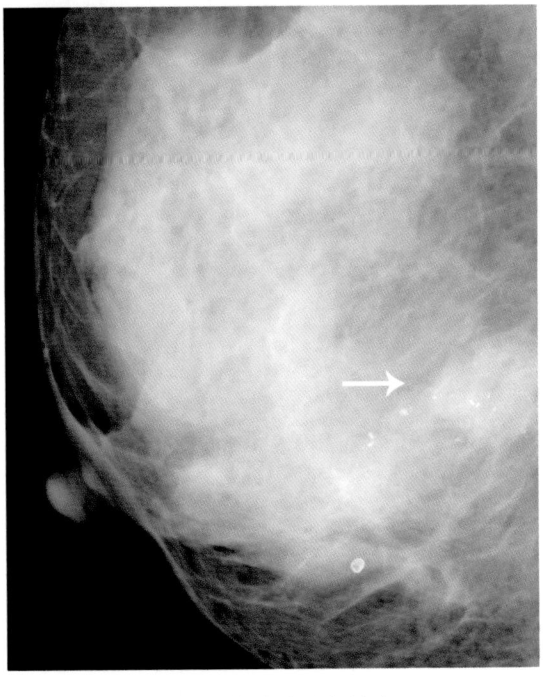

B. 右乳斜位片局部放大

图 9-20　右乳外侧见一 1.4cm×1.3cm 大小中密度结节影，密度不均，边缘部分毛糙，其中及前缘见多个成簇及沿导管分布的短杆状、针尖样钙化。X 线诊断：右乳腺癌。病理：右乳浸润性导管癌，腋下淋巴结无转移

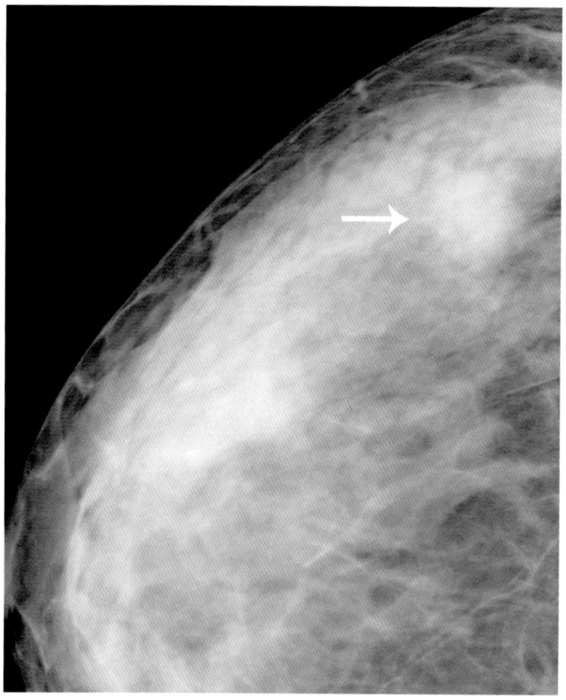

A. 右乳轴位片局部放大

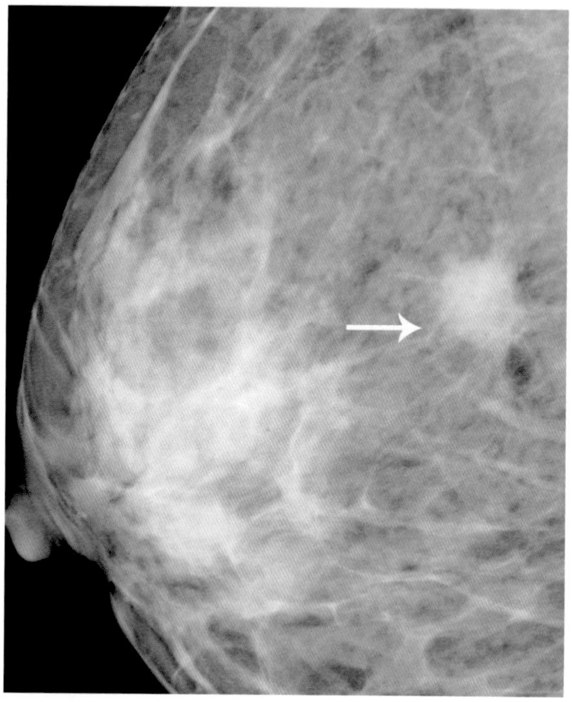

B. 右乳斜位片局部放大

图 9-21　右乳外上见一 1.1cm×0.9cm 大小中密度结节影，边缘毛糙，可见短小毛刺，局部血供丰富。X 线诊断：右乳小癌。病理：右乳浸润性导管癌，腋下淋巴结无转移

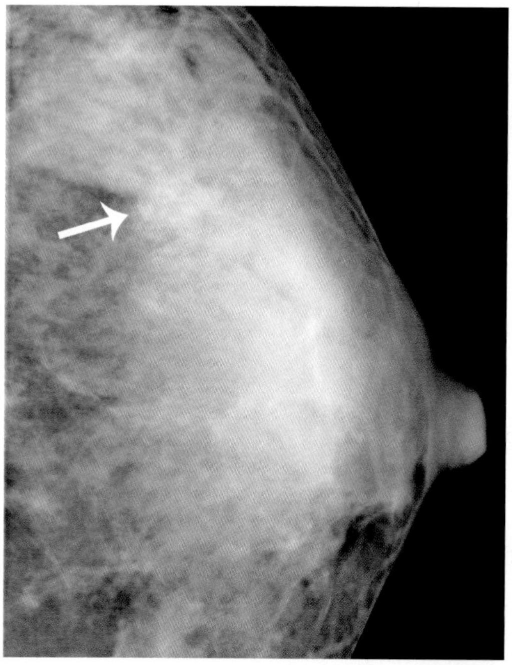

A. 左乳轴位片局部放大

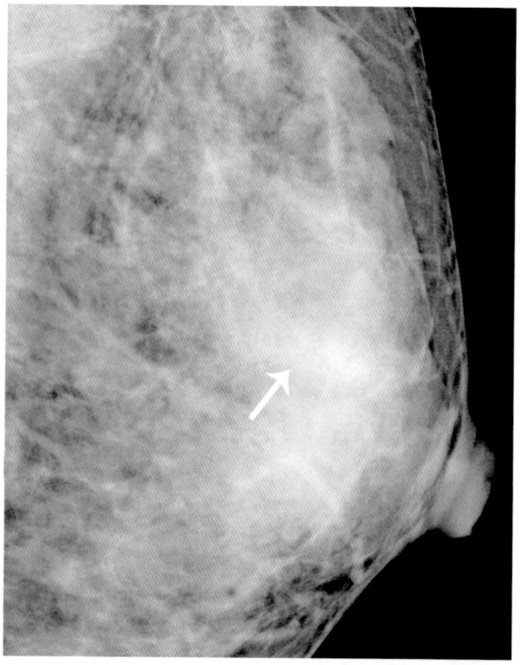

B. 左乳斜位片局部放大

图 9-22　左乳外上局限性结构紊乱，可见杂乱索状影聚集，其中见一 0.9cm×0.7cm 大小稍高密度结节影，边界不清，其中密度不均，见数个针尖样钙化、准钙化，局部血供稍丰富。X 线诊断：左乳非典型增生，不除外恶变。病理：左乳浸润性黏液癌，腋下淋巴结无转移

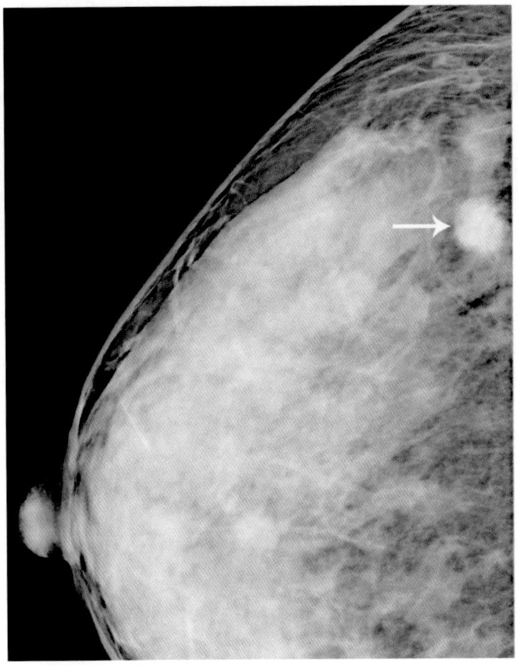

A. 右乳轴位片局部放大

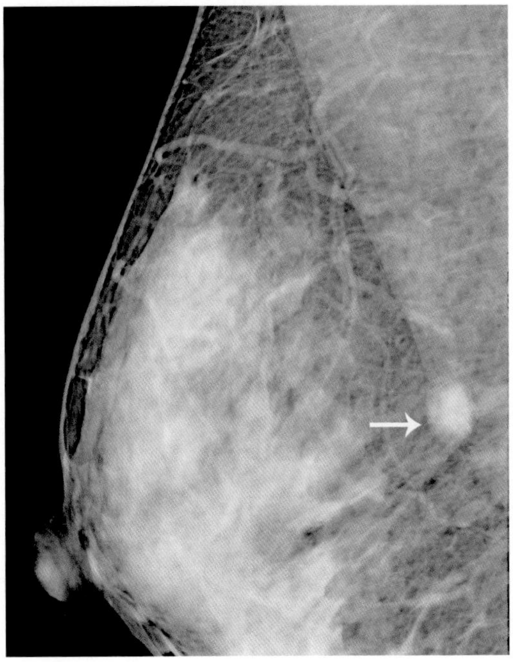

B. 右乳斜位片局部放大

图 9-23　右乳外上见一 0.8cm×0.7cm 大小高密度小结节影，边缘毛糙，前缘见引流导管影，局部血供稍丰富，内未见钙化。X 线诊断：右乳小癌。病理：右乳浸润性导管癌，腋下淋巴结无转移

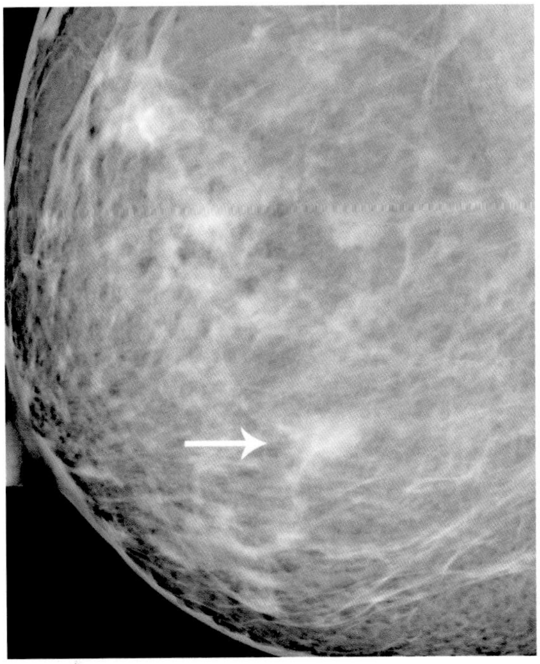

A. 左乳内侧位片局部放大

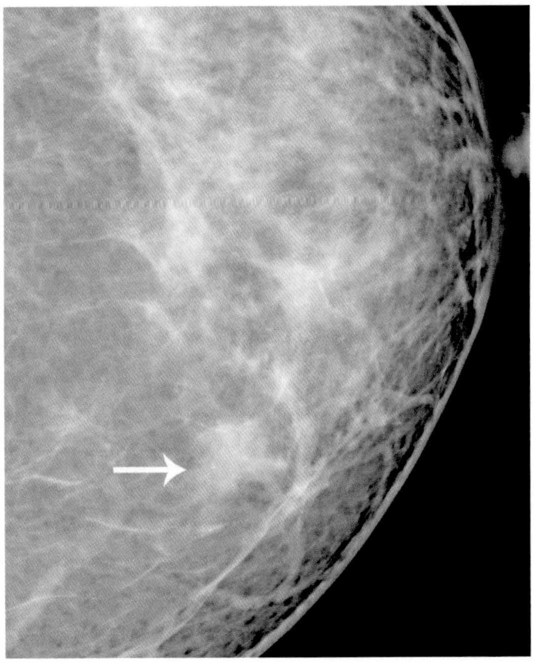

B. 左乳轴位片局部放大

图 9-24　左乳内侧见一 0.9cm×0.7cm 大小中密度小结节影，形态欠规则，部分边界模糊毛糙，其中见 3~4 个针尖样钙化，局部血供稍丰富。X 线诊断：左乳残留异型增生结节，高度怀疑部分恶变。病理：左乳浸润性导管癌，腋下淋巴结无转移

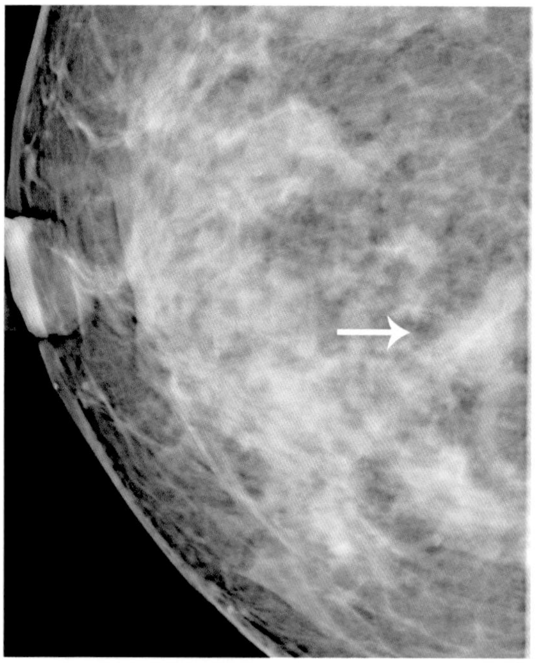

A. 右乳轴位片局部放大

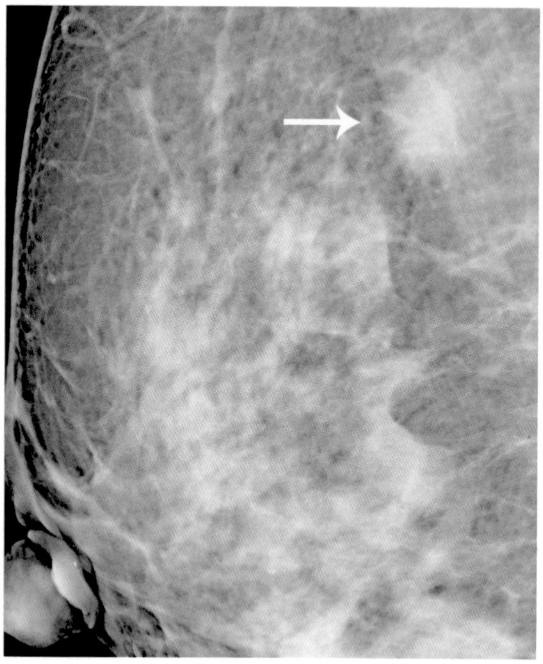

B. 右乳斜位片局部放大

图 9-25　右乳内上见一 1.3cm×1.1cm 大小稍高密度结节影，形态欠规则，边缘部分模糊、毛糙，其中密度不均，见数个针尖样钙化、准钙化，局部血供稍丰富。X 线诊断：右乳小癌。病理：右乳浸润性导管癌，腋下淋巴结无转移

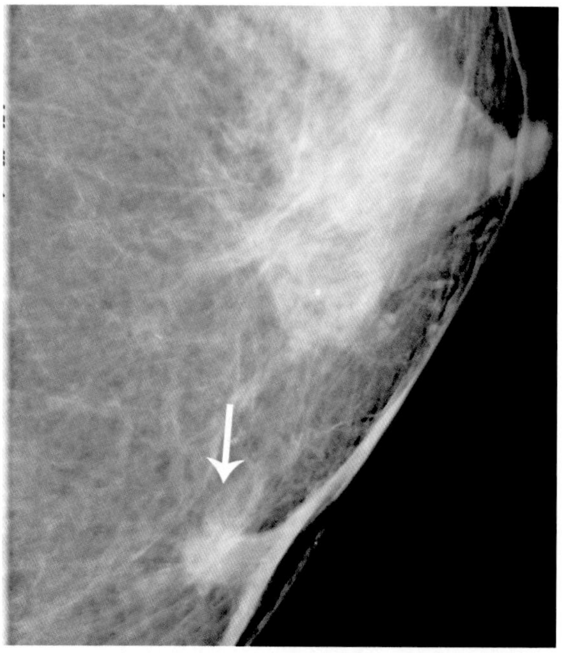

A. 左乳轴位片局部放大

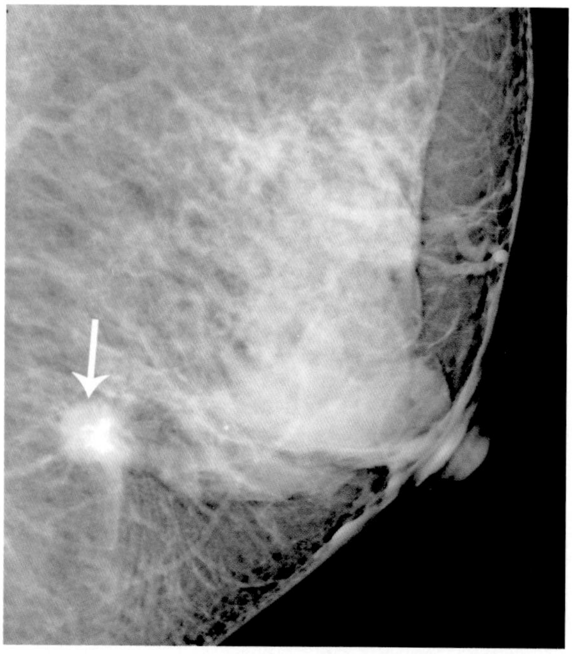

B. 左乳斜位片局部放大

图 9-26　左乳内下见一 0.7cm×0.5cm 大小浓而不均结节影，边缘毛糙，可见长短不一毛刺，部分与皮肤粘连，对应皮肤增厚。X 线诊断：左乳小癌。病理：左乳浸润性导管癌，腋下淋巴结无转移

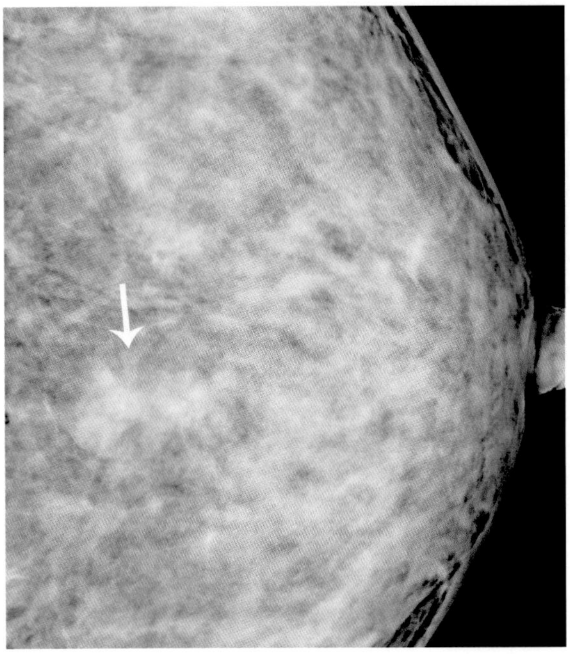

A. 左乳轴位片局部放大

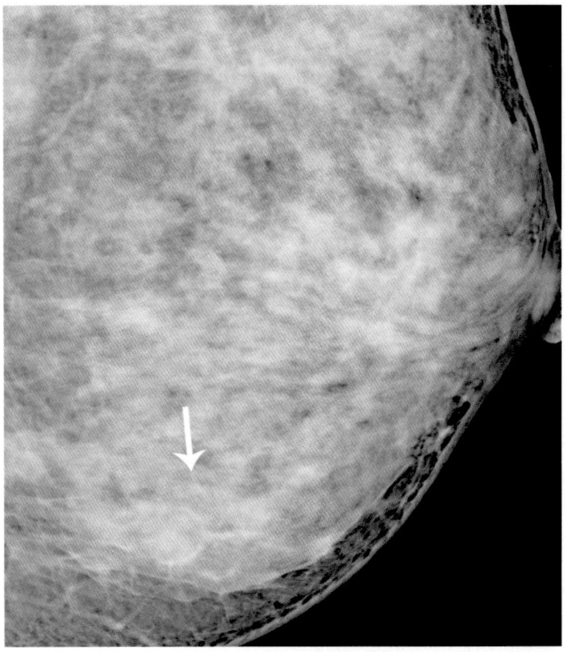

B. 左乳斜位片局部放大

图 9-27 左乳下方局限性密度稍增浓，结构紊乱，其中见一 1.4cm×0.7cm 大小稍高密度结节影，形态不规则，边缘模糊，部分毛糙，内未见钙化。X 线诊断：左乳非典型增生，不除外部分恶变。病理：左乳浸润性导管癌，腋下淋巴结无转移

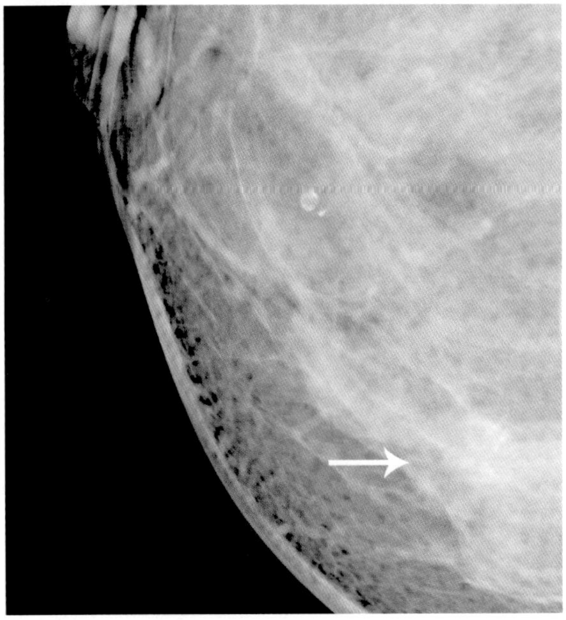

A. 右乳轴位片局部放大

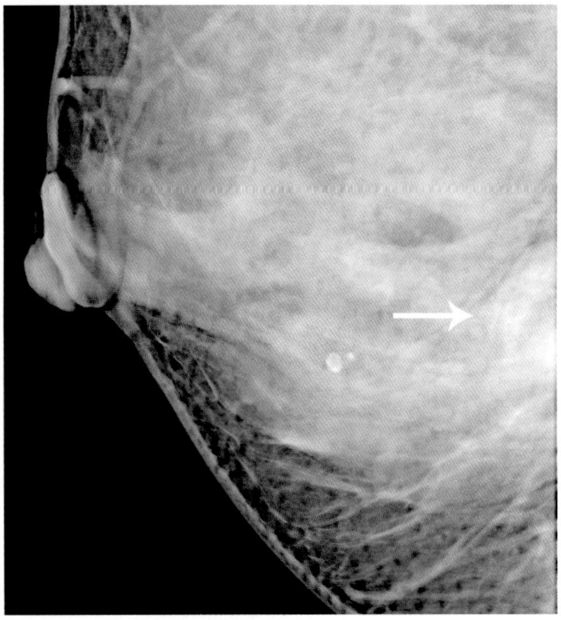

B. 右乳斜位片局部放大

图 9-28 右乳内下见一 1.2cm×0.9cm 大小高密度块影，边缘模糊，其中密度不均，周围结构紊乱，对应悬韧带增厚，局部皮肤稍增厚。X 线诊断：右乳非典型增生，高度怀疑恶变。病理：右乳浸润性导管癌，腋下淋巴结无转移

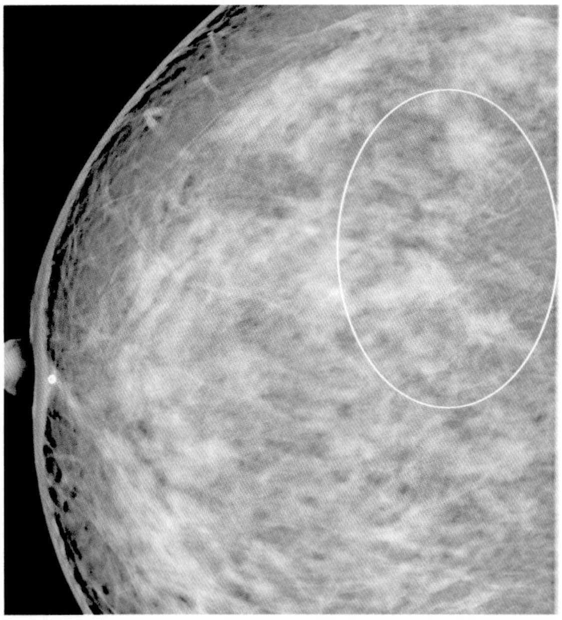

A. 右乳轴位片局部放大

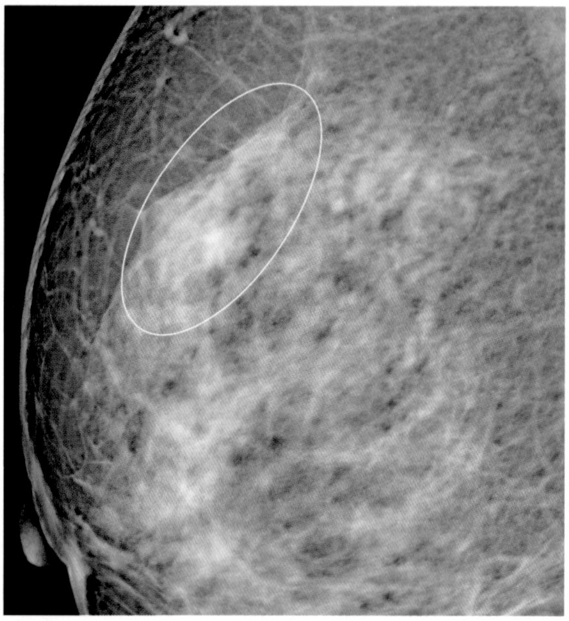

B. 右乳斜位片局部放大

图 9-29 右乳外上结构紊乱，其中见 3~4 个不规则的稍高密度结节状影，对应腺体前缘僵硬、平直。X 线诊断：右乳非典型增生，不除外部分恶变。病理：右乳浸润性导管癌，腋下淋巴结无转移

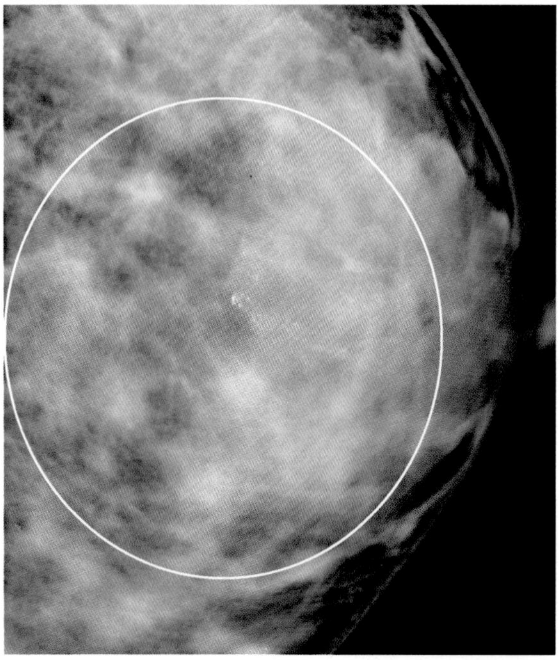

A. 左乳轴位片

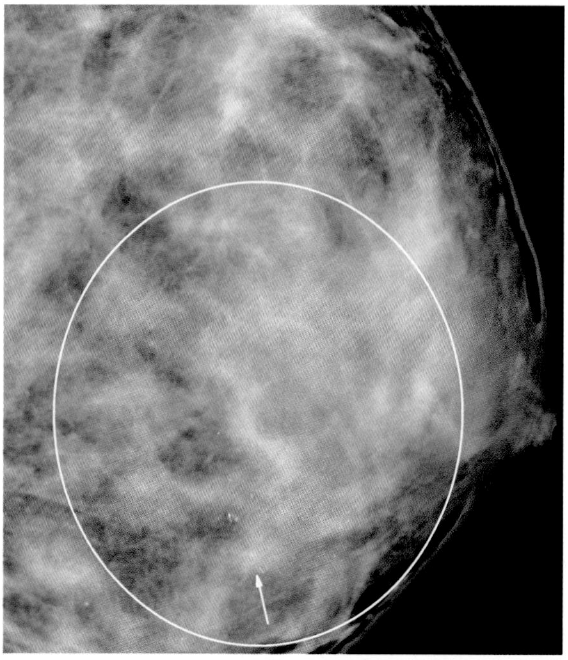

B. 左乳斜位片

图 9-30 左乳晕后中央区及内下结构紊乱，可见多个稍高密度小结节影及小星状影，边界模糊、稍毛糙，其中见小簇点状、针尖样钙化及准钙化。X 线诊断：左乳非典型增生，不除外部分恶变。病理：左乳浸润性导管癌，腋下淋巴结无转移

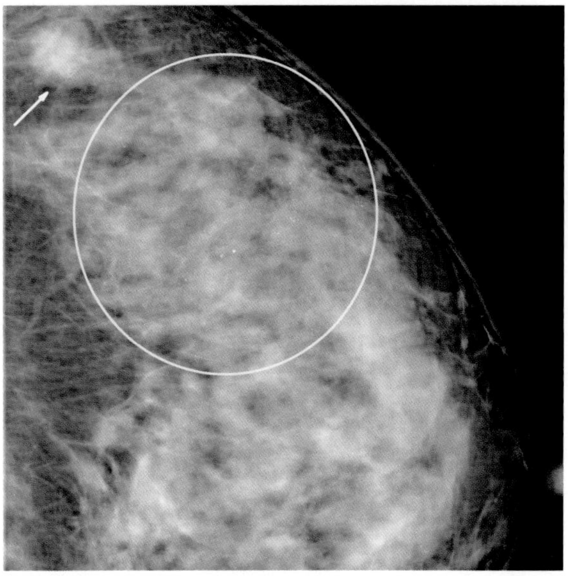

A. 左乳轴位片

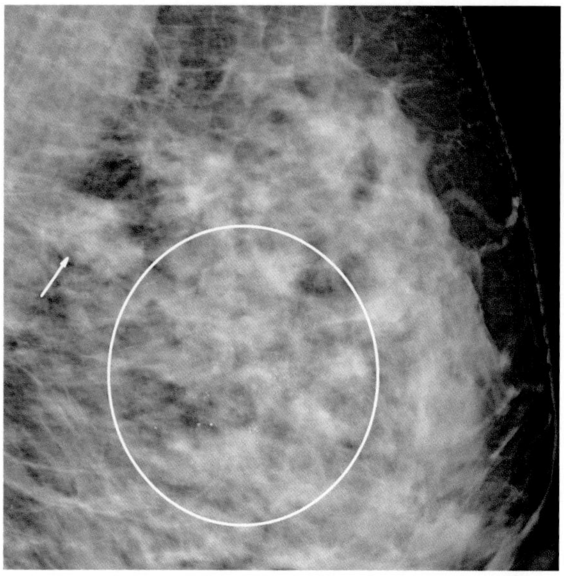

B. 左乳斜位片

图 9–31 左乳晕后外上结构紊乱，其中见一 0.8cm×0.7cm 稍高密度结节影，形态欠规则，部分边缘毛糙，前下方见多量沿导管分布的针尖样钙化。X 线诊断：左乳非典型增生，高度怀疑恶变。病理：左乳导管内癌（75%小细胞癌），腋下淋巴结 2/15 转移

第十章　乳腺其他改变

第一节　丰乳术后改变

随着生活水平的提高，越来越多爱美的女性选择做丰乳手术，目前主要有以下 4 种丰乳方式：硅胶、盐水袋、自身脂肪及注射聚丙烯酰胺凝胶。可放于乳后间隙或胸大肌后方，其中最受欢迎、但致癌危险性最大的是注射式丰乳。各式丰乳术 X 线表现各不相同：

1. 硅胶　充填物呈半球形致密影位于腺体与胸肌之间或胸肌后方，边界光滑、锐利，腺体受压向前方移位，充填物与腺体之间常可见弧形层状的纤维包膜及透亮晕环。

2. 盐水袋　充填物形态同硅胶，密度低于硅胶，可见直径约 0.5cm 的圆形注液孔，有时可见盐水袋的皱襞，这和其充盈度有关，纤维包膜及透亮晕环不如硅胶明显。

3. 自体脂肪　位于乳腺后间隙，无完整包膜，与正常乳腺腺体后方的脂肪相融合，分辨不清，常见脂肪坏死液化后形成的圆形低密度影，囊壁可见蛋壳样钙化。

4. 聚丙烯酰胺凝胶（注射式）　一般位于乳腺后间隙，无完整包膜，密度与腺体相等或稍高，常与腺体分界不清，分辨率最差，容易漏诊病灶，且不能完全取出。

（一）硅胶充填

见图 10-1-1。

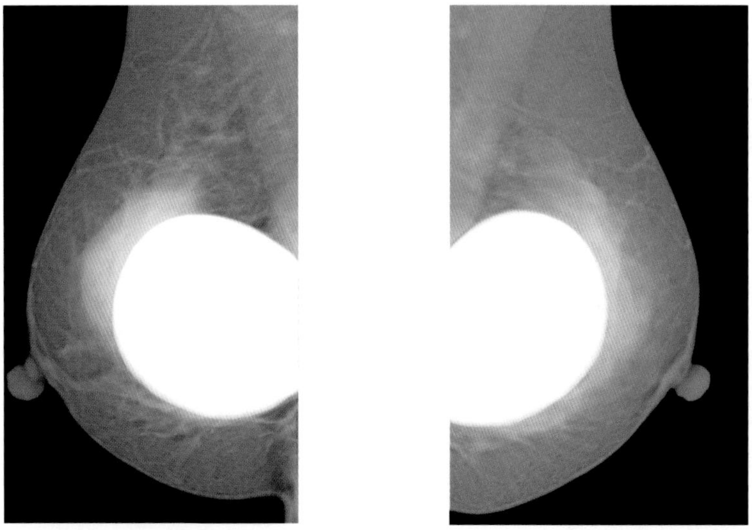

A. 右乳斜位片　　B. 左乳斜位片

图 10-1-1　双乳晕后见半球形高密度填充物影（硅胶），边缘光滑，未见渗漏

（二）盐水袋充填

见图 10–1–2、图 10–1–3。

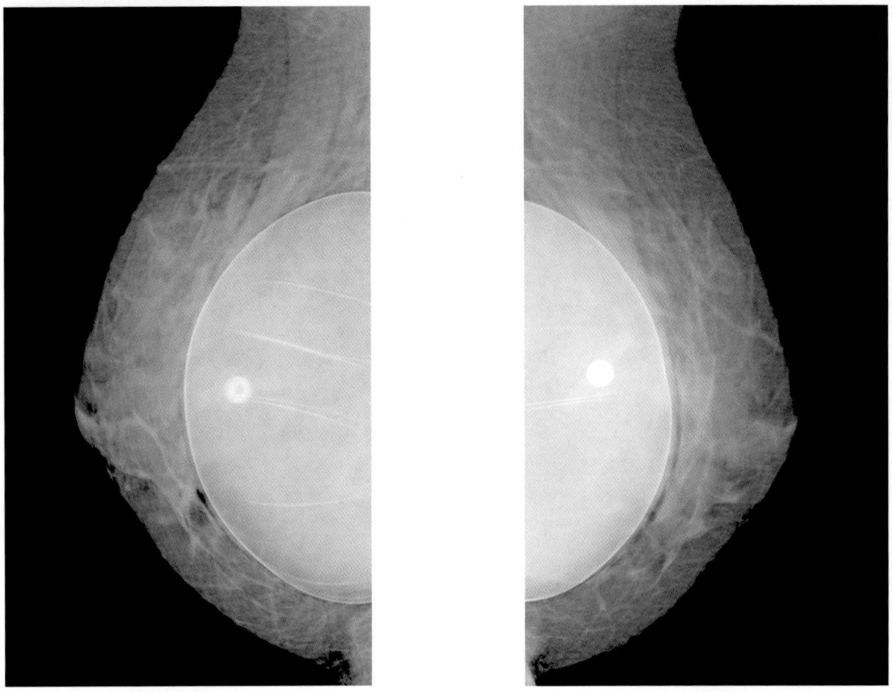

A. 右乳斜位片　　B. 左乳斜位片

图 10–1–2　双侧胸大肌后方见半球形中密度充填物（盐水袋），边缘光滑，其中可见直径约 0.5cm 圆形注液孔及盐水袋的皱襞，腺体稍受压前移

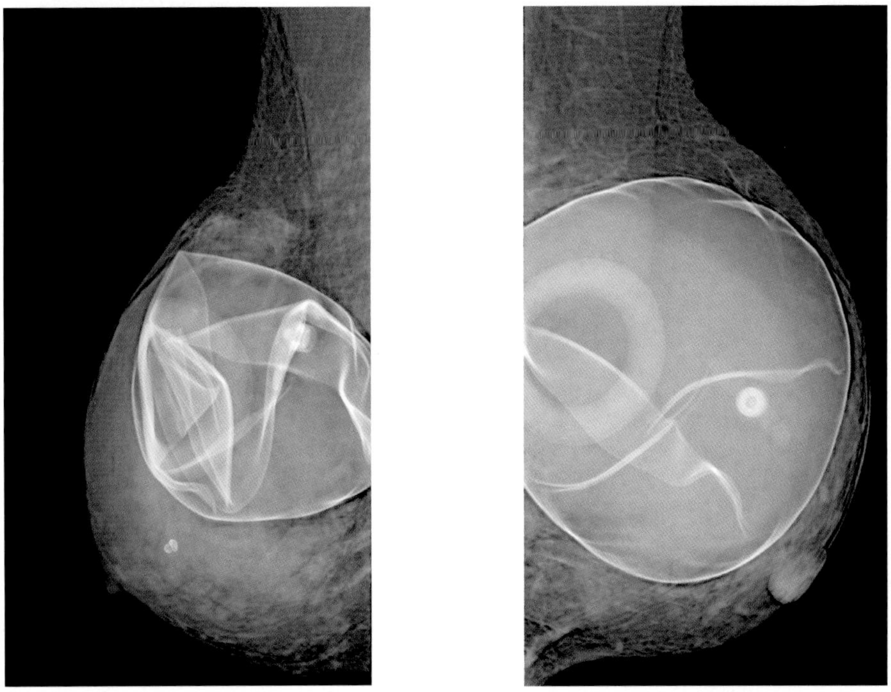

A. 右乳斜位片　　B. 左乳斜位片

图 10–1–3　双侧乳后间隙见盐水袋充填，其中右侧皱襞明显

（三）自体脂肪充填

见图 10–1–4 至图 10–1–6。

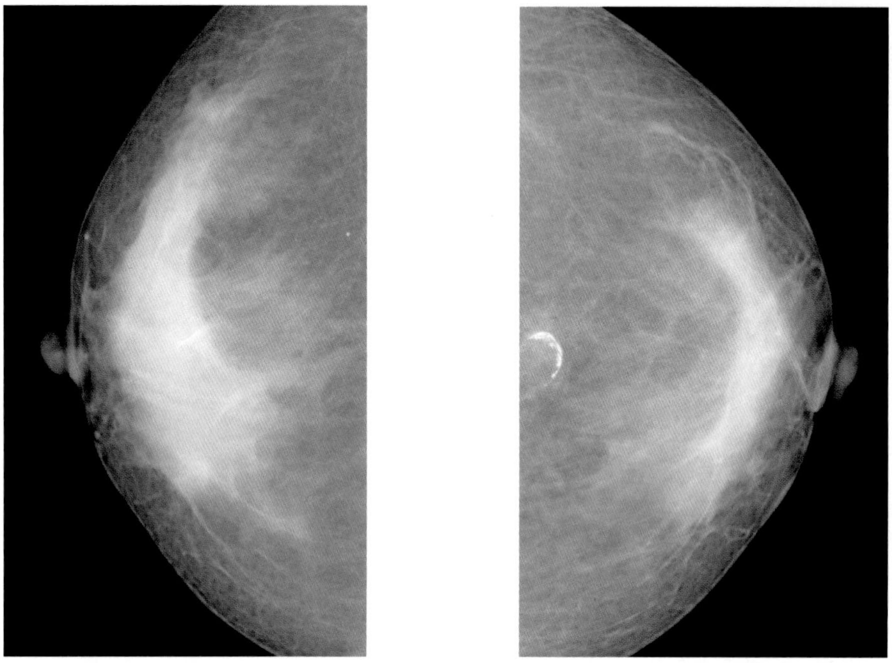

A. 右乳轴位片　　B. 左乳轴位片

图 10–1–4　双乳腺体后方见多量脂肪组织，腺体稍受压推移，其中左乳腺体后缘见圆形低密度影，囊壁可见蛋壳样钙化

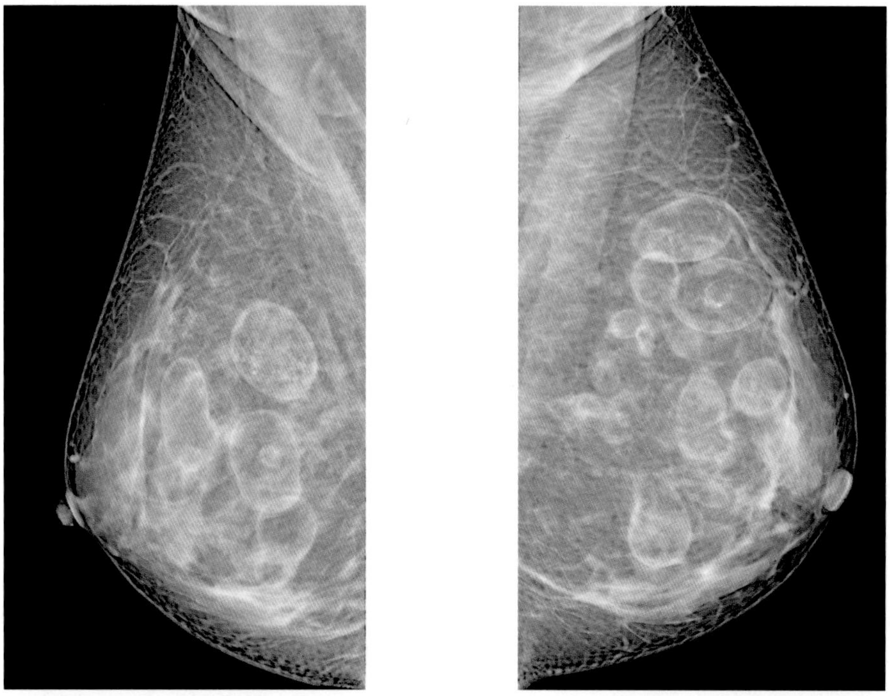

A. 右乳斜位片　　B. 左乳斜位片

图 10–1–5　双乳腺体后方见多量脂肪组织，腺体稍受压推移，其中见多个圆形、椭圆形低密度影，部分囊壁可见蛋壳样钙化

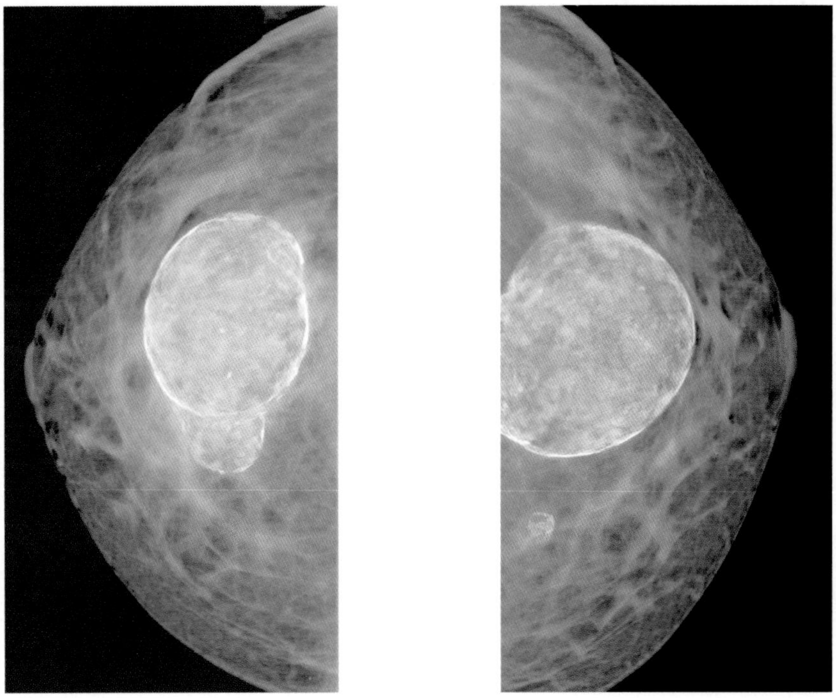

A. 右乳轴位片　　B. 左乳轴位片

图 10-1-6　右乳上方见 2 个类圆形不均匀钙化重叠影，大小约 6.1cm×3.9cm，左乳上方及内下亦见 2 个类圆形不均匀钙化影，大小约 5.1cm×4.3cm，0.6cm×0.5cm。X 线诊断：双乳自体脂肪丰乳术后伴脂肪坏死、钙化及纤维组织增生。病理：双乳自体脂肪液化伴囊壁慢性炎症及钙化

(四) 注射式丰乳术后

见图 10-1-7 至图 10-1-12。

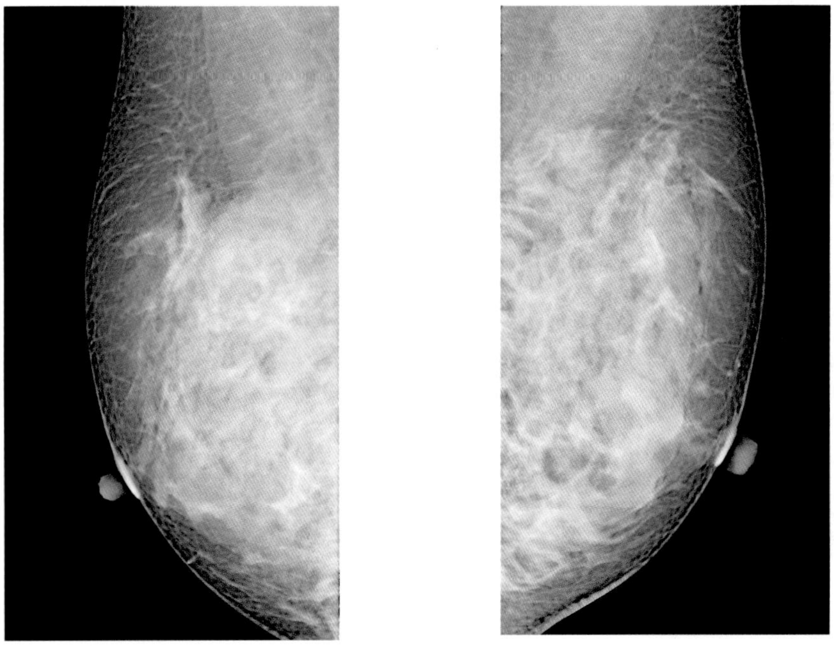

A. 右乳斜位片　　B. 左乳斜位片

图 10-1-7　双侧腺体后方见片状中密度充填物影，与腺体分界不清，未见明确肿块

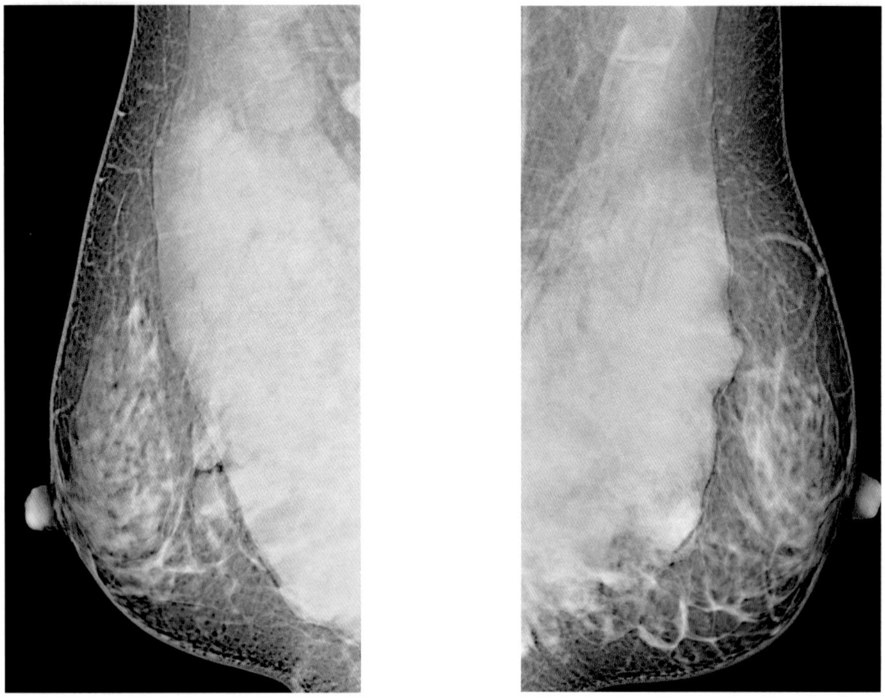

A. 右乳斜位片　　B. 左乳斜位片

图 10–1–8　双侧乳后间隙、胸大肌重叠区间见致密充填物影，大部分与腺体分界清晰，其中右乳可见充填物渗出小结节状影

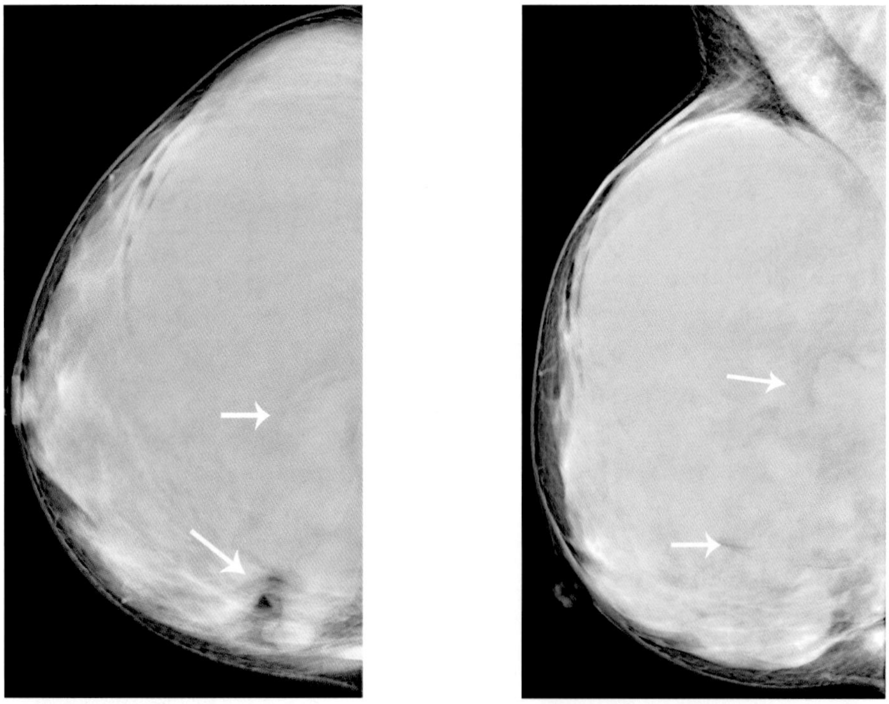

A. 右乳轴位片　　B. 右乳斜位片

图 10–1–9　右侧乳后间隙见半球形致密影，部分与腺体分界不清，内侧、内上及内下见多个中密度结节影，部分边界清晰，部分模糊，内未见钙化。X 线诊断：注射式丰乳术后改变，右乳多发良性结节，丰乳注射物渗出与乳内结节鉴别。病理：右乳内侧多发纤维腺瘤

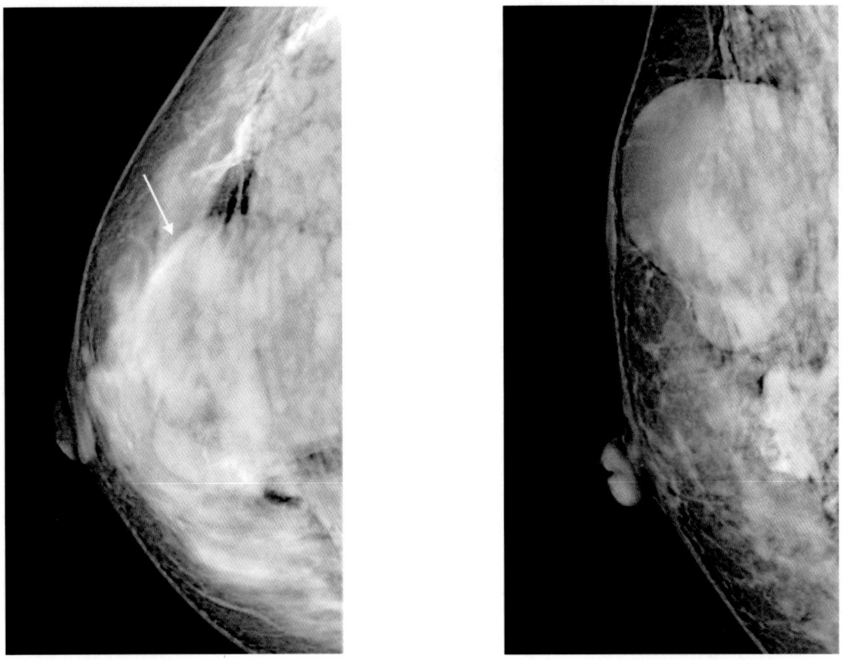

A. 右乳轴位片　　B. 右乳斜位片

图 10-1-10　右侧乳后间隙见多个小结节状高密度充填物影，部分与腺体分界不清，上方见一 4.5cm×5.2cm 大小中密度肿块影，边界清晰，内未见钙化。X 线诊断：注射式丰乳术后，右乳上方良性肿块，考虑纤维腺瘤。病理：右乳上方纤维腺瘤

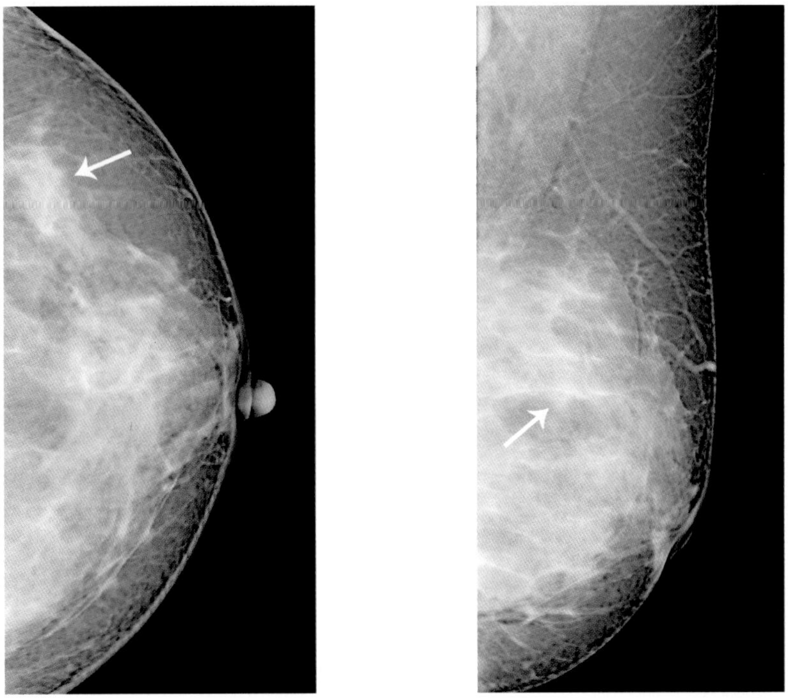

A. 左乳轴位片　　B. 左乳斜位片

图 10-1-11　左乳呈注射式丰乳术后改变，乳内见腺体与丰乳注射物混合影，边界不清，左乳外上腺体密度稍增浓，未见明确肿块；左腋下见多个肿大淋巴结影聚集，最大约 3.6cm×2.2cm，皮髓质分界不清。X 线诊断：1.左乳注射式丰乳术后改变；2.左腋下肿大淋巴结，原因待查。病理：左乳外上浸润性导管癌伴腋下淋巴结转移

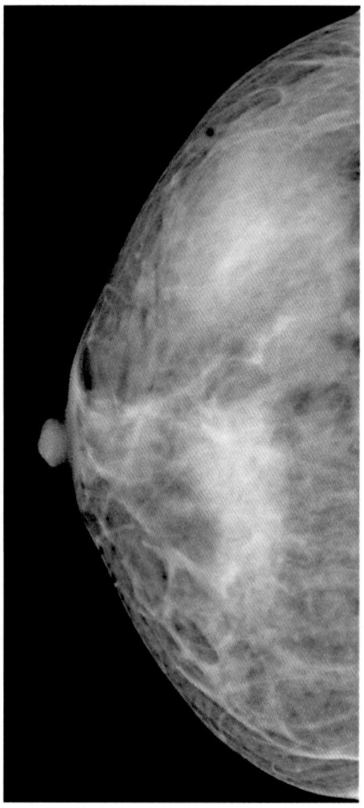
A. 右乳轴位片

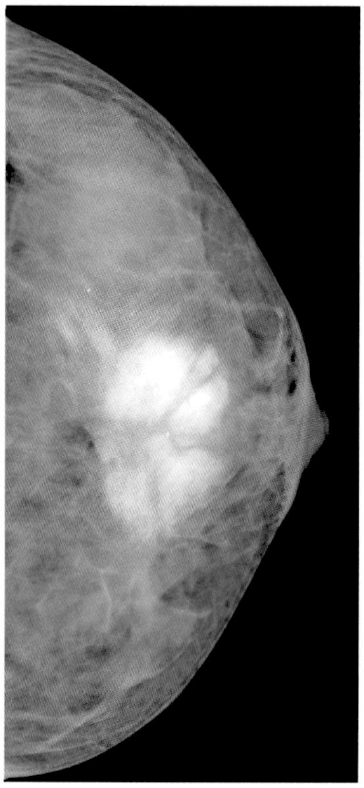
B. 左乳轴位片

图 10-1-12　注射式丰乳取出术后残留假体伴结缔组织增生

第二节　保乳术后、放疗后改变

乳腺癌保乳手术是指单纯切除乳腺癌肿且手术切缘阴性，术后多数患者需行放疗，一般始于化疗完后，剂量为 40~50Gy，电子束追加照射可使总剂量增至 60~66Gy。保乳术后和放疗后影像学表现主要有积液、瘢痕、水肿、皮肤增厚及钙化。

1. 积液　50%的患者术后 4 周内可见积液，25%的患者术后 6 个月仍可见积液。多数于 12 个月内完全吸收，但有的可持续数年。X 线表现：边缘清楚或不清的肿块，大小不一，有些患者其中可见透亮脂肪小腔，有时也可见内晕部分。由于每个患者形成不同的血清肿或血肿以及不同成分的积液，因此 X 线上密度表现不同。

2. 瘢痕　术后 6~18 个月术区可见结构扭曲或毛刺肿物替代积液，肿物中心可见低密度脂肪影，随着脂肪积聚增加，瘢痕区对比明显并缩小。如两次或以上表现稳定后又出现瘢痕区增大或密度增高，应考虑复发。

3. 水肿　由于乳房增大、变硬，X 线检查因压迫受限而难以充分曝光。其影像表现以乳晕周围和乳房下部改变更明显，与对侧乳腺或术前乳腺片比较密度增高、小梁增粗（乳腺 Kerley-B 线）呈网状改变。水肿一般于术后 2 年消失。

4. 皮肤增厚　一般随水肿出现，约 20%的患者于放疗后 2 年皮肤增厚。如不能区分术区异常是皮肤改变投射所致还是术区结构扭曲，需加照切线位。

5. 钙化　术后及放疗前需放大摄影，以明确是否有钙化残留。如在放疗前发现钙化残留，则需再次切除。脂肪坏死出现的钙化最初表现为点状及多形性。营养不良钙化一般表现为圆形，边缘光滑，也可表现为大的、粗糙的、边缘光滑的曲线状，通常在随访片上见钙化逐渐增大。如肿块切除后 3 年内发生钙化并呈良性表现特征，可仅行随访。

6. 复发　肿块切除术区出现边缘清晰、不清或毛刺状肿物及线状、圆形、点状钙化，局部结构扭曲进行性发展。弥散性改变包括乳腺实质密度增高、小梁增粗、乳腺进行性缩小及皮肤增厚。MR 检查有助于对术后瘢痕和复发的鉴别。

保乳术后、放疗后改变的 X 线表现见图 10–2–1 至图 10–2–5。

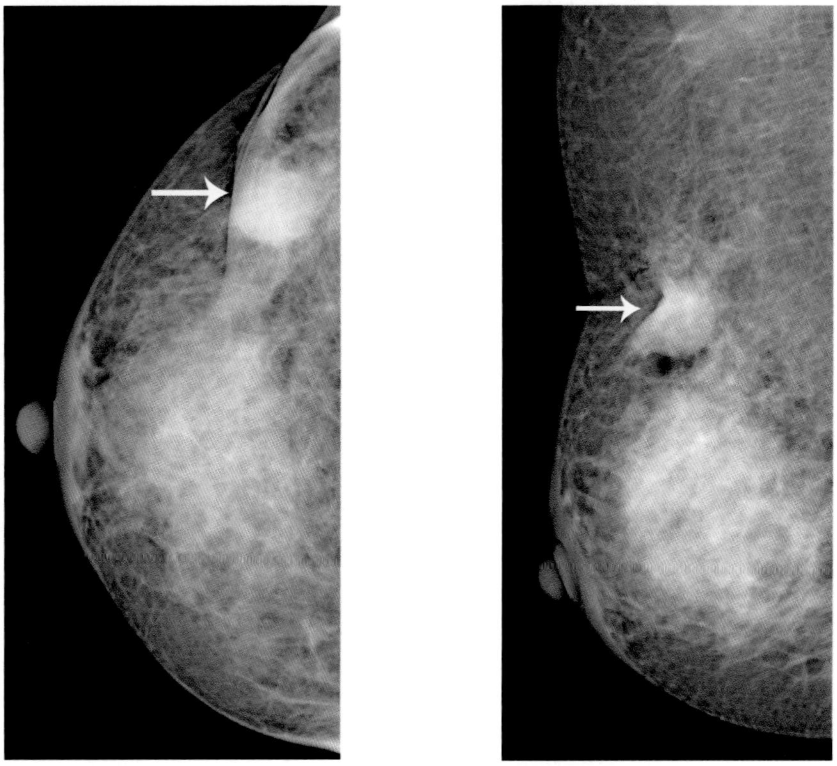

图 10–2–1　右乳外上保乳术后半年仍可见积液

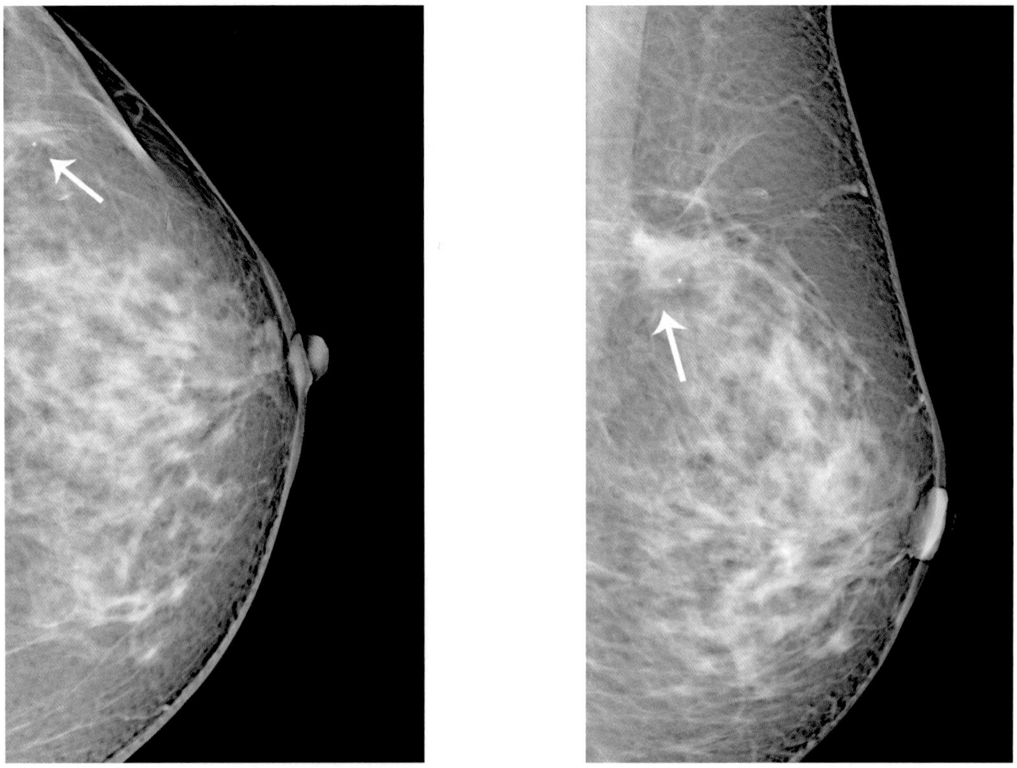

图 10-2-2　左乳外上保乳术后瘢痕形成

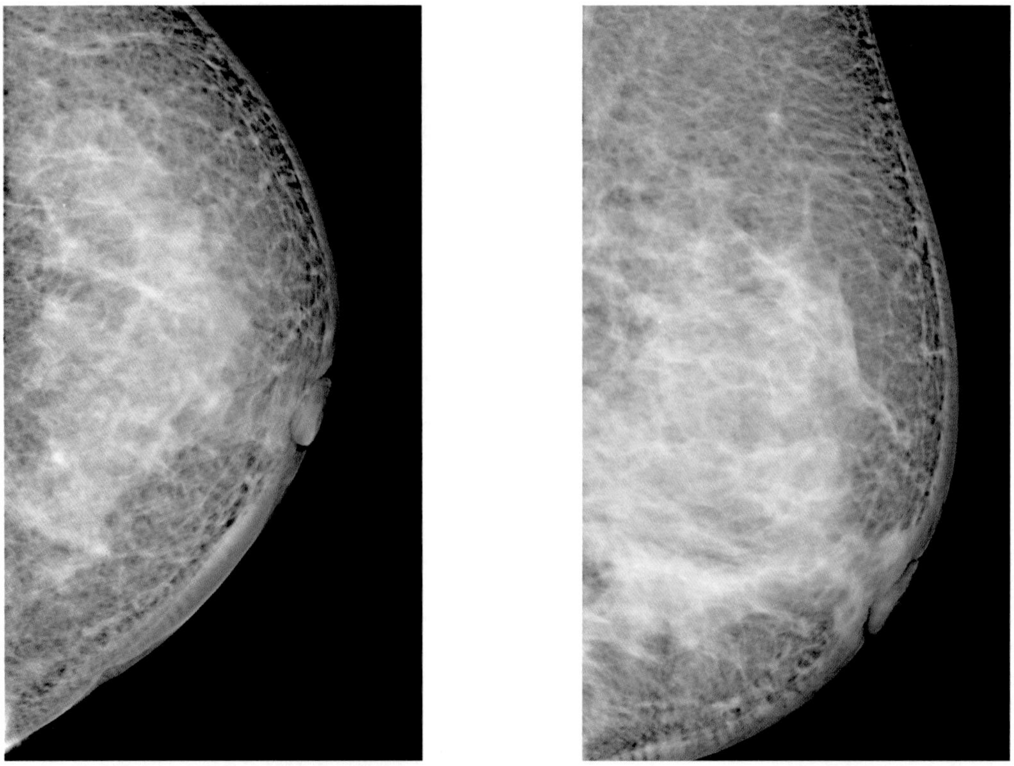

图 10-2-3　左乳保乳术后、放疗后皮下疏松结缔组织普遍增粗呈网状改变，皮肤普遍增厚，以内下明显

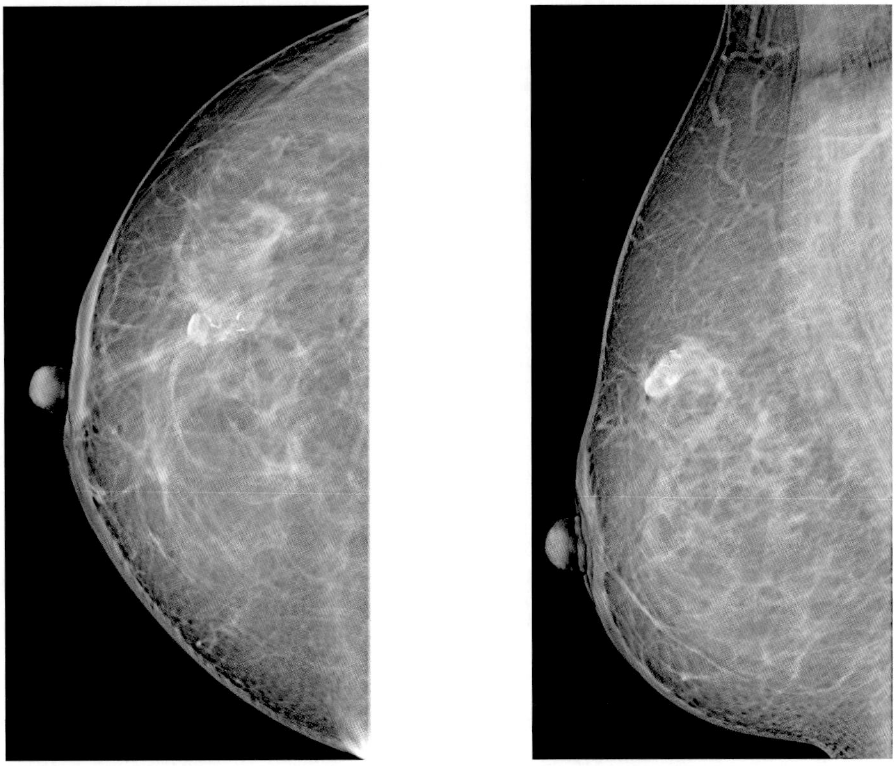

图 10-2-4　右乳外上保乳术后，术区营养不良性钙化

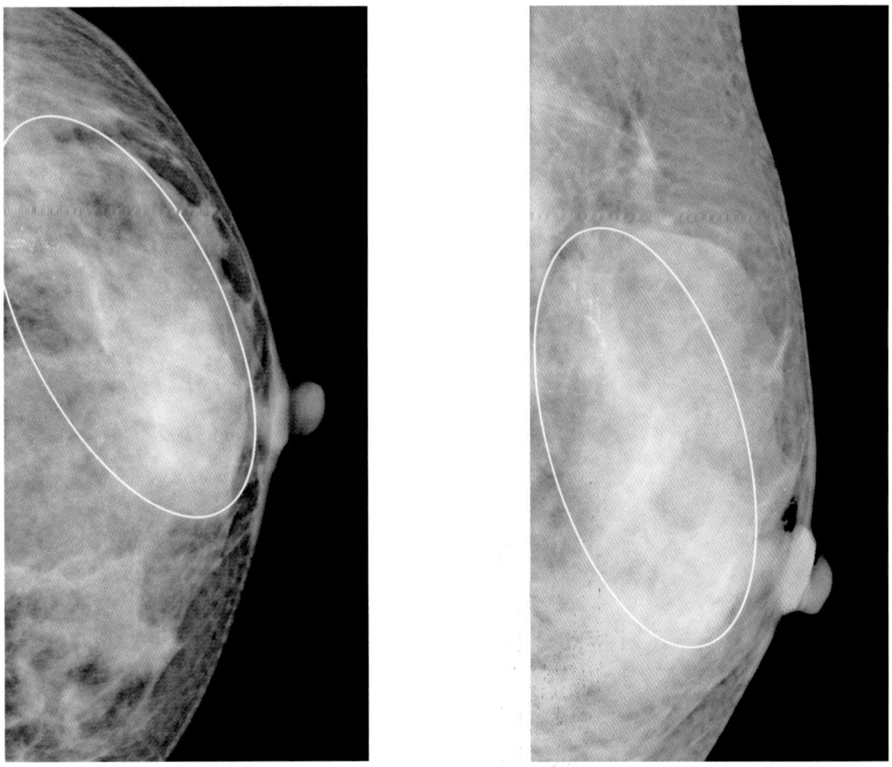

图 10-2-5　左乳外上保乳术后复发：晕后及外上密度增浓，结构紊乱，其中见多个沿导管走形的线状、针尖样钙化

第十一章　误诊、漏诊病例分析

每种检查设备都有其自身的优点及局限性，乳腺个体差异较大，不同的病变显示的效果可以完全不同。如何最大程度地利用每种设备提高诊断准确率，是我们一直不懈追求的目标。在此过程中，由于自身的经验及能力有限，误诊、漏诊在所难免，下面收集了一些误诊、漏诊病例供大家一起分析总结，希望从中得到一些经验教训，以避免相同错误的再次发生。

1. 病例 1　患者女性，42 岁，发现左乳结节 3 个月余。查体：触及左乳外上 1.0cm×1.0cm 大小结节，边界尚清，活动度一般，双乳头可挤出多孔墨绿色液体。X 线所见（图 11-1）：左乳腺体密度增浓不均，散在多个小结节状影，结构明显紊乱，其中左乳外上见一 1.2cm×0.8cm 大小稍高密度结节，斜位片见边缘大部分清晰光滑，轴位片显示边缘稍模糊毛糙，对比该患者两年前的片子，该结节为新生结节。B 超结果：左乳实性占位，性质待定，未除恶变，建议病检。结合 B 超与 X 线所见，考虑诊断为：左乳非典型增生，不除外恶变，建议手术。术中切开肿物，流出黑褐色液体，病理：左乳纤维囊性增生。经验教训：新生结节首先要排除囊肿可能，结合 B 超，一般可以确定囊实性，但也有例外，当囊液黏稠时，B 超也很难鉴别囊实性。本例患者有多孔墨绿色溢液，应该首先想到囊肿可能，不能过分依赖 B 超，如行细针穿刺，则可避免本例误诊。

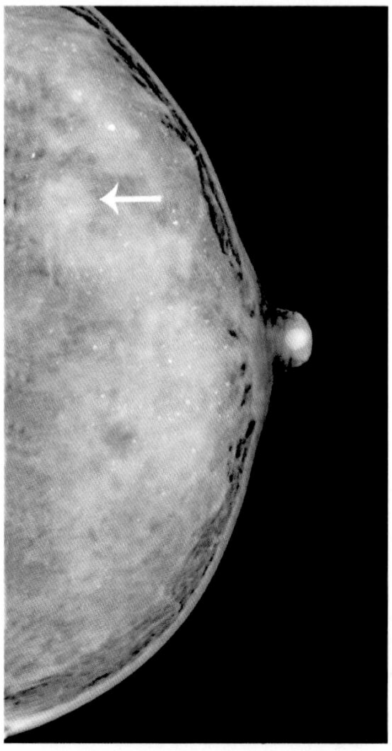

A. 左乳轴位片

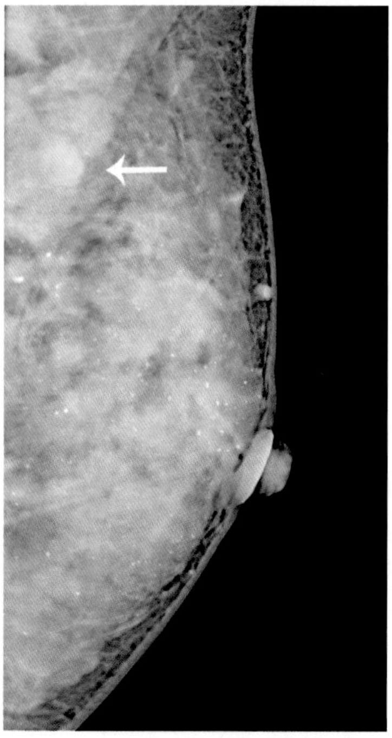

B. 左乳斜位片

图 11-1　病例 1 的 X 线表现

2. 病例 2　患者女性，28 岁，10 个月前怀孕 4 个月时发现右乳晕外侧肿块，无红肿疼痛，当时未就诊。现产后 4 个月就诊。查体：右乳晕外侧触及一 4.0cm×5.0cm 肿块，质韧硬，边界欠清，活动度一般。行乳腺彩超示：右乳外侧不均质回声肿块，考虑为实性占位，性质待定（脂肪坏死?），建议病理检查。X 线所见（图 11-2）：右乳外侧、外上局限性密度稍增浓不均，结构紊乱，可见杂乱索状影及多个小结节影聚集，其中见多个针尖样钙化、准钙化。X 线诊断：右乳多灶性管内癌。术中所见：肿物剖面见多个直径约 1.0cm 结节，色黄，包膜完整。病理：右乳腺增生病，伴导管内钙化及积乳囊肿形成，局灶呈腺病改变。经验教训：主要还是钙化灶的误诊。片内多个针尖样钙化，准钙化并不是积乳囊肿的特征性钙化。哺乳期积乳囊肿只是增添了判断的难度，主要原因还是日常工作中对钙化灶的判断失误。

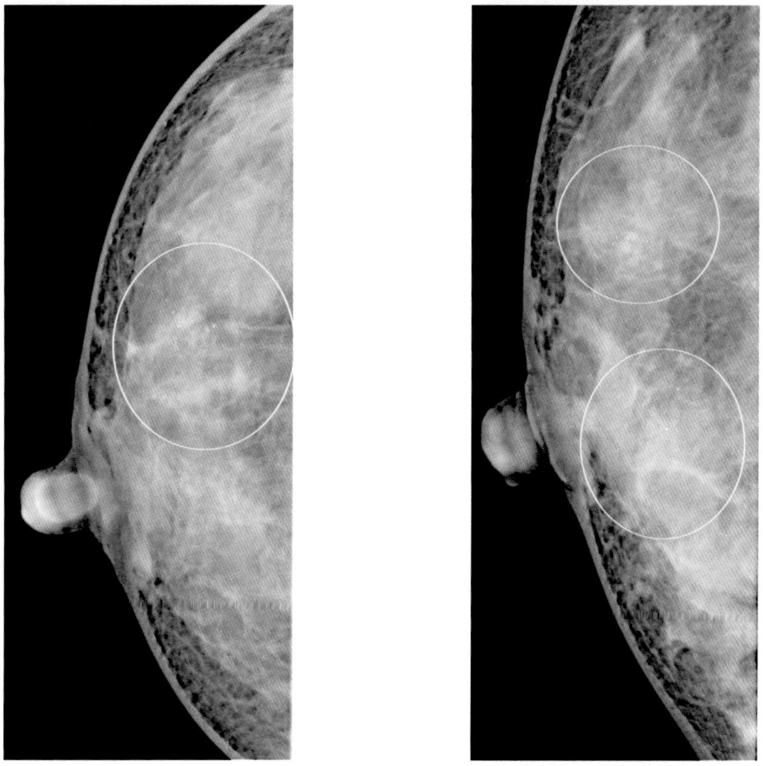

A. 右乳轴位片　　B. 右乳侧位片

图 11-2　病例 2 的 X 线表现

3. 病例 3　患者女性，42 岁，自检发现左乳外上肿块 5 天，无红肿疼痛。查体：左乳外上触及一 2.5cm×2.0cm 肿块，质偏硬，边界欠清，活动度一般。行乳腺彩超提示：左乳外上低回声肿块，性质待定（乳腺癌?）。X 线所见（图 11-3）：左乳外上局限性结构紊乱，其中可见一 0.4cm×0.4cm 星状影，局部血供丰富。术中所见：病灶大约 3.0cm×1.5cm，放射状生长，质韧，色暗红。镜下所见（图 11-3C）：间质中不同程度受挤压的腺体，为硬化性腺病的典型表现。病理：左乳腺增生伴乳腺放射状瘢痕、硬化性腺病及纤维腺瘤样增生，部分区导管上皮乳头状增生及导管内钙化。经验教训：我们看到星芒状影常常会与癌联系在一起，大多数情况下星芒状影可能是乳腺癌的征象之一，确实代表乳腺癌，但也有下面几种情况需要排除：手术后瘢痕、脂肪坏死、硬化性腺病，前两种情况一般询问病史，了解有无手术及外伤史即可明确，但硬化性腺病的鉴别则较为困难，该病一般无特殊病史，触诊亦可触及局部增厚或结节，边界不清。X 线鉴别：该病一般病灶密度不高，且较均匀，但乳腺癌密度较高且不均匀，常可看到针尖样钙化、准钙化。回顾本病例轴位片可以看到病灶呈腺体密度，中央密度稍偏低，与乳腺癌稍有不同。图 11-4、图 11-5 同样是硬化性腺病误诊为乳腺癌的 2 个病例。

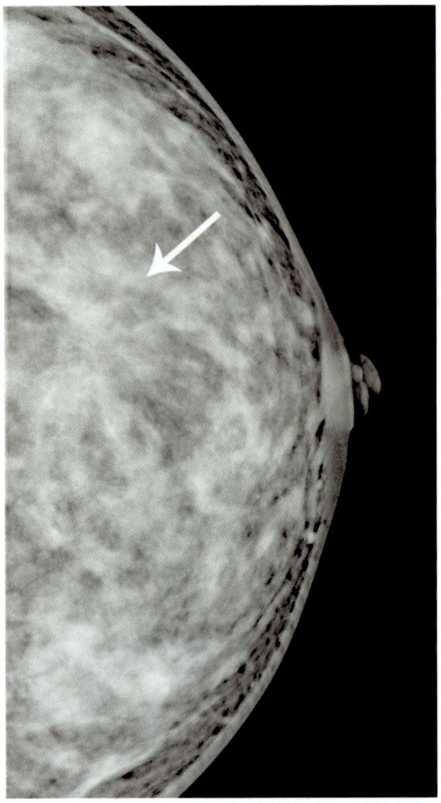

A. 左乳轴位片

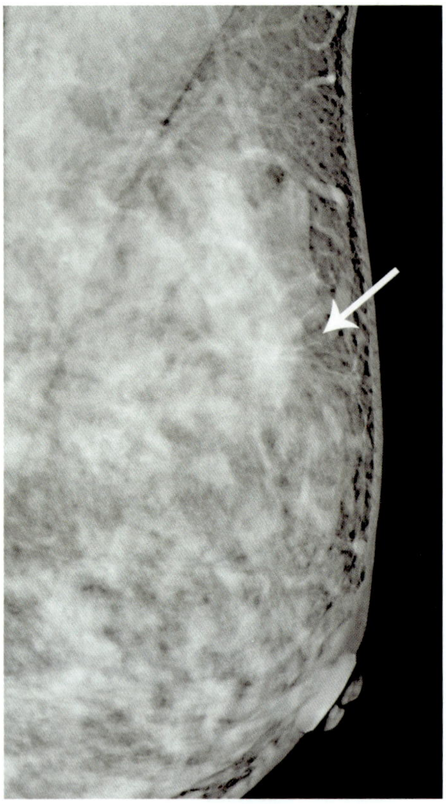

B. 左乳斜位片

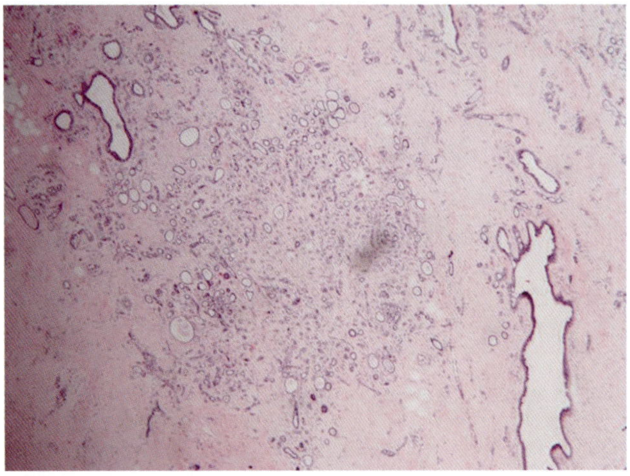

C. 病理切片

图 11-3　病例 3 的 X 线及组织学表现

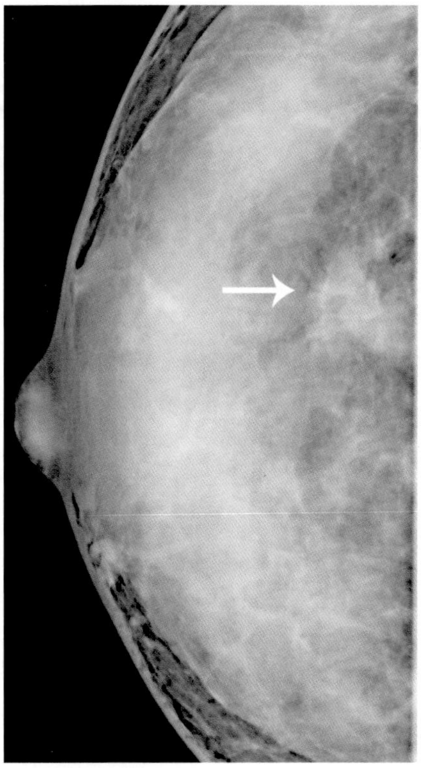

A. 右乳轴位片

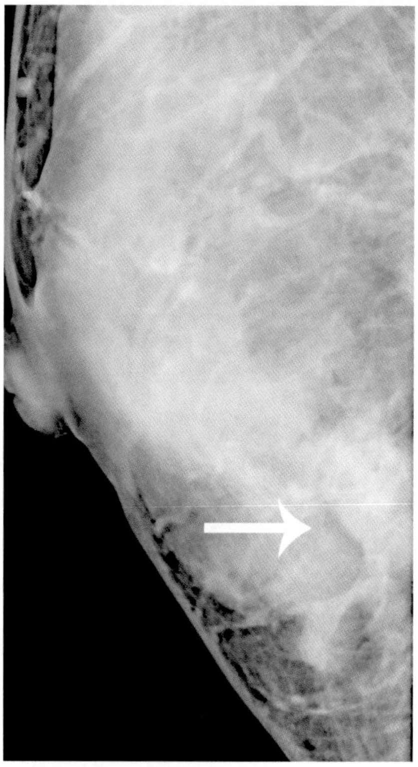

B. 右乳斜位片

图 11–4　硬化性腺病

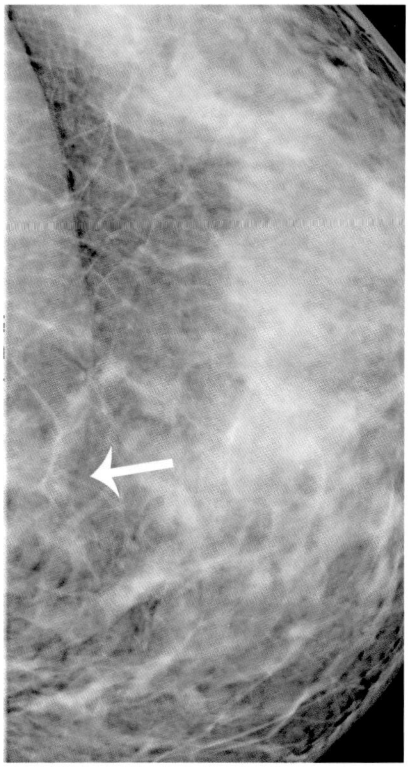

A. 左乳轴位片

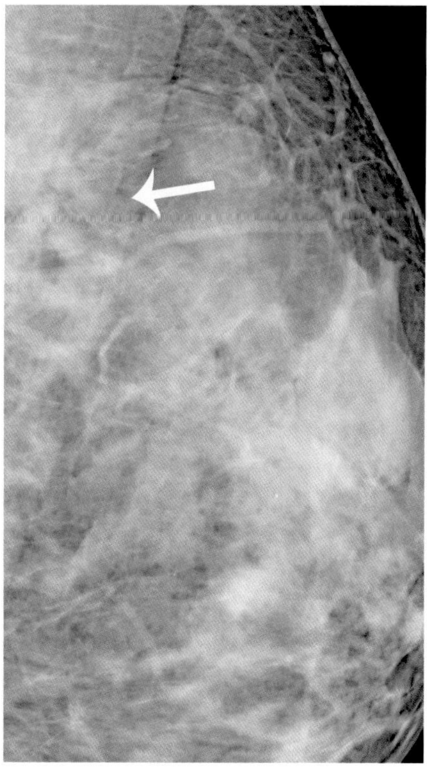

B. 左乳斜位片

图 11–5　硬化性腺病

4. 病例 6　患者女性，34 岁，发现左乳肿物伴疼痛 1 个月。查体：左乳晕内下方触及一 2.0cm×1.8cm 大小肿块，质中，边界不清，活动度一般，压痛明显。X 线所见（图 11-6A、B）：左乳晕内下方见一 1.8cm×1.6cm 大小稍高密度块影，边界欠清，局部血供丰富，内未见钙化，左腋下见 2 个淋巴结影，较大者为 1.3cm×0.6cm，结构正常。诊断：左乳炎性块，建议抗炎治疗。患者服用中成药抗炎 1 个月后复查，疼痛有所减轻，触诊肿块较前稍局限，复查左乳侧位及斜位片（图 11-6C、D）左乳下方仍可见一稍高密度肿块影，边界欠清，大小无明显变化，细针穿刺抽出少许血性液。当时考虑肿块未消为中成药抗炎效果不明确所致，诊断仍倾向炎性病灶。细胞学检查结果：中-重度非典型增生。病理：左乳浸润性导管癌。导致本例患者误诊的原因有以下几点：患者年龄较轻，34 岁，病史较短，且疼痛症状明显，平片所见与炎症相似。经验教训：凡是怀疑炎症的病例，一定要嘱咐患者积极抗炎 1 周后复查，若肿块不消，则要考虑乳腺癌的可能，可行细针穿刺细胞学检查帮助诊断。本例患者虽然 X 线诊断有失偏颇，但细胞学检查弥补了该次失误，使患者能及时得到治疗。

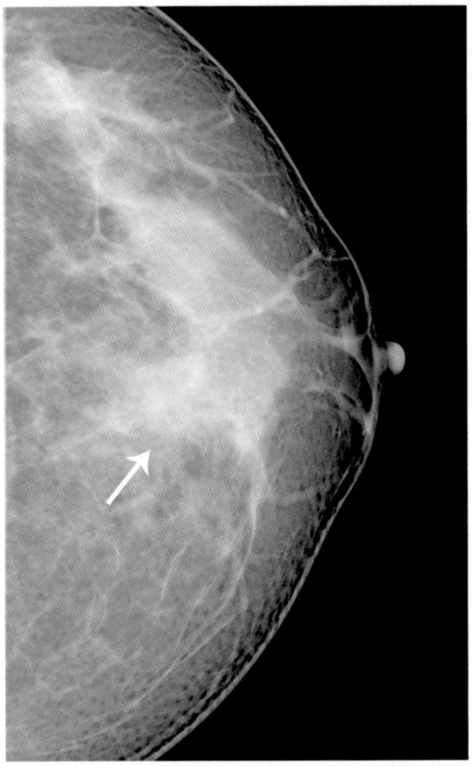

A. 左乳轴位片局部放大

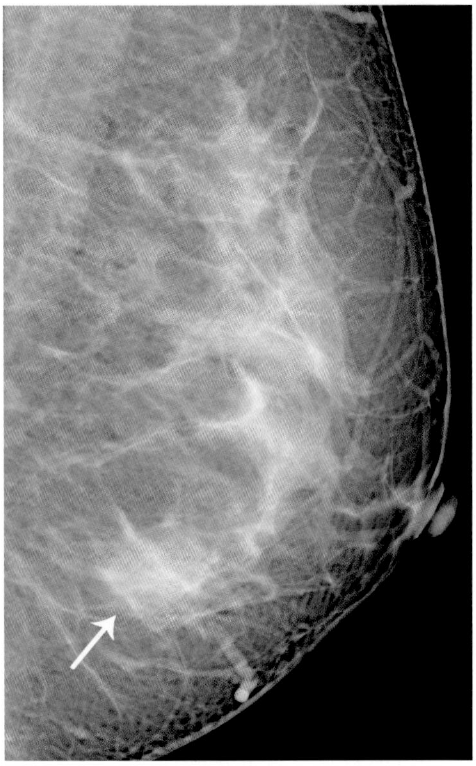

B. 左乳斜位片局部放大

图 11-6　病例 6 的 X 线表现

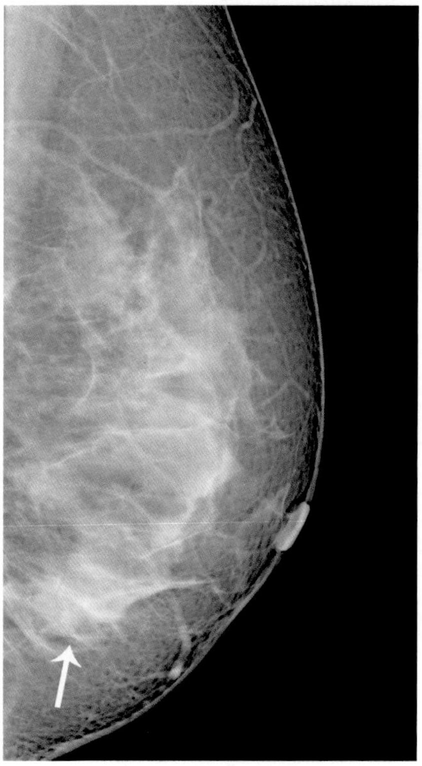

C. 左乳侧位片

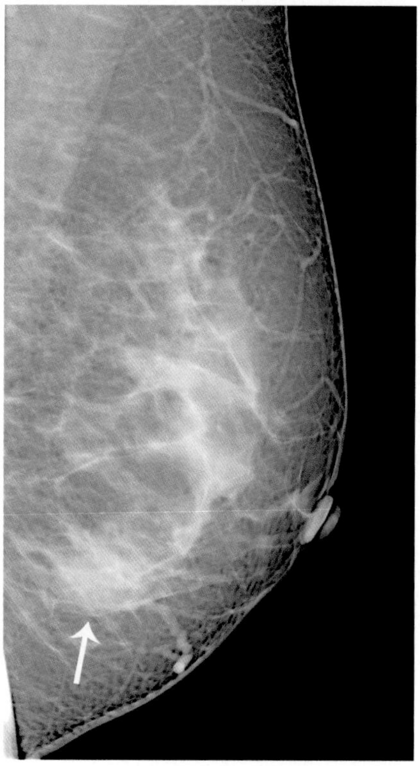

D. 左乳斜位片

图 11–6 病例 6 的 X 线表现

5. 病例 7 患者女性，41 岁，发现右乳无痛性肿块 3 天。查体：右乳内上触及一 2.5cm×2.5cm 大小肿块，质韧硬，边界不清，活动度一般。行乳腺彩超示：右乳内上实性占位，不排除乳腺癌可能。X 线所见（图 11–7A、B）：右乳内上见一 1.7cm×1.5cm 大小稍高密度块影，边缘模糊不规则，内未见钙化。行细针穿刺针感较硬，抽出极少量细胞成分。考虑诊断：右乳腺瘤样增生，不除外非典型增生。细胞学诊断：未找到癌细胞。镜下所见（图 11–7C）：多量胶原纤维中异型肿瘤细胞呈小管状排列，浸润性生长。病理：右乳浸润性导管癌。经验教训：对于以胶原纤维成分为主、癌细胞成分较少的乳腺癌，X 线常表现为密度不高，细针穿刺针感较硬，且抽出细胞成分较少，容易误导为乳腺增生，若 B 超提示为恶性可能，不能放松警惕，应建议活检。

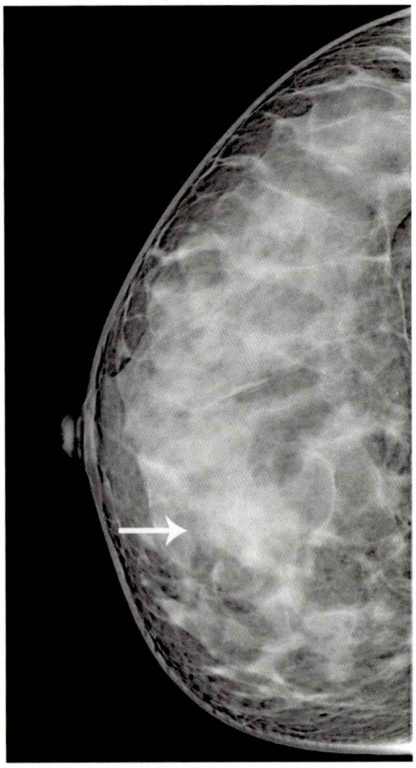

A. 右乳轴位片

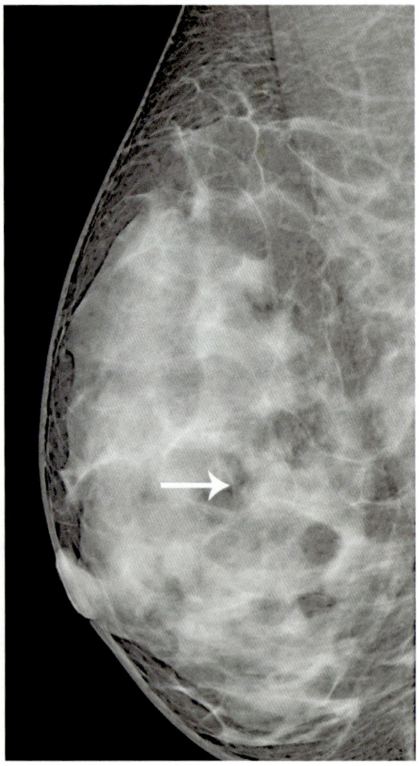

B. 右乳斜位片

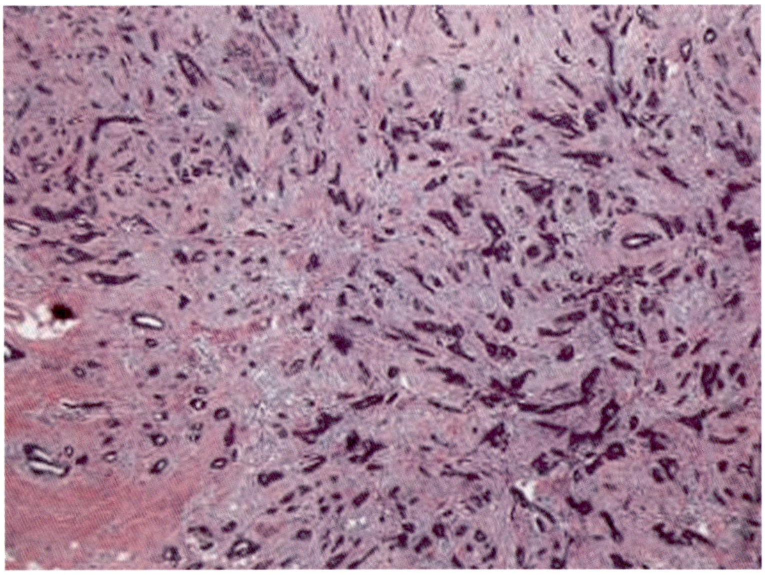

C. 病理切片

图 11-7　病例 7 的 X 线及组织学表现

6. 病例 8 患者女性，46 岁，发现左腋下无痛性结节数天。查体：触及左腋下 0.5cm×0.5cm 大小结节，边界不清，质韧，活动度一般。X 线所见（图 11-8）：左腋下见一 1.0cm×0.8cm 大小密度不均的腺体结节影，边缘模糊，其中见细条索状影，未见钙化。诊断：左腋下异位腺体，不除外恶变，建议手术。病理：左腋下慢性肉芽肿。经验教训：回顾图 11-8，左腋下病灶其实还没形成一结节，为一稍增浓的片状影，中心密度亦不高，周围血供不丰富，对比另一个病例图 11-9（病理：浸润性导管癌），恶性征象具备较少，应该首先考虑良性可能，可加照其他位置或细针穿刺提供更多信息，嘱咐患者短期复查以了解病灶变化。

7. 病例 9 见图 11-9。

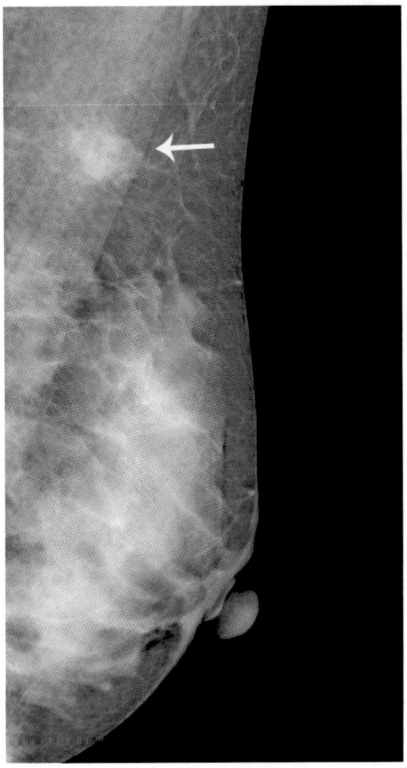

图 11-8 左乳斜位片

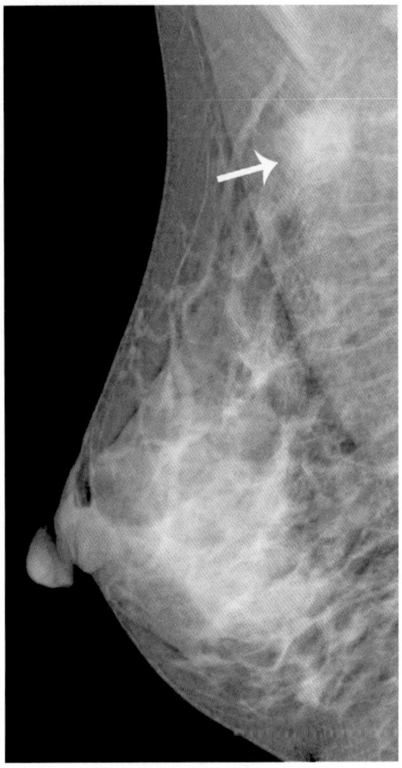

图 11-9 右乳斜位片

8. 病例 10 患者女性，45 岁，发现右乳外上无痛性肿块 3 个月。查体：右乳外上触及一 1.5cm×1.0cm 大小结节，边界尚清，质硬，活动度可。行双乳彩超示：右乳外上实性肿块，性质待定。X 线所见（图 11-10）：右乳外上见一 1.4cm×0.9cm 大小中密度结节影，边界大部分清晰，部分稍毛糙，其中密度不均，见 2 个针尖样钙化，血供丰富。诊断：右乳良性结节，考虑纤维腺瘤。病理：右乳浸润性导管癌。经验教训：阅片必须综合分析，不能偏重那张，本病例从斜位片看倾向良性，密度较淡薄，边界大部分清晰，但血供丰富；从轴位片看良性的证据就明显不足：密度稍增浓不均，边缘毛糙，其中见 2 个针尖样钙化，综合起来，诊断应不能除外恶性可能，因此，应行细针穿刺辅助诊断。

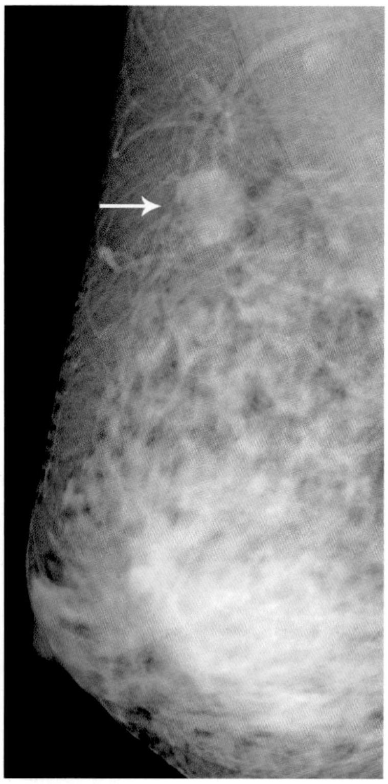

A. 右乳斜位片

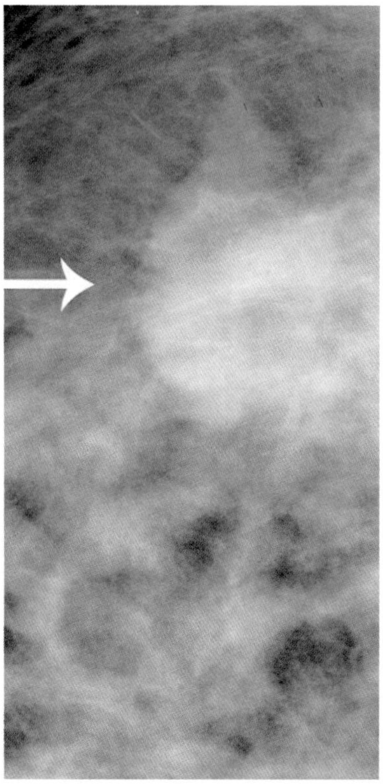

B. 右乳轴位片局部放大

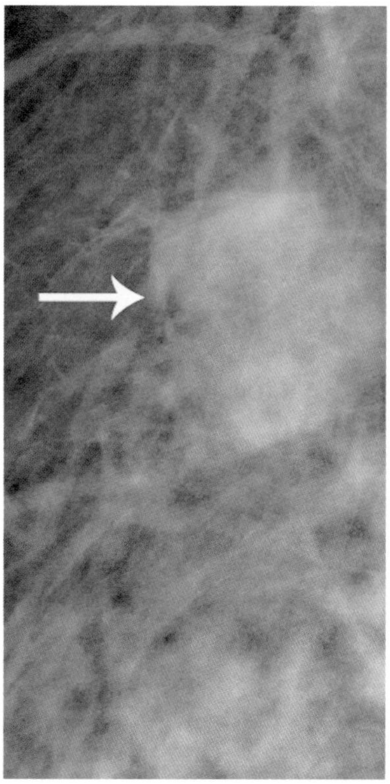

C. 右乳斜位片局部放大

图 11-10 病例 10 的 X 线表现

9. 病例 11　患者女性，42 岁，发现左乳无痛性肿块半年。查体：左乳内下触及一 3cm×4cm 肿块，质硬，边界清晰，活动度可。X 线所见（图 11–11）：左乳内下见一 3.4cm×2.7cm 大小中密度块影，边界大部分清晰，部分稍毛糙，局部血供丰富。左腋下见 3 个肿大淋巴结融合影，大小约 2.8cm×2.3cm，密度稍增浓，皮髓质分界不清。X 线诊断：左乳内下良性肿块，考虑纤维腺瘤；左腋下肿大淋巴结，原因待查。病理：左乳浸润性导管癌伴腋下淋巴结转移。经验教训：如果孤立地分析左乳内下肿块征象，考虑良性可能性大；再分析腋下淋巴结：皮髓质分界不清，且多个淋巴结融合，考虑转移可能性大；诊断的原则：能用一元论解释的尽量用一元论，因此，该病的第一诊断应该是乳腺癌并腋下淋巴结转移。

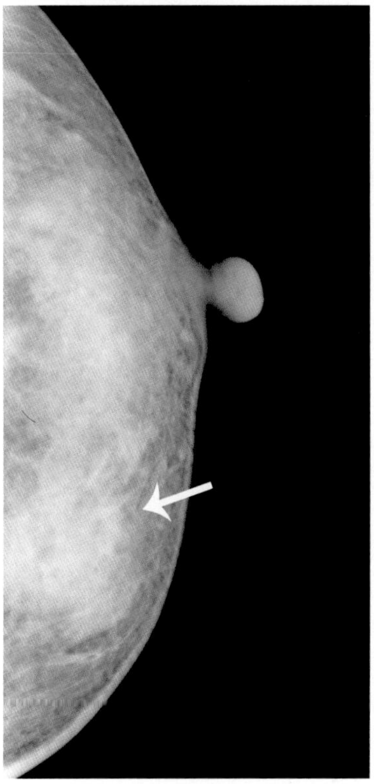

A. 左乳轴位片

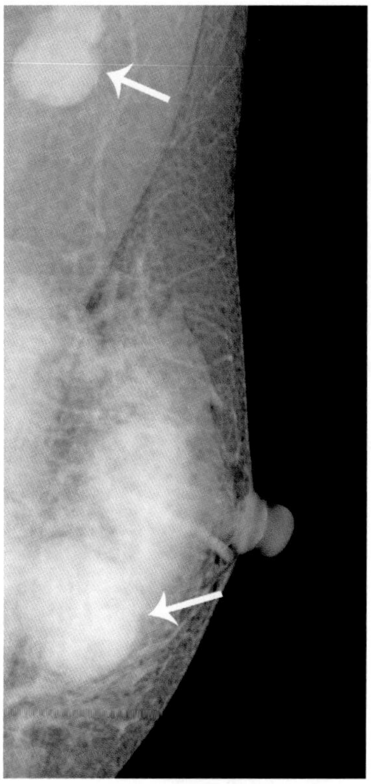

B. 左乳斜位片

图 11–11　病例 11 的 X 线表现

10. 病例 12　患者女性，32 岁，自检发现左乳外侧小结节 1 天。查体：触及左乳外侧一 1.0cm×0.5cm 大小结节，质韧，边界清，活动可。B 超提示：左乳外侧低回声结节，不除外乳腺癌可能。X 线所见（图 11–12A、B）：左乳腺体致密，结构稍紊乱，外侧隐约见小结节状阴影，边界不清，考虑为增生结节。X 线诊断：左乳增生结节。镜下所见（图 11–12C）：异型肿瘤细胞呈小管状排列，浸润周围间质。病理：左乳浸润性小管癌。经验教训：对于此类所致密型乳腺的小病灶在 X 线上常显示欠清，很容易漏诊，因此，对于此类型乳腺，应多结合 B 超并点压与触诊，并结合细针穿刺综合分析。

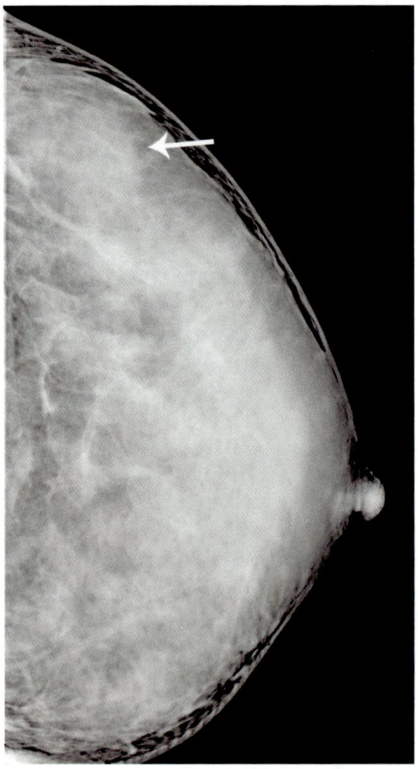

A. 左乳轴位片

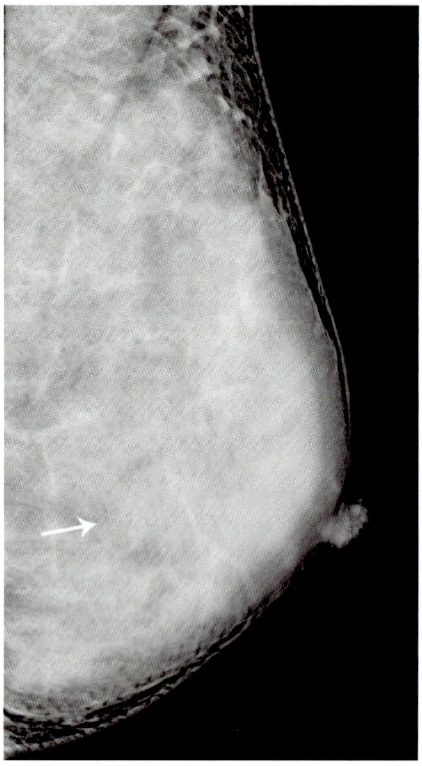

B. 左乳斜位片

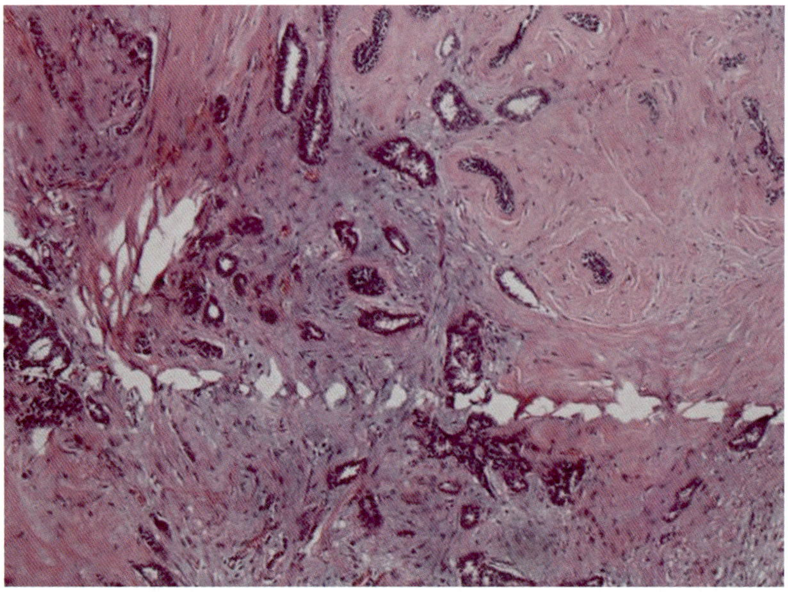

C. 病理切片

图 11-12　病例 12 的 X 线及组织学表现

11. 病例 13　患者女性，65 岁，发现左乳头内陷 1 年，左乳头糜烂 5 天，局部伴刺痛。查体：左乳头、乳晕区皮肤糜烂，乳头指向改变，Ⅰ度内陷固定，未触及明确肿块。B 超提示：左乳晕后片状低回声区，结合病史，不除外 Paget 病可能。X 线所见（图 11–13）：左乳晕上、晕下密度稍增浓不均，结构稍紊乱，可见增粗大导管影，对应乳晕区皮肤增厚，乳头内陷。X 线诊断：左乳晕区炎症？病理：左乳浸润性导管癌。经验教训：老年患者乳头糜烂，首先应排除 Paget 病可能，本病例虽然片上未见明确钙化灶，临床症状及 X 线表现与炎症相似，但仍应先行乳头涂片检查以除外恶性病变。

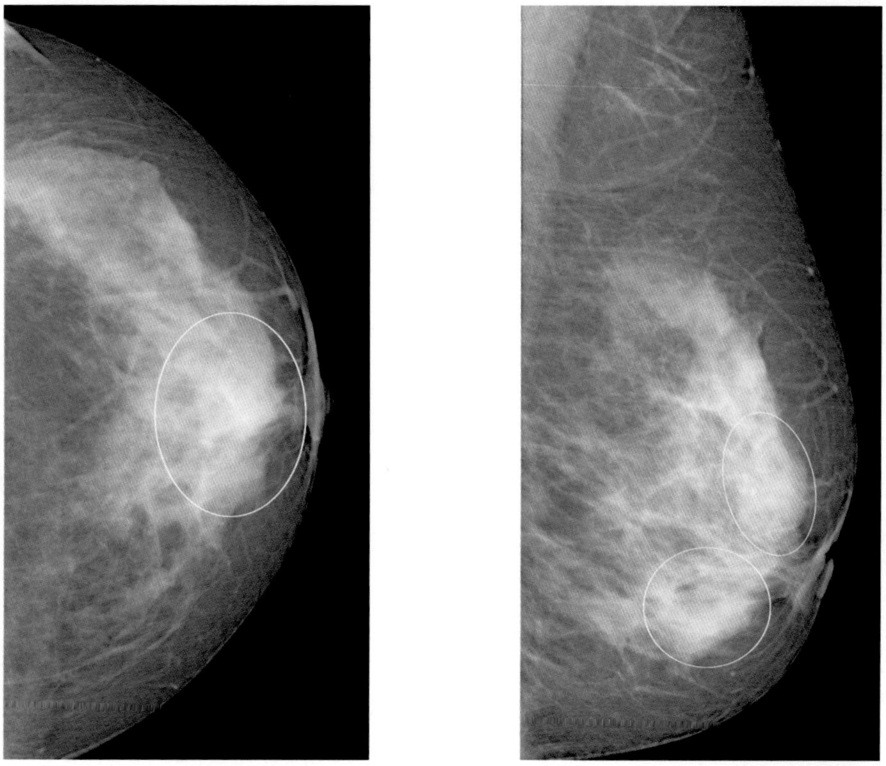

A. 左乳轴位片　　B. 左乳斜位片

图 11–13　病例 13 X 线表现

12. 病例 14　患者女性，45 岁，因发现左乳内上肿块 2 个月余，于 2011 年 6 月 7 日就诊。查体：触及左乳内上 5cm×6cm 肿块，边界不清，活动度差。X 线所见（图 11–14E、F）：左乳内上见杂乱索状影聚集的中密度块影，边界不清，范围约 4.6cm×5.5cm，周围可见低密度水肿环。病理：左乳浸润性导管癌。经验教训：问及患者病史，曾于 15 个月前行乳腺 X 线检查（图 11–14A、D）。分析漏诊原因，患者腺体较致密，病灶密度不高，结构紊乱不明显，但现在回顾分析，仍隐约可看到病变：轴位片病灶较对侧密度稍高，斜位片则不仅密度较对侧致密，而且隐约可见一中密度结节影，边缘较毛糙。通过此病例，更体会到双侧乳腺对比的重要性。

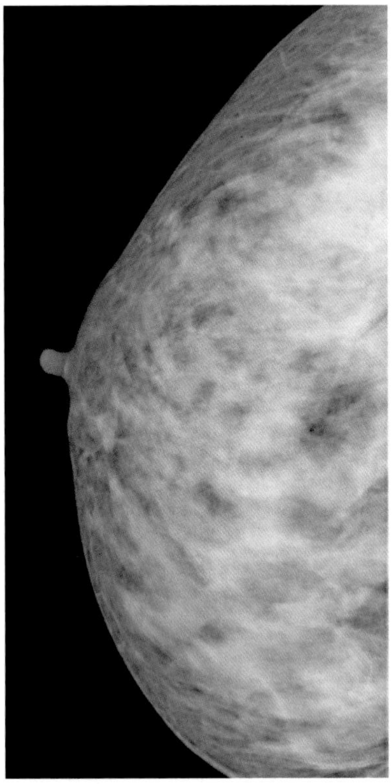

A. 右乳轴位片

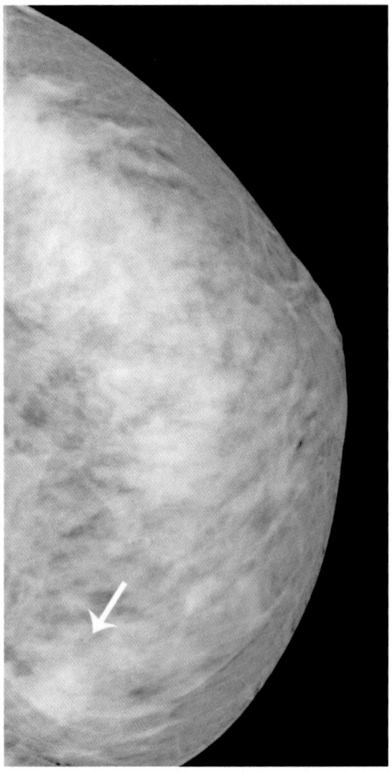

B. 左乳轴位片

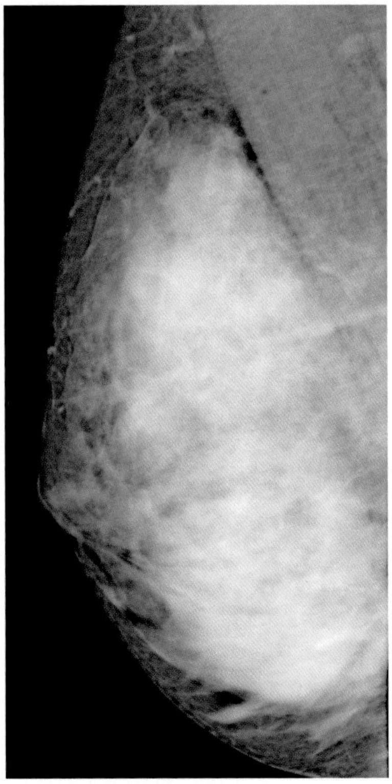

C. 右乳斜位片

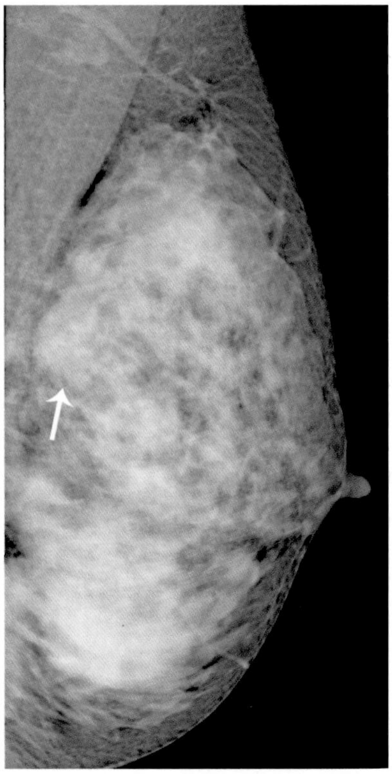

D. 左乳斜位片

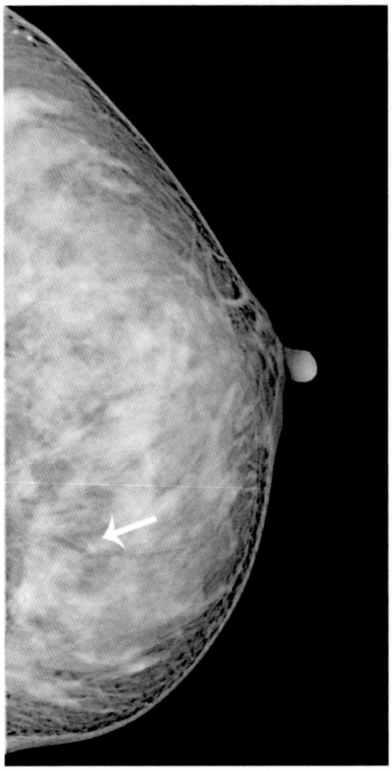

E. 左乳轴位片

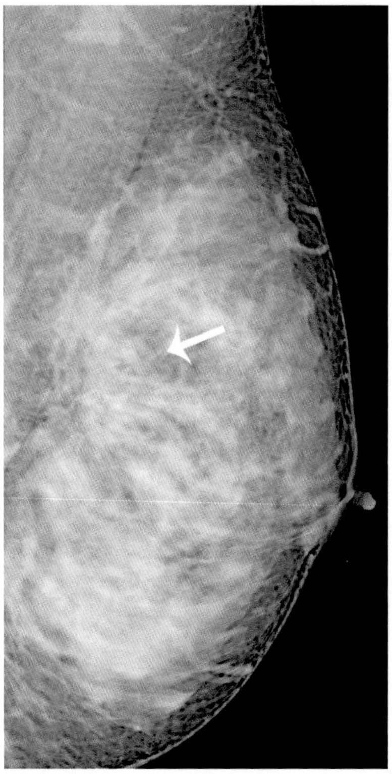

F. 左乳侧位片

图 11-14　病例 14 的 X 线表现

第十二章　诊断体会：注重联合诊断

科学的发展使得检查手段日新月异，新一代的CT、MR不断问世，乳腺钼靶摄片也由模拟机升级到了数字化X线平板机，但无论检查手段如何发展，影像还是影像，只是病灶的一个影子，它既可以异病同影，也可以同病异影，特别是在变化多端的乳腺，有时候连真假都难辨，更不用说去辨明病变的性质，乳腺疾病的诊断是一个综合分析的过程，所以需要结合患者病史、家族史、查体、X线平片、B超，必要时加照特殊体位、行细针穿刺、导管造影、空气造影等一切所能结合的手段去发现真相，给患者提供最准确、及时、经济的诊断及治疗。

（一）问病史

不同疾病发病时间长短、发展过程及症状均不同：如X线表现为边缘光滑的良性结节，若发病时间才数天，要考虑囊肿可能，而发病时间长，大小无明显变化的要考虑纤维腺瘤可能，若纤维腺瘤切除后术区复发的则要考虑叶状肿瘤的可能；如湿疹与派杰病鉴别重要的一点：糜烂是从乳头开始到乳晕区（派杰病），还是乳晕开始发展到乳头（湿疹）；如炎性块与乳腺癌的鉴别：前者病程时间较短，局部疼痛症状明显，而后者则相反。

（二）了解全身情况

乳腺是身体的一部分，乳内的很多病变也是全身疾病的表现之一，如乳内及全身多发皮下结节，要考虑多发神经纤维瘤；全身多发淋巴结肿大并乳内结节时，要考虑淋巴瘤可能；双乳内淋巴管显影，要考虑全身疾病引起，如肾病、低蛋白血症、心力衰竭等。

（三）查体

查体在乳腺诊断中有着举足轻重的作用：①可以防止漏诊，囊肿及纤维腺瘤在X线上多表现为腺体密度，在致密性乳腺中，与腺体很难区分，若不查体很容易漏诊；②了解病变形态、边界、硬度及与周围组织的关系；③了解乳头有无溢液及溢液性状，判断是否需要行导管造影。

（四）加照特殊体位

以下几种情况需要加照特殊体位：①肿块位置较偏，常规体位未能包括在片内；②排除重叠引起的假像；③肿块性质不明确，加照其他位置多一个角度来观察病变。

（五）细针穿刺细胞学检查

细针穿刺简单、方便、经济、无痛苦、损伤小，患者易接受，对于鉴别肿块的良恶性有很大帮助，很多微小癌及低恶性肿瘤，如黏液腺癌、髓样癌、不典型癌绝大部分需要结合细针穿刺过程中的针感、抽出物性状及细胞学诊断来综合判断。不足的是，细针穿刺抽出物量较少，有一定的假阴性率（与每个医生的穿刺技巧有关）。

（六）空气造影

对于囊肿抽出液为咖啡色、血性、深黄色或抽出液体积与囊肿体积不符时，需要行空气造影以了解囊壁有无增厚、囊内有无占位性病变，囊内乳头状瘤及乳头状癌平片均难诊断，需要空气造影才能明确诊断。

（七）导管造影

对于乳头有血性、咖啡色、单孔黄色溢液或对应平片区有病变时，需要行导管造影，了解导管内有无占位及导管内病变与平片病变之间的关系，如乳头状瘤伴或不伴恶变、早期管内癌等很多病变需要行导管造影才能明确诊断。

（八）典型病例

见图 12–1 至图 12–16。

1. 加照特殊体位　见图 12–1 至图 12–3。

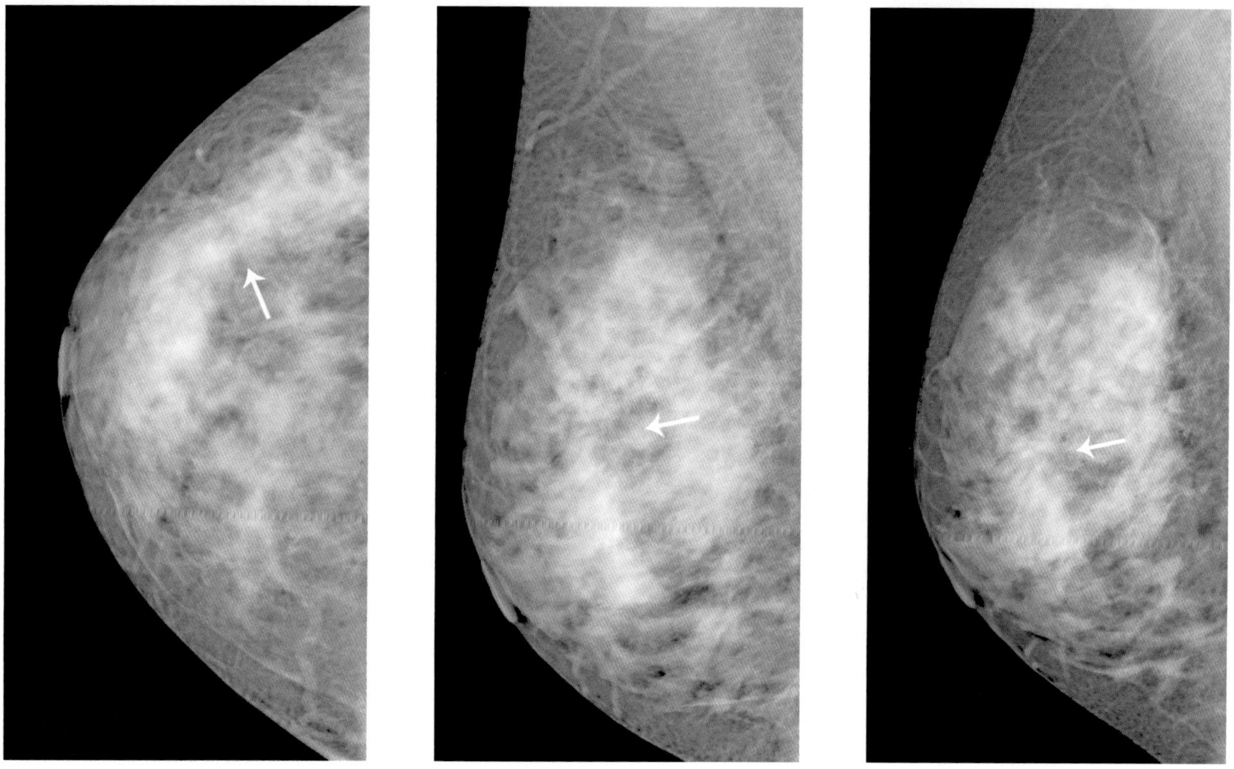

A. 右乳轴位片　B. 右乳斜位片　C. 右乳外侧位片

图 12–1　轴位片（A）见右乳外侧腺体结构紊乱，对应腺体前缘僵硬、凹陷，局部血供丰富。斜位片（B）见右乳上方结构稍紊乱，恶性征象不明显；加照右乳外侧位片（C）见右乳上方结构明显紊乱，其中见一星状影，周围见低密度水肿环，恶性征象明显；考虑诊断：右乳非典型增生，高度怀疑恶变。病理：右乳浸润性导管癌

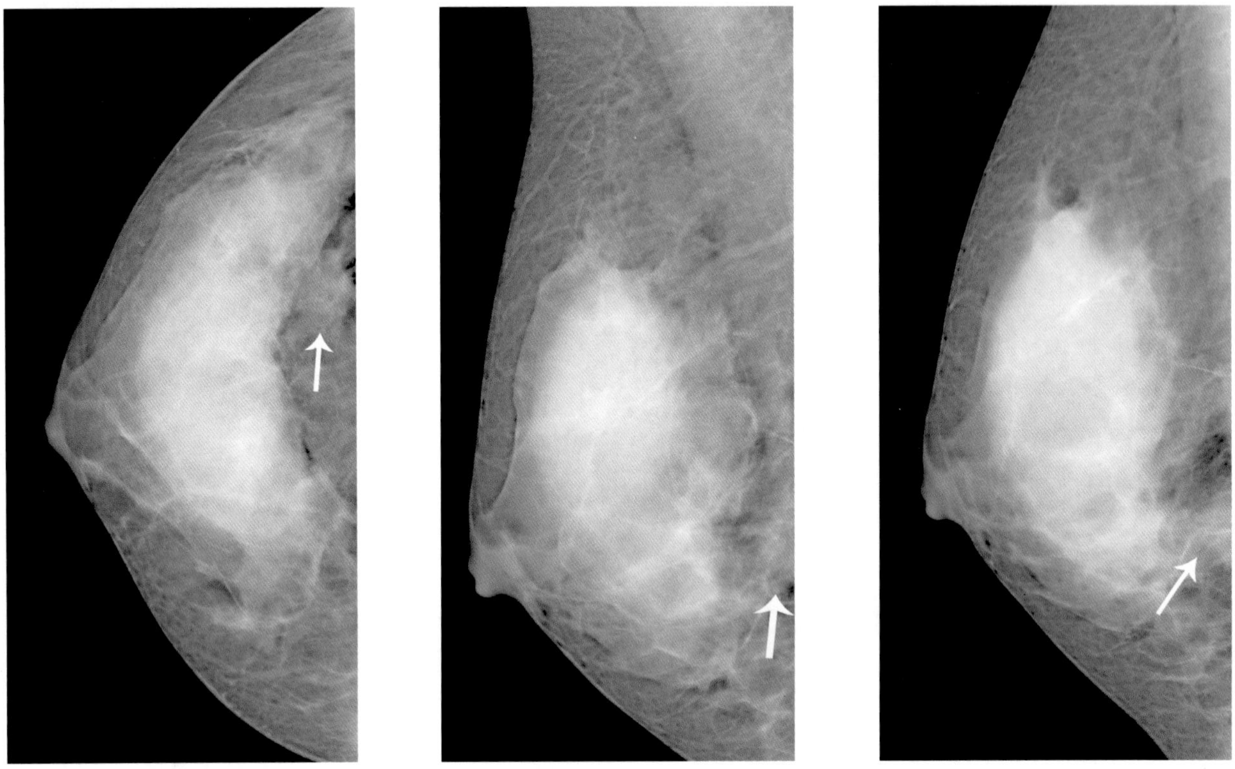

A. 右乳轴位片　　　　B. 右乳斜位片　　　　C. 右乳外侧位片

图 12–2　轴位片（A）示右乳外侧腺体后方见一 1.2cm×1.0cm 淡薄结节影，边缘稍模糊毛糙，其中见 3 个针尖样钙化；斜位片（B）示右乳下方腺体后方淡薄片状腺体影，未见明显肿块，诊断肿瘤证据不足；加照右乳外侧位片（C）示右乳下方腺体后缘见一 1.2cm×0.5cm 大小中密度结节影（未能完全包括在片内），边缘毛糙，其中见 2~3 个针尖样准钙化，周围结构紊乱，可见杂乱索状影。结合轴位片及外侧位片，考虑诊断：右乳非典型增生，高度怀疑恶变。B 超示：右乳实性占位，不排除乳腺癌可能。病理：右乳浸润性导管癌

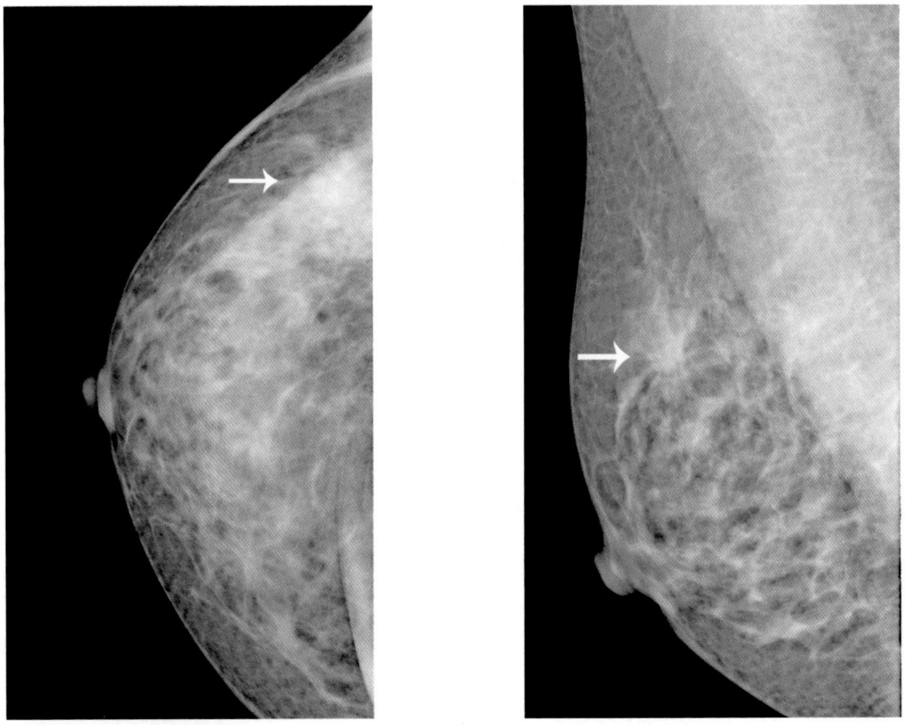

A. 右乳轴位片　　　　B. 右乳斜位片

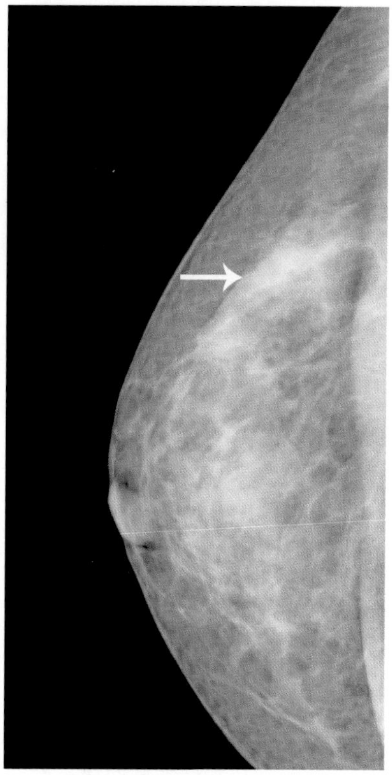

C. 右乳外轴位片

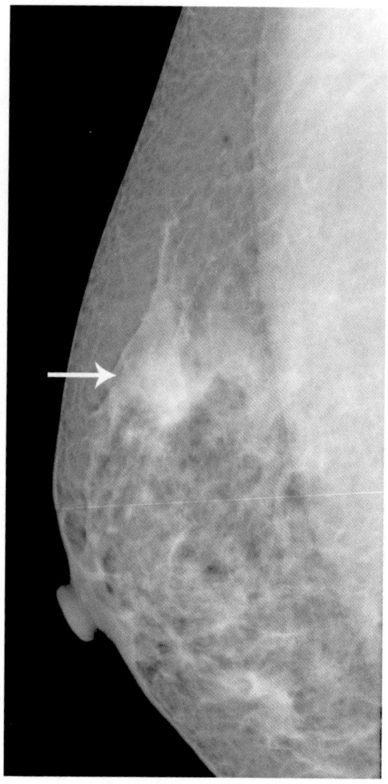

D. 右乳外侧位片

图 12-3　（A、B）示：右乳外上局限性密度增浓，结构紊乱，斜位片见一 0.6cm×0.7cm 大小淡薄小结节影，边缘模糊不规则，轴位片结节显示欠清；加照右乳外轴位及外侧位片（C、D）证实病灶确实存在，且密度浓而不均，边缘毛糙，可见短毛刺，对应皮肤稍增厚，支持乳腺癌的诊断。考虑诊断：右乳非典型增生，高度怀疑部分恶变，建议手术。B 超示：左乳外上低回声结节，考虑瘤样增生结节可能。病理：右乳浸润性导管癌

2. 细针穿刺　见图 12-4 至图 12-10。

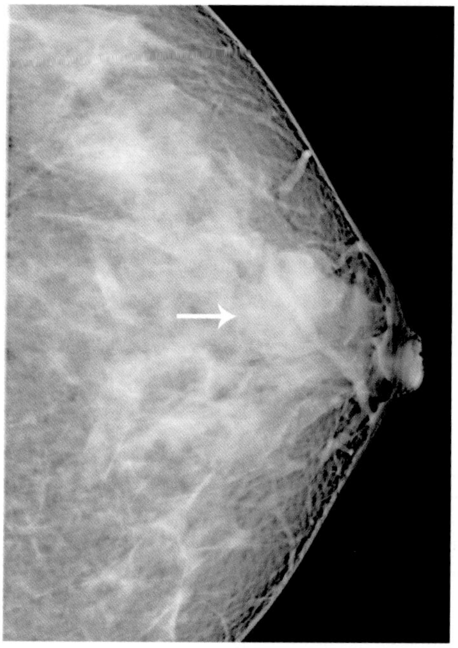

A. 左乳轴位片局部放大

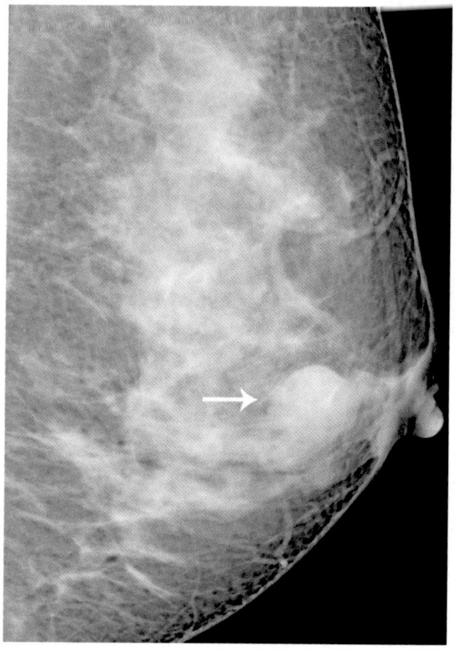

B. 左乳斜位片局部放大

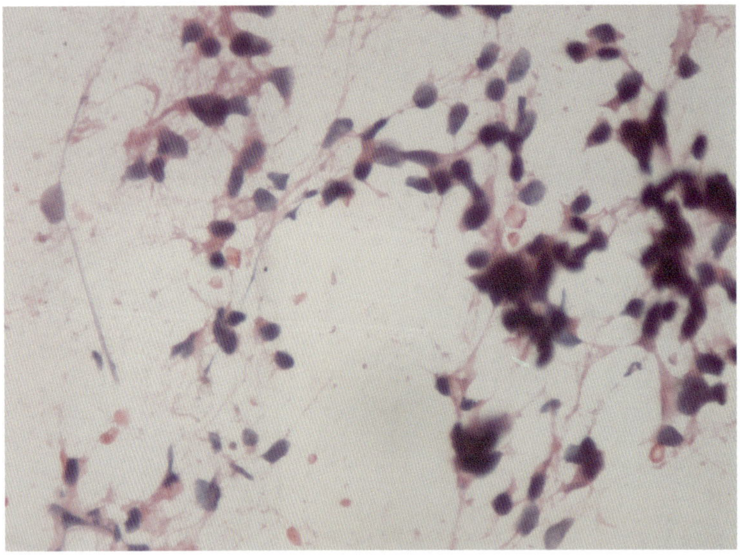

C. 细胞学涂片

图 12-4 X 线（A、B）所见：左乳晕外侧见一 1.3cm×1.3cm 大小腺体密度结节，边界大部分清晰，部分稍模糊，局部血供丰富。仅从 X 线平片看，该结节密度不高，边界大部分清晰，支持良性可能性大。B 超提示：左乳头外侧囊肿内沉积物可能。为了排除囊内占位，于是行细针穿刺，抽出少许果冻样物，考虑诊断：左乳低恶性肿瘤，考虑黏液癌。细胞学涂片（C）所见：多量黏液中间见红细胞、腺管上皮细胞及少量异型增生的上皮细胞，细胞体积增大，胞浆少，核增大，染色质染色淡，核仁不明显，考虑为轻度非典型增生。病理：左乳单纯型黏液癌

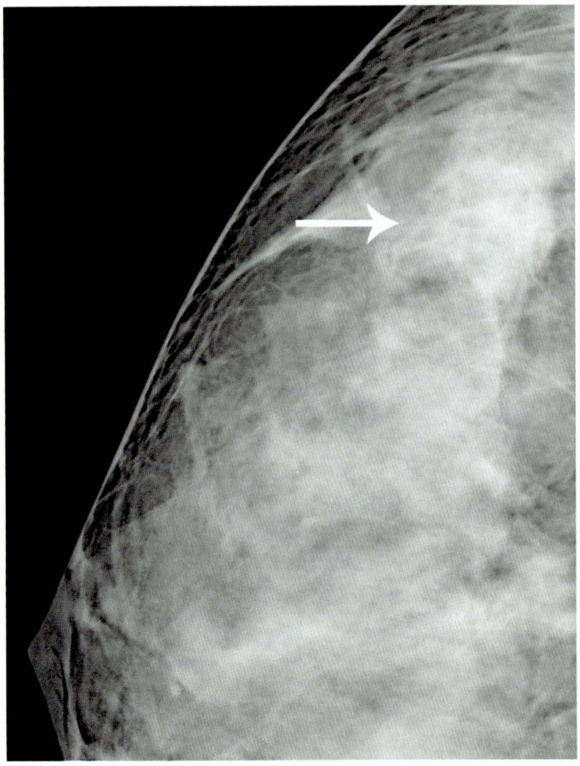

A. 右乳轴位片局部放大

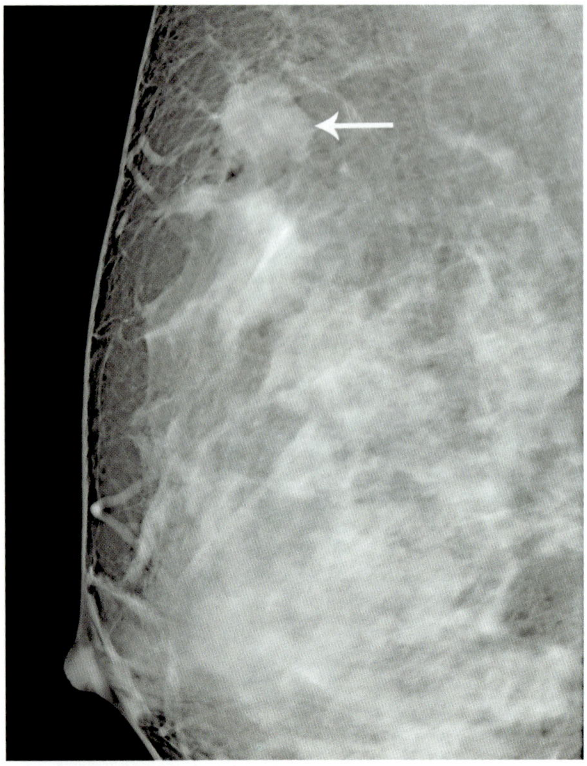

B. 右乳斜位片局部放大

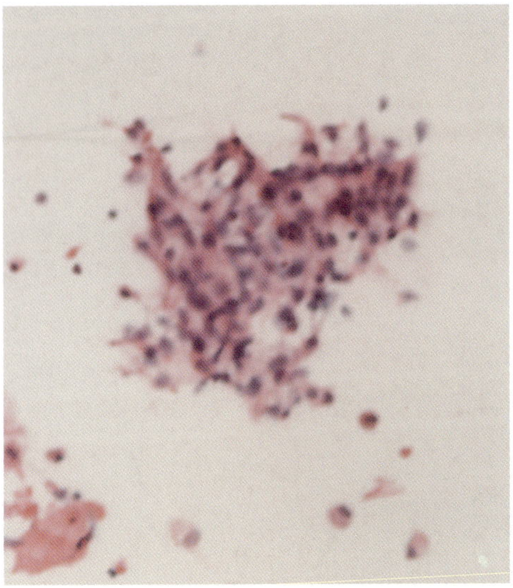

C. 细胞学涂片

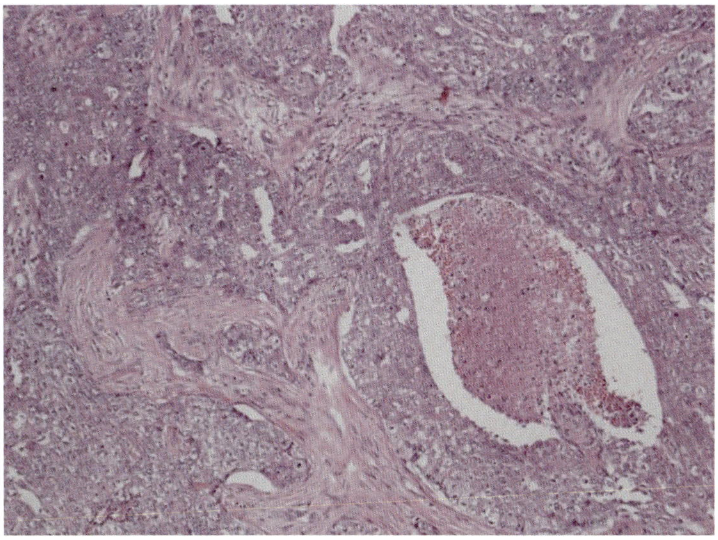

D. 病理切片

图 12-5　X 线所见：右乳外上见一 1.4cm×1.3cm 大小中密度结节，分叶，血供稍丰富，对应悬韧带增粗，内未见钙化（轴位片显示欠清）。B 超示：右乳外上实性占位，考虑乳腺癌可能性大。X 线片所见该结节密度不高且均匀，但有分叶，可以是分叶状的纤维腺瘤、叶状肿瘤或低恶性肿瘤，为明确诊断，于是行细针穿刺，抽出少许暗红色血性液，其中见多量细胞成分。结合 X 线、B 超及细针穿刺，考虑诊断：高度怀疑右乳腺癌。细胞学涂片（C）所见：腺管上皮细胞、异型增生的细胞和少量中性粒细胞，异型增生细胞体积增大，胞浆少红染，细胞核增大，染色质染色较淡，偶见核分裂，考虑为癌细胞。组织学切片（D）所见：肿瘤细胞呈巢片状分布，细胞异型性较明显，核分裂象易见，可见坏死。病理诊断：右乳浸润性导管癌

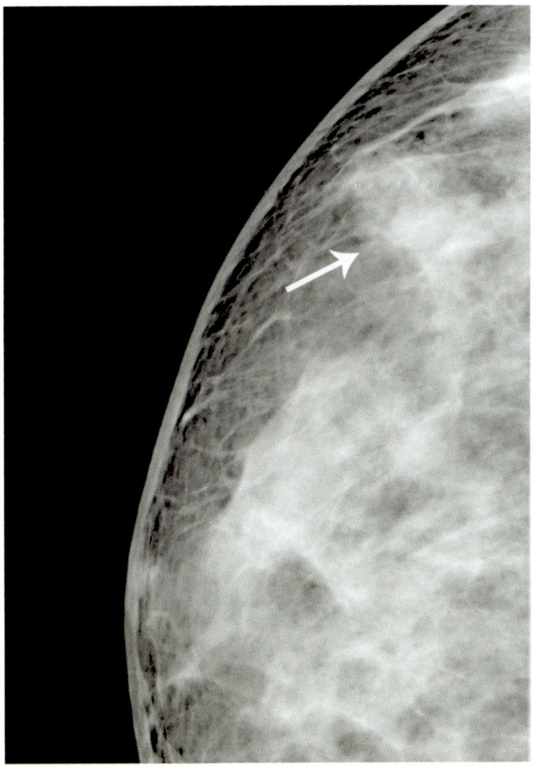

A. 右乳轴位片局部放大

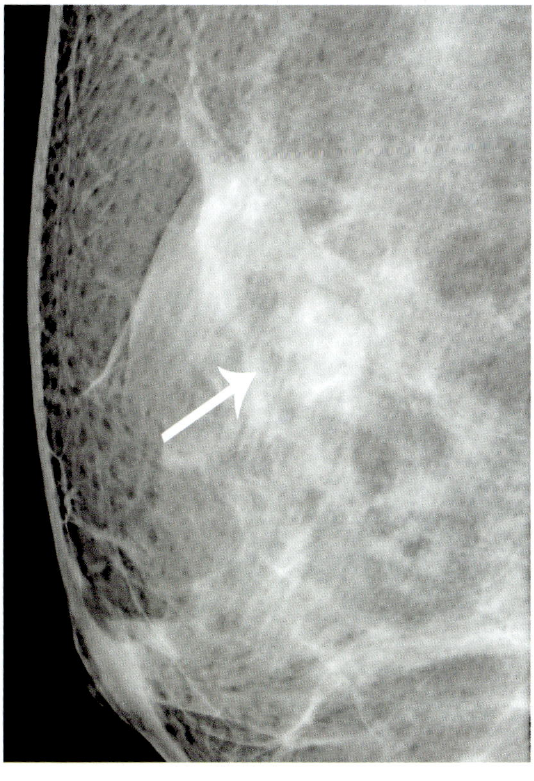

B. 右乳斜位片局部放大

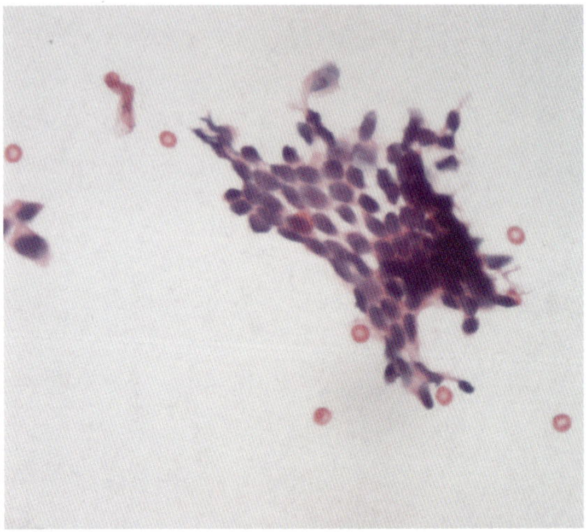

C. 细胞学涂片

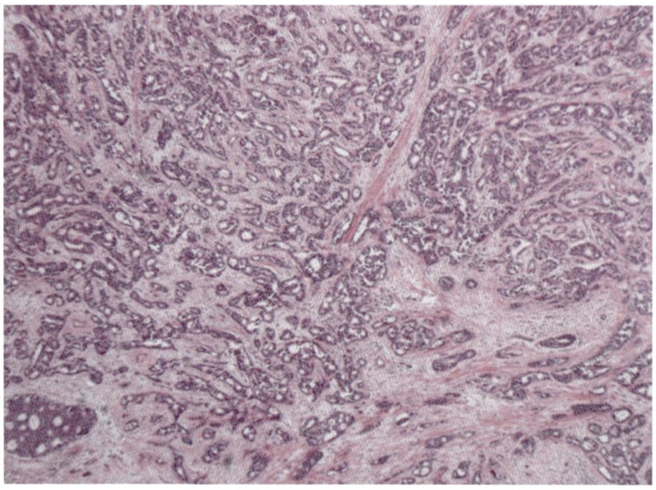

D. 病理切片

图 12-6 X 线（A、B）所见：右乳外上结构较紊乱，其中见一 1.2cm×0.7cm 大小稍高密度结节影，边界部分清晰，部分模糊，其中密度稍欠均匀，前缘可见引流大导管影。B 超提示：右乳实性结节，性质待定。X 线平片所见很难确定结节良恶性，于是行细针穿刺，针感较软，抽出中量细胞成分，考虑诊断：右乳非典型增生，不除外部分恶变，建议手术。细胞学涂片（C）所见：少量浆液、炎性细胞及异型增生的细胞，细胞体积增大，胞浆少红染，细胞核增大，卵圆形或不规则形，考虑为癌细胞。组织学切片（D）所见：肿瘤细胞呈腺样或筛状增生，浸润性生长。病理诊断：右乳浸润性导管癌

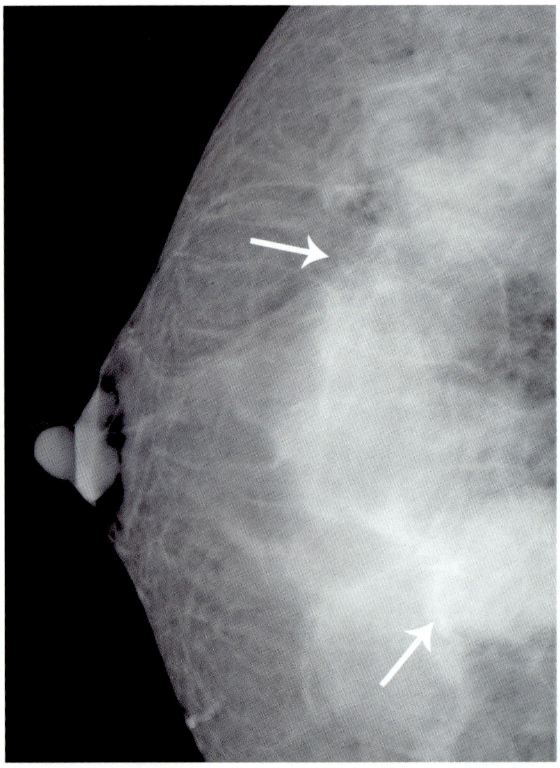

A. 右乳轴位片局部放大

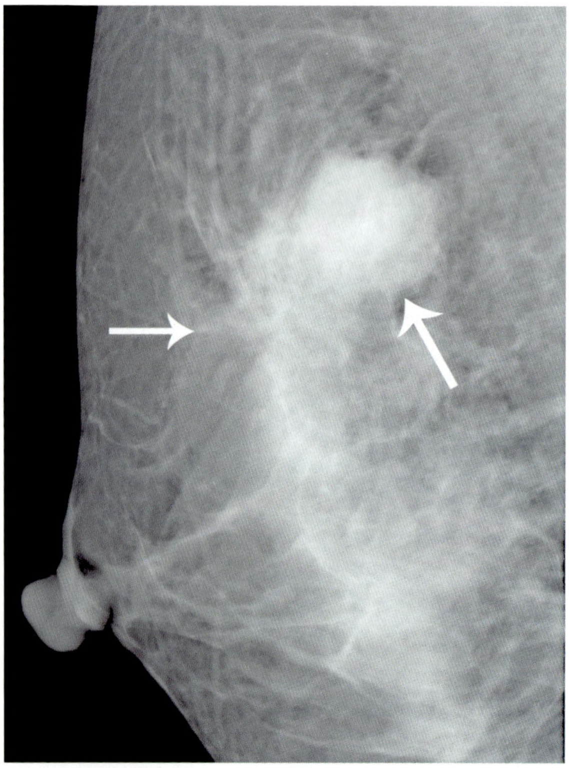

B. 右乳斜位片局部放大

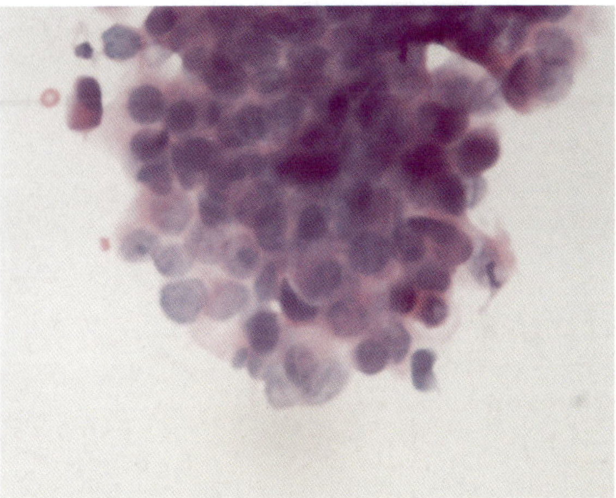

C. 细胞学涂片

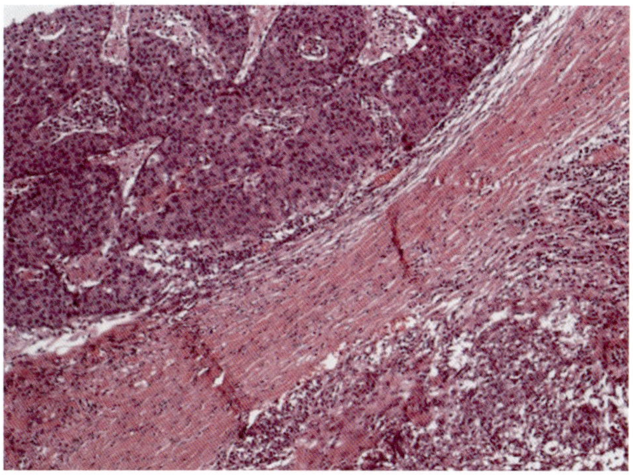

D. 组织学切片

图 12–7　X 线（A、B）所见：右乳内上见一 2.0cm×2.0cm 大小稍高密度结节影，形态欠规则，边界大部分清晰，部分稍欠清，内未见钙化；右乳外上结构紊乱，为术后所致。分析该结节，X 线征象支持良性偏多，不支持点有：密度偏高，部分边缘稍模糊，形态欠规则。B 超示：右乳内上实性占位，性质待定，建议病理检查。于是行细针穿刺，针感较脆，抽出多量细胞成分。结合 X 线、B 超及细针穿刺，考虑诊断：不除外右乳内上低恶性肿瘤。细胞学涂片（C）所见：团片状、乳头状腺上皮细胞，多数细胞大小欠一致，细胞核大深染，核浆比例失调，细胞呈重度异型，考虑为中–重度非典型增生。组织学切片（D）所见：肿瘤细胞呈巢片状分布，细胞异型性较明显，核分裂象易见。病理诊断：右乳浸润性导管癌

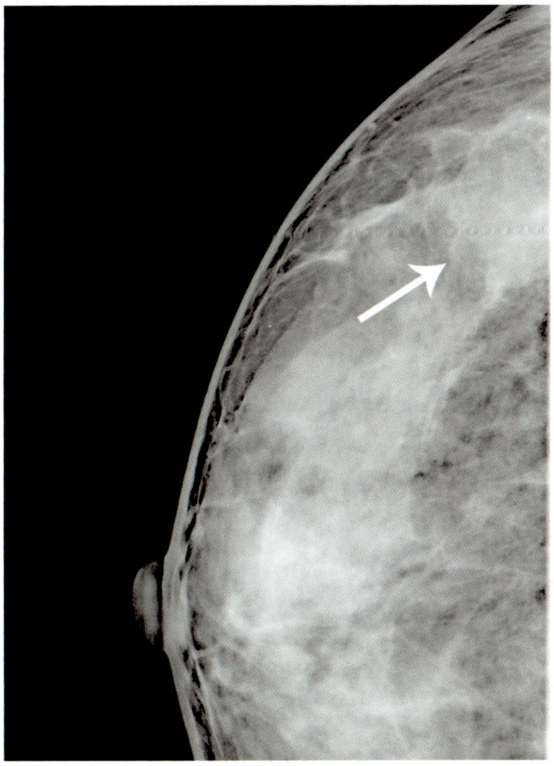

A. 右乳轴位片局部放大

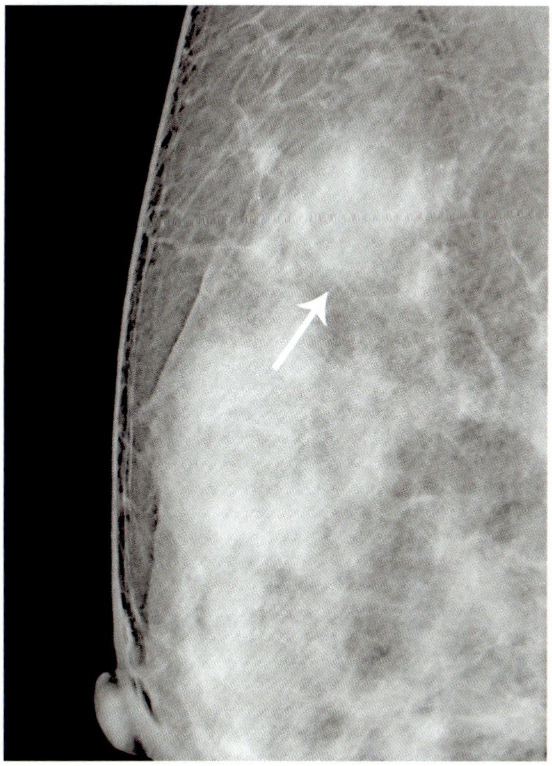

B. 右乳斜位片局部放大

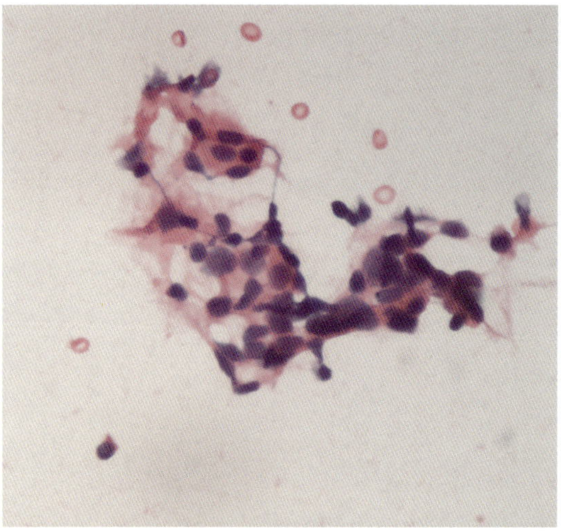

C. 细胞学涂片

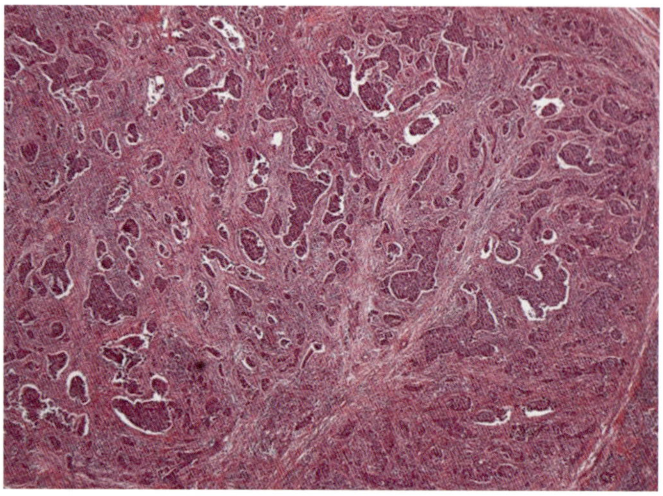

D. 组织学切片

图 12-8 X 线（A、B）所见：右乳外上隐约见一 1.2cm×1.5cm 大小腺体密度结节影，边界欠清，周围见 2 个针尖样钙化。B 超示：右乳外上实性占位，建议病理检查。于是行细针穿刺，针感中等硬度，抽出少量细胞成分，结合 X 线、B 超及细针穿刺，考虑诊断：右乳外上结节，良性可能性大，考虑纤维腺瘤。细胞学涂片（C）所见：多量红细胞及少量腺管上皮细胞，多数上皮细胞形态规则，但个别细胞体积稍增大，胞浆淡红染，核大小轻度不一致，考虑为中度非典型增生。组织学切片（D）所见：肿瘤细胞呈巢状分布，呈浸润性生长。病理：右乳浸润性导管癌（当针感及抽出物仍很难判断良恶性时，建议等细胞学结果出来后再下诊断）

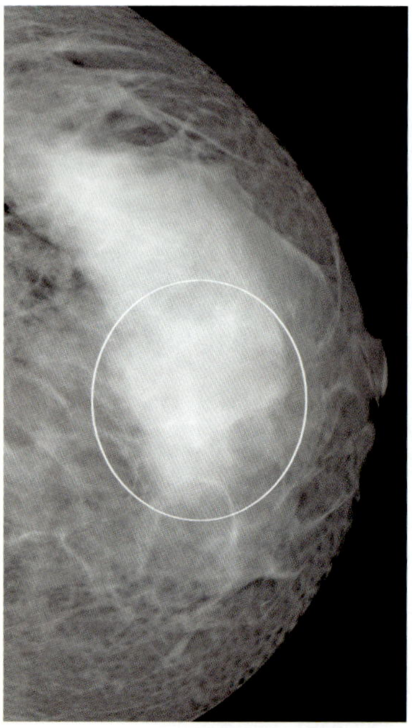

A. 左乳轴位片

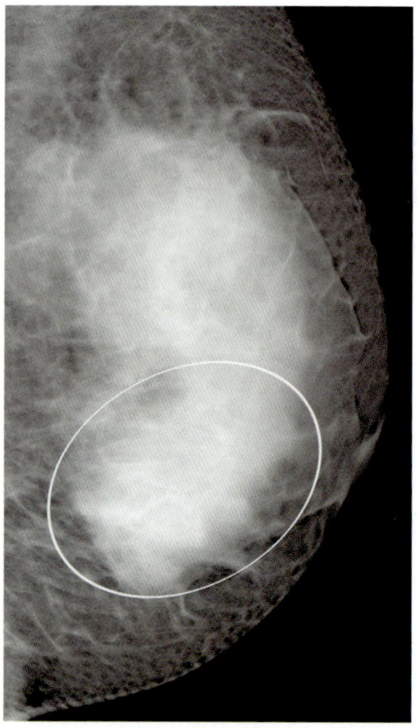

B. 左乳斜位片

图 12-9 X 线（A、B）所见：左乳晕下见一 5.5cm×3.6cm 大小稍高密度片块状影，边缘模糊、不规则，内未见钙化，左腋下见一 1.2cm×1.3cm 淋巴结，皮髓质分界不清。B 超示：左乳头下方不均质回声肿块，考虑炎性块可能。患者年纪轻，X 线表现恶性征象不明显，支持良性病变，但炎性症状不典型，遂行细针穿刺，抽出多量细胞，结合腋下淋巴结皮髓质分界不清，提示不除外低恶性肿瘤可能。考虑诊断：左乳亚急性-慢性炎性块，不除外低恶性肿瘤。细胞学结果：找到癌细胞。病理：左乳浸润性导管癌

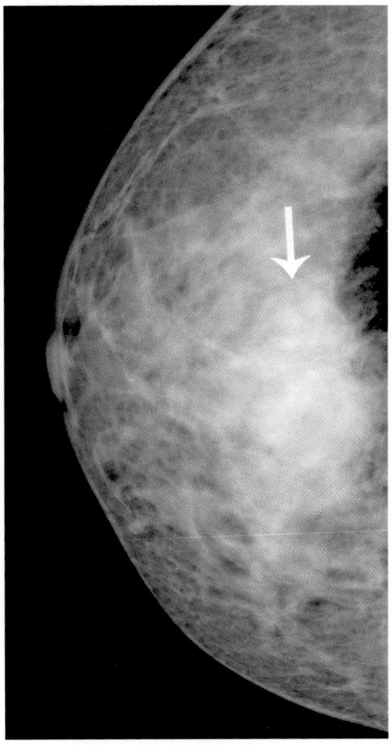

A. 右乳轴位片

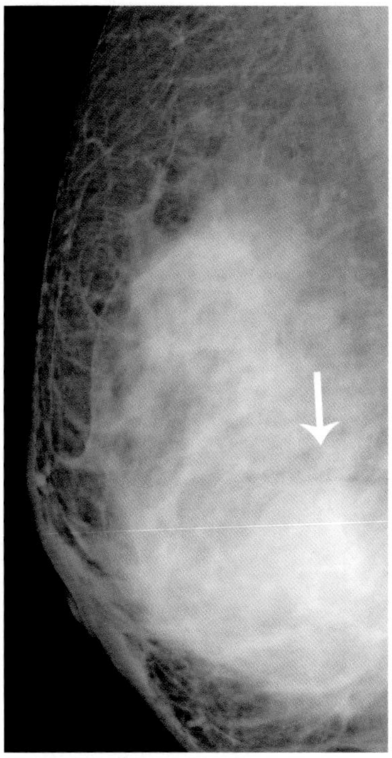

B. 右乳斜位片

图 12–10　X 线（A、B）所见：右乳下方见一 3.6cm×2.7cm 大小密度块影，边缘模糊，部分稍毛糙，其中密度不均，对应皮下疏松结缔组织呈网状结构，局部皮肤增厚。行细针穿刺抽出 1mL 脓液。考虑诊断：右乳肿块，性质待定，考虑非典型增生，不除外炎性块，请结合细胞学。细胞学结果：涂片见多量中性粒细胞及多量团状分布的腺管上皮，部分呈轻度异型。临床抗炎 1 周后，红肿热痛等症状明显好转，但肿块未见缩小，于是建议手术，术后病理：右乳不典型髓样癌

3. 空气造影　见图 12–11 至图 12–13。

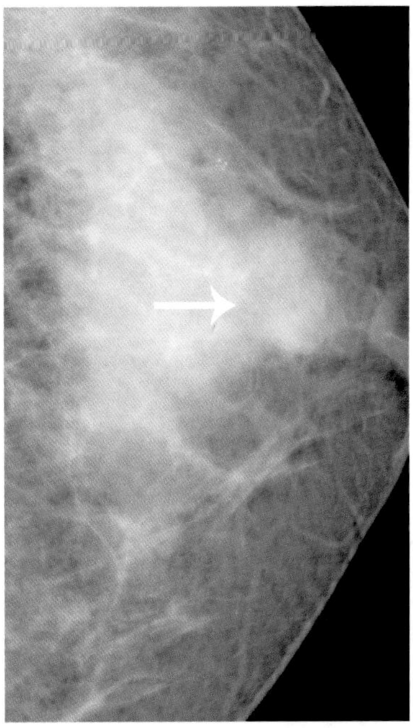

A. 左乳轴位片局部放大

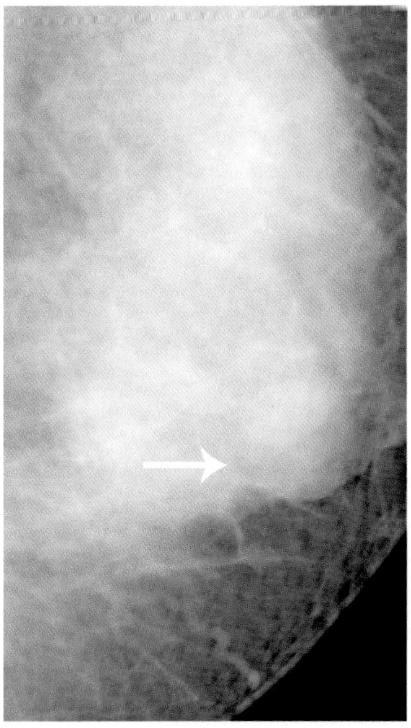

B. 左乳斜位片局部放大

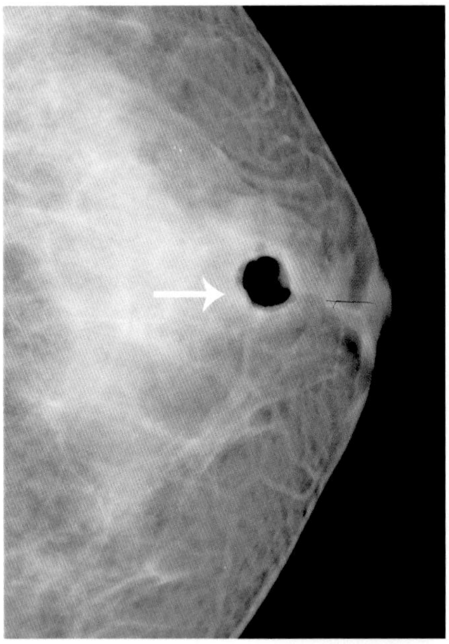

C. 左乳空气造影轴位片局部放大

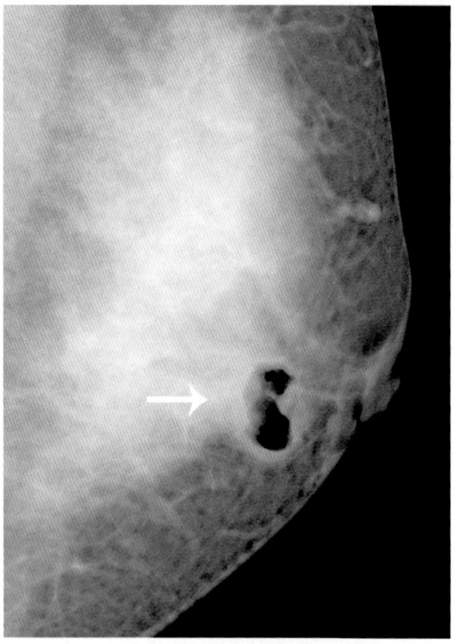

D. 左乳空气造影侧位片局部放大

图 12–11　平片（A、B）示：左乳头下方见一 1.6cm×1.0cm 大小中密度结节影，分叶，部分边界尚清，内未见钙化。平片所见考虑为良性结节。B 超示：左乳头下方混合低回声团块，考虑纤维腺瘤与黏液囊肿鉴别。行细针穿刺抽出 1mL 咖啡色液体，注入 0.5mL 空气，行左乳轴位及斜位片（C、D）示：囊壁增厚，囊内见多个不规则形、基底部较宽的充盈缺损，最大约 0.5cm×0.3cm。平片结合空气造影，X 线诊断：左乳囊内占位，考虑乳头状瘤。病理：左乳乳头状瘤伴上皮重度非典型增生，局灶癌变

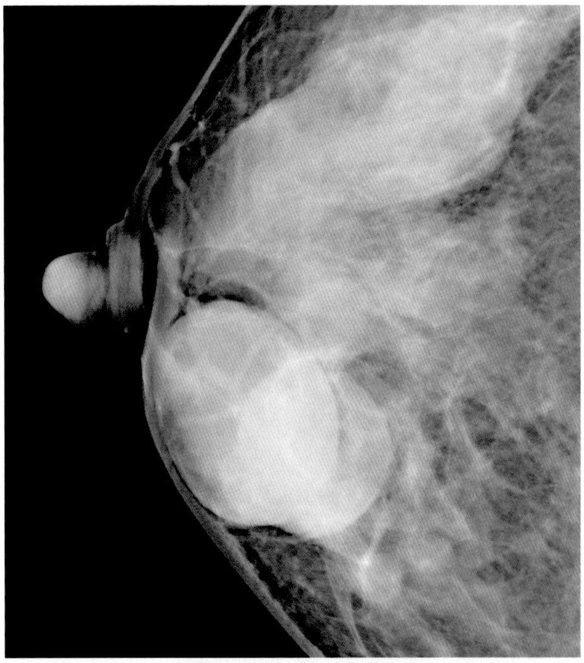

A. 右乳轴位片局部放大

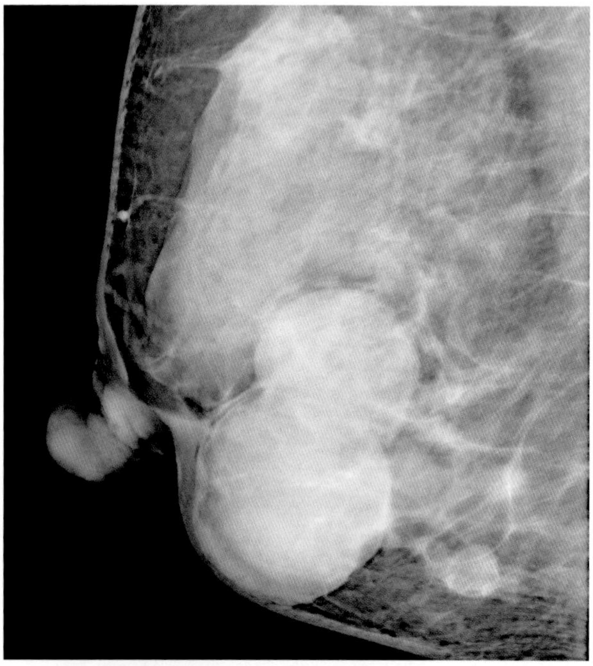

B. 右乳斜位片局部放大

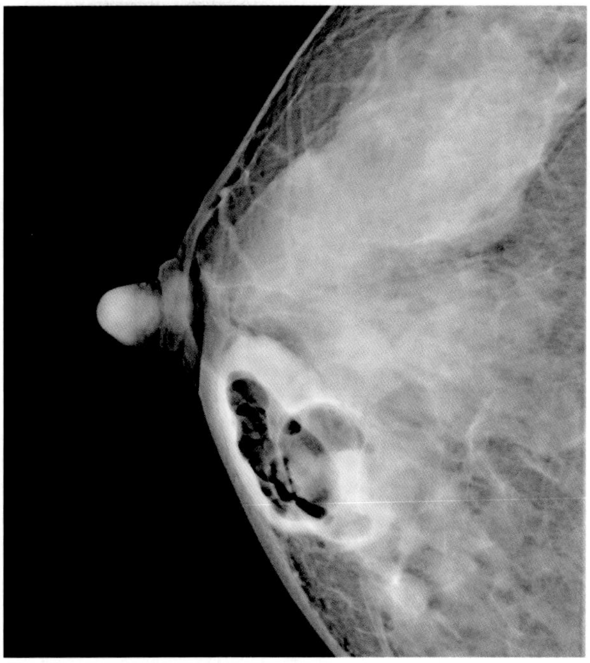

C. 右乳空气造影轴位片局部放大

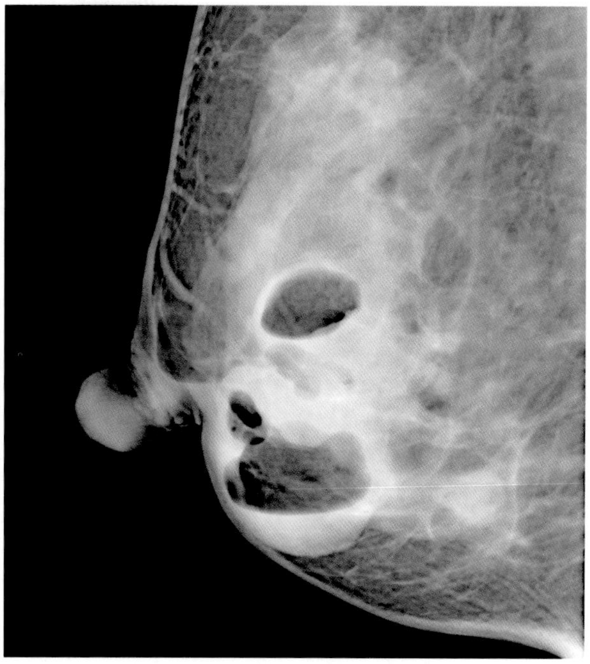

D. 右乳空气造影侧位片局部放大

图 12-12　平片（A、B）示：右乳晕内侧见数个大小不一高密度肿块，较大者为 3.3cm×2.3cm、2.1cm×2.0cm，边缘清晰光滑，内未见钙化，对应皮肤稍增厚。分别穿刺抽出 8mL、2.6mL 暗红色血性液，注入 3mL、1.5mL 空气，行右乳轴位片及侧位片（C、D），显示囊壁均不规则增厚，囊内见多个不规则、宽基底充盈缺损。X 线诊断：右乳多发囊内占位，考虑乳头状瘤，不除外恶变。病理：右乳多发乳头状癌伴小灶浸润

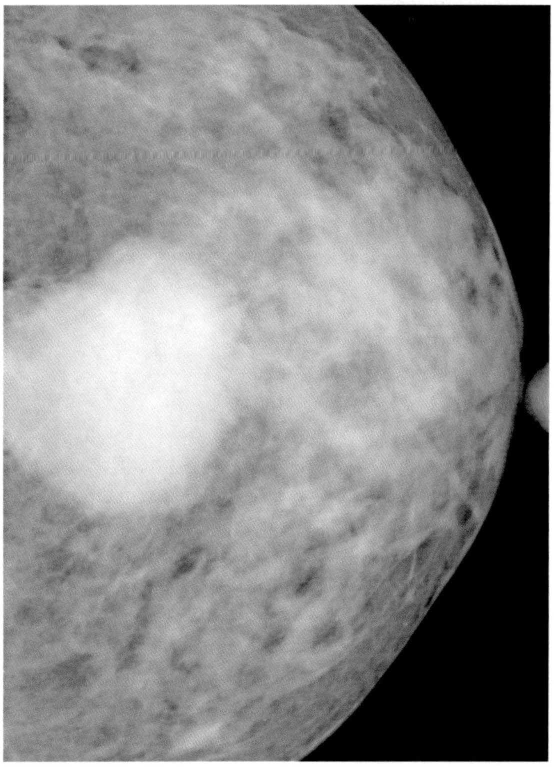

A. 左乳轴位片局部放大

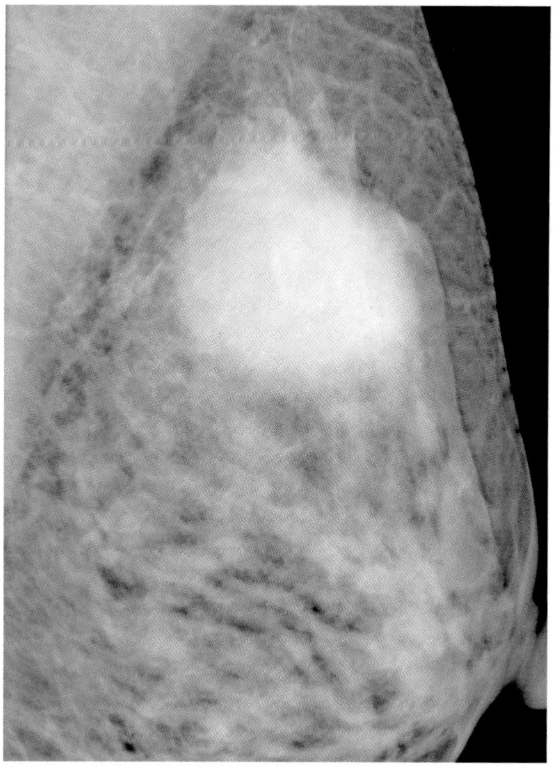

B. 左乳斜位片局部放大

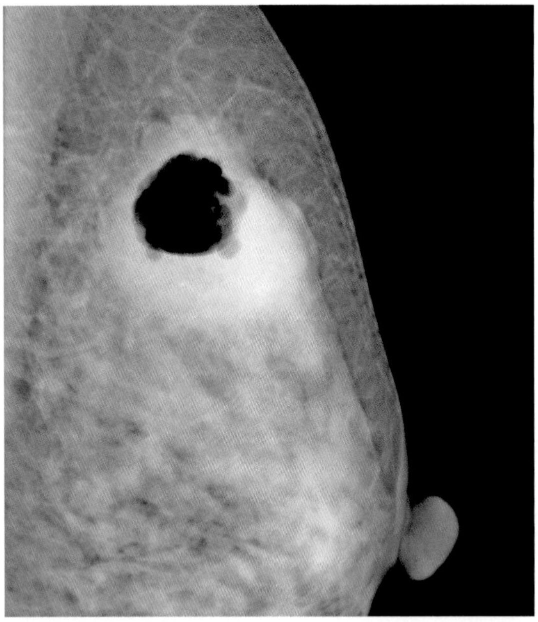

C. 左乳空气造影侧位片局部放大

图 12–13 平片（A、B）示：左乳区上见一 3.6cm×3.1cm 大小高密度块影，轻度分叶，边缘模糊、毛糙，其中密度不均，见 1 个针尖样钙化，局部血供稍丰富。B 超示：左乳厚壁囊肿，囊内多发占位，考虑乳头状瘤恶变。行细针穿刺抽出 6mL 暗红色血性液，注入 2mL 空气，行左乳侧位片（C）：显示囊壁明显增厚，最厚约 1.4cm，囊内壁见多个不规则、宽基底充盈缺损。考虑诊断：左乳厚壁囊肿，囊内多发占位，考虑乳头状瘤恶变。病理：左乳浸润性导管癌

4. 导管造影　见图 12–14 至图 12–16。

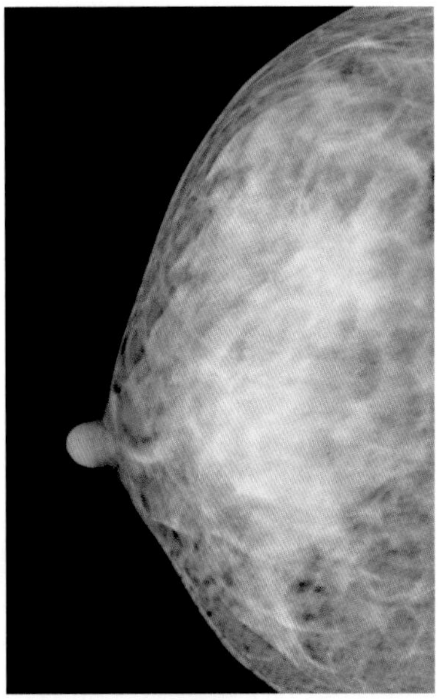

A. 右乳轴位片

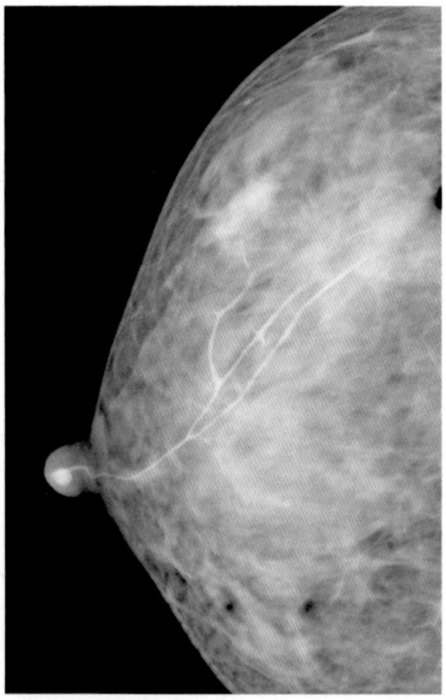

B. 右乳导管造影轴位片

图 12–14 平片（A）示：右乳外侧局限性密度稍增浓，结构紊乱，其中见小簇针尖样钙化，周围见低密度水肿环。右乳头 9 点位淡红色血性溢液，行导管造影（B）显示右乳外侧主导管及分支导管扩张，于上述病变区，分支导管中断及间断显影。X 线诊断：右乳非典型增生，高度怀疑管内癌。病理：右乳浸润性导管癌，部分为浸润性微乳头状癌

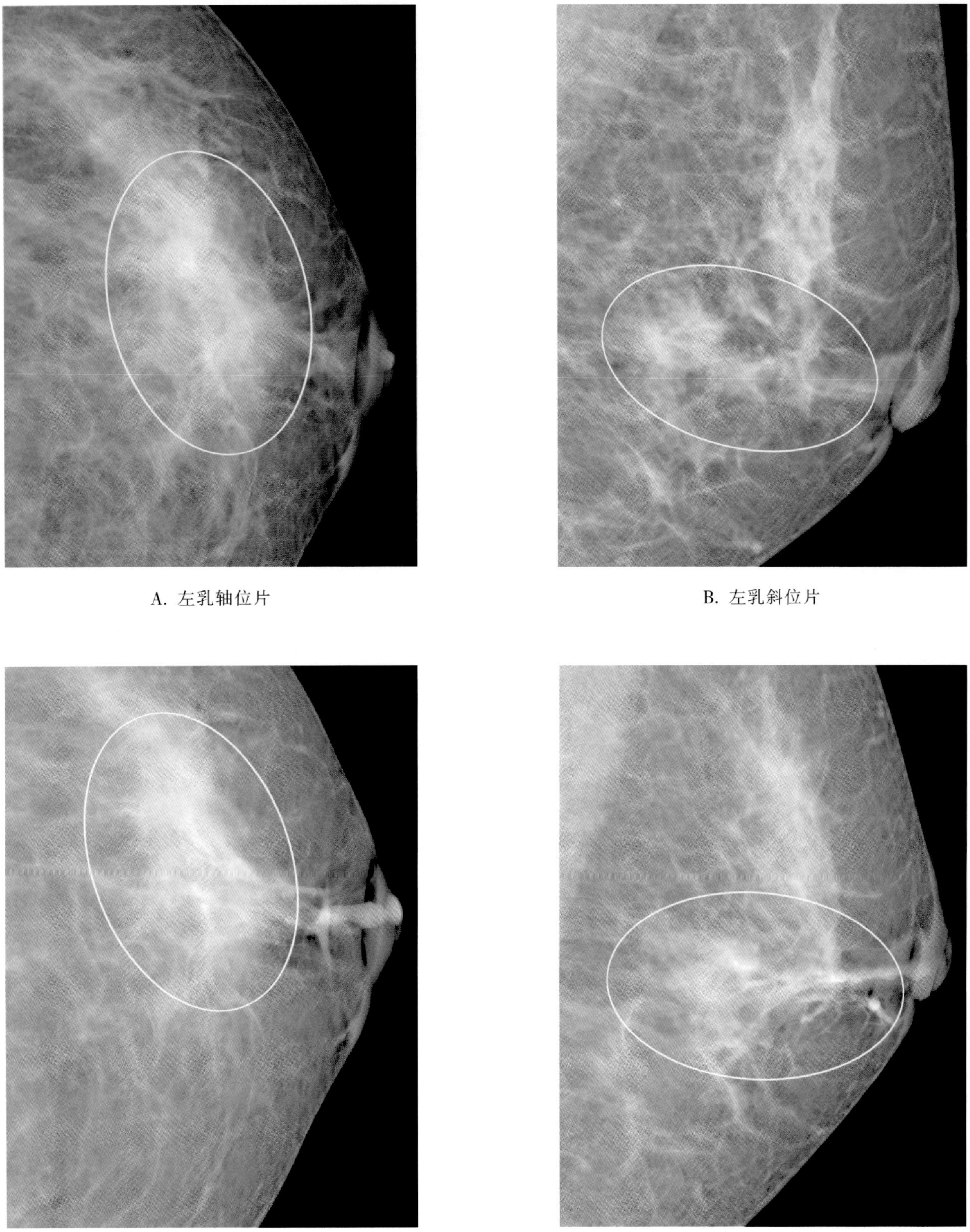

A. 左乳轴位片

B. 左乳斜位片

C. 左乳导管造影轴位片

D. 左乳导管造影侧位片

图 12–15　平片（A、B）示：左乳晕后中央区、外侧局限性密度增浓，结构紊乱，可见杂乱索状影聚集，晕后可见增粗大导管影。左乳头中央孔暗红色血性溢液，行导管造影（C、D）示：左乳晕后中央区及外侧主导管及分支导管扩张，粗细不均，于上述病变区分支导管显影中断。X 线诊断：左乳导管扩张，管内多发占位，考虑乳头状瘤，不除外部分恶变。病理：左乳浸润性导管癌

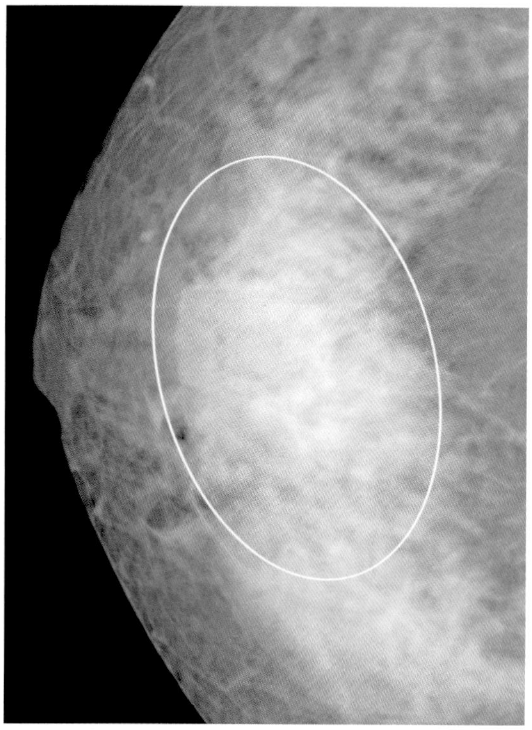

A. 右乳轴位片

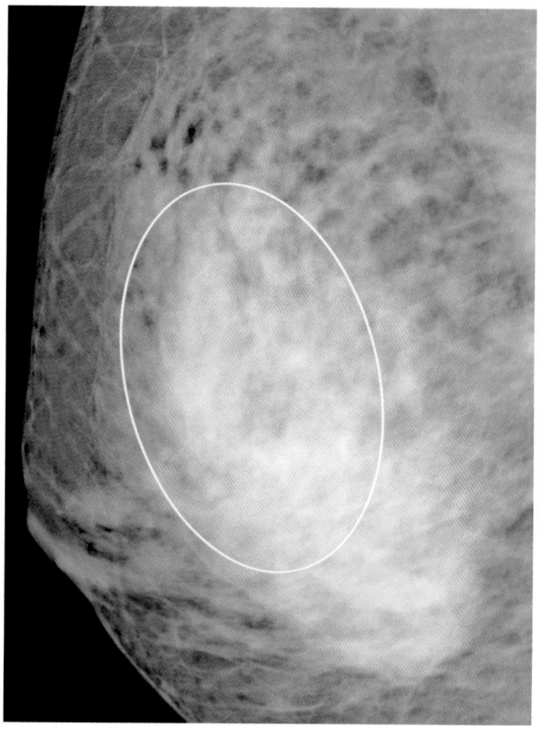

B. 右乳斜位片

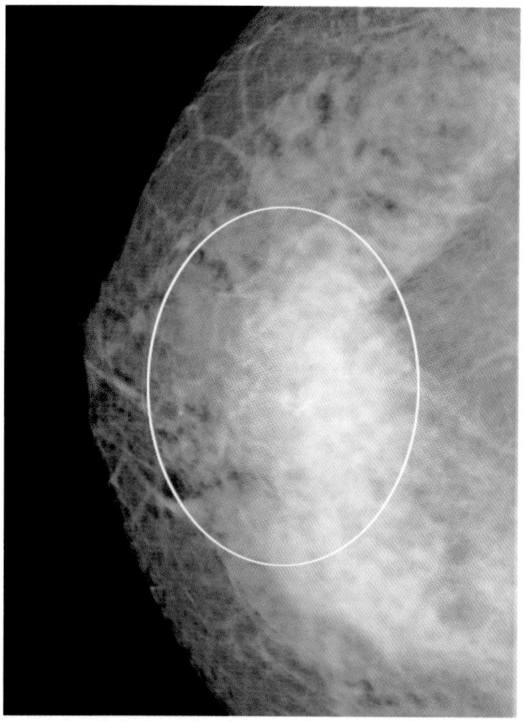

C. 右乳导管造影轴位片

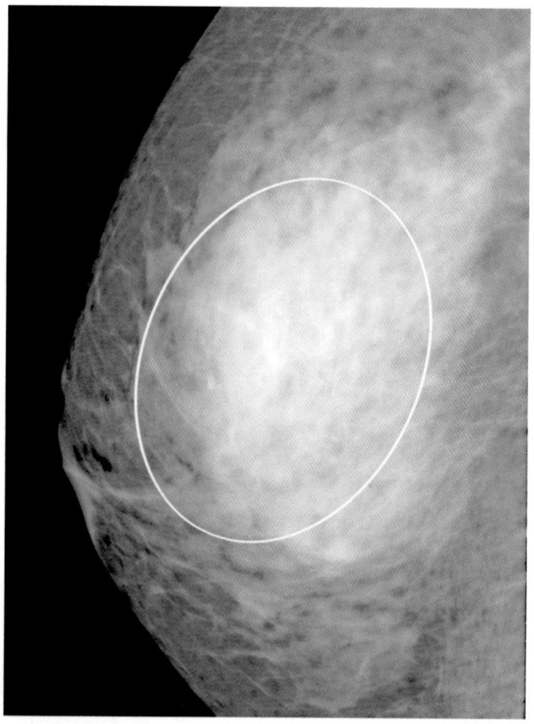

D. 右乳导管造影侧位片

图 12-16 平片（A、B）示：右乳晕后中央区、上方结构紊乱，其中见多个稍增浓粟粒样小结节影聚集，未见明确肿块及钙化。导管造影（C、D）示：右乳晕后中央区、上方主导管及分支导管扩张，其中见多发不规则形充盈缺损、中断及间断显影。X 线诊断：右乳导管扩张，管内多发占位，考虑乳头状瘤，不除外部分恶变。病理：右乳导管内乳头状癌及浸润性导管癌（多灶性）

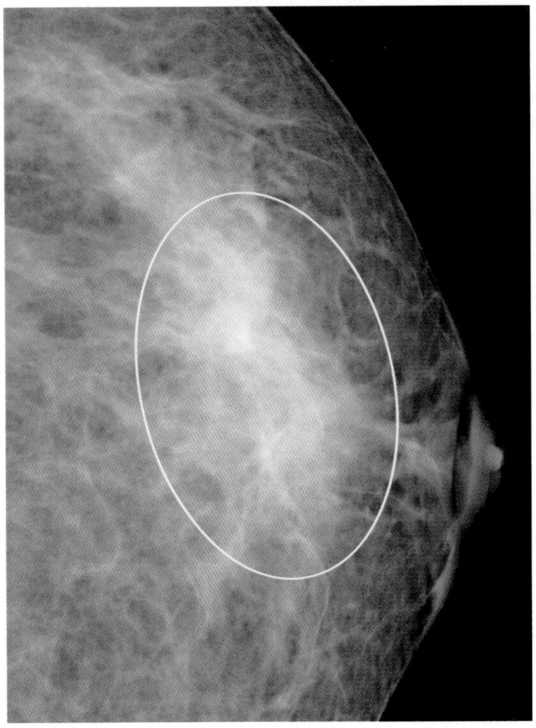

A. 左乳轴位片

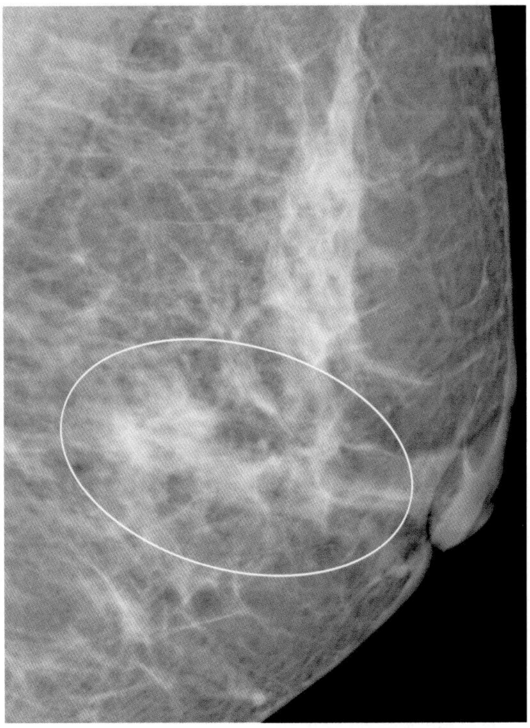

B. 左乳斜位片

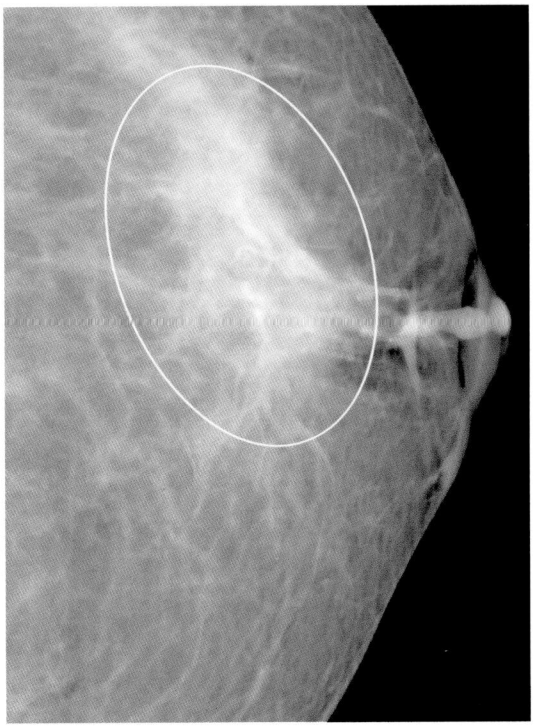

C. 左乳导管造影轴位片

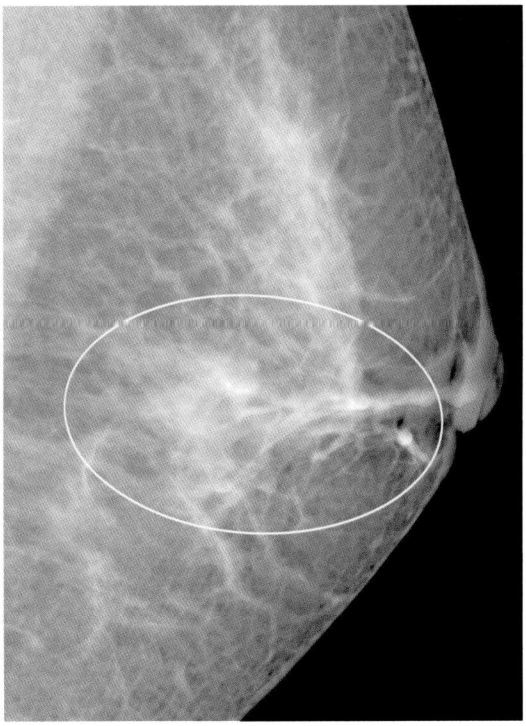

D. 左乳导管造影侧位片

图 12–15　平片（A、B）示：左乳晕后中央区、外侧局限性密度增浓，结构紊乱，可见杂乱索状影聚集，晕后可见增粗大导管影。左乳头中央孔暗红色血性溢液，行导管造影（C、D）示：左乳晕后中央区及外侧主导管及分支导管扩张，粗细不均，于上述病变区分支导管显影中断。X 线诊断：左乳导管扩张，管内多发占位，考虑乳头状瘤，不除外部分恶变。病理：左乳浸润性导管癌

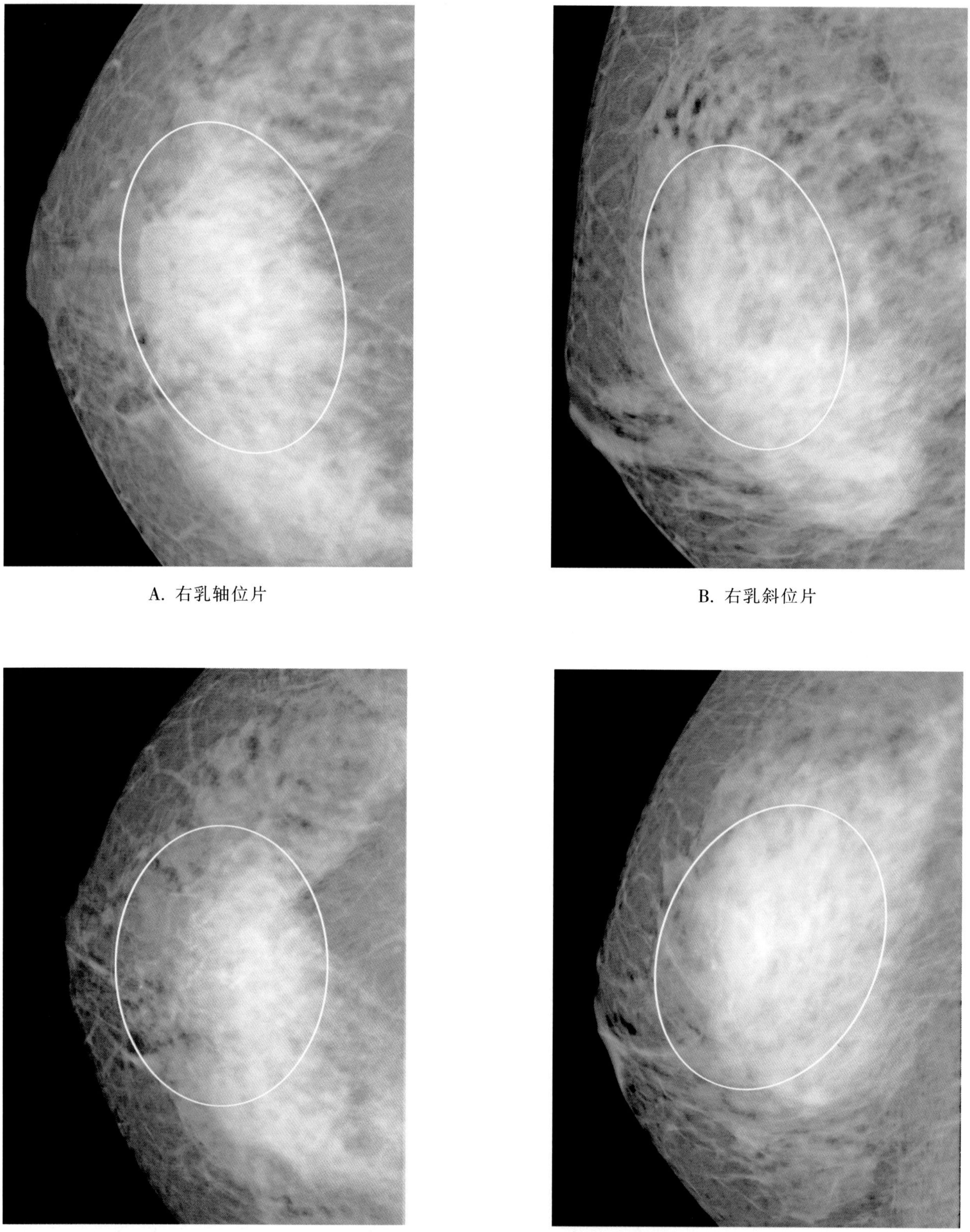

A. 右乳轴位片

B. 右乳斜位片

C. 右乳导管造影轴位片

D. 右乳导管造影侧位片

图 12–16　平片（A、B）示：右乳晕后中央区、上方结构紊乱，其中见多个稍增浓粟粒样小结节影聚集，未见明确肿块及钙化。导管造影（C、D）示：右乳晕后中央区、上方主导管及分支导管扩张，其中见多发不规则形充盈缺损、中断及间断显影。X 线诊断：右乳导管扩张，管内多发占位，考虑乳头状瘤，不除外部分恶变。病理：右乳导管内乳头状癌及浸润性导管癌（多灶性）

附录　乳腺疾病诊断流程图

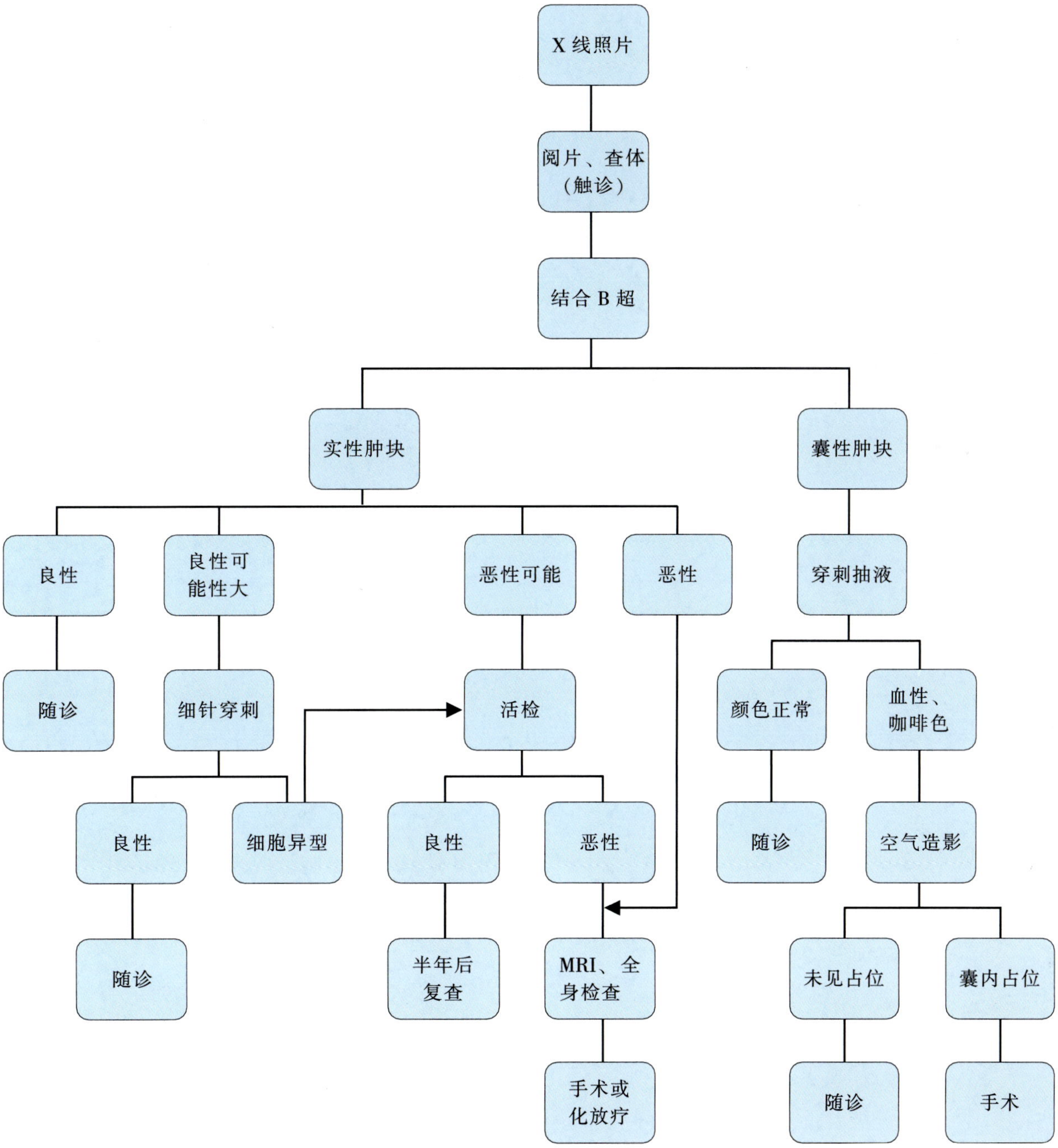